住院医师超声医学PBL教学培训系列教程

腹部血管疾病
超声图解100例

总 主 编　姜玉新　何　文　张　波

主　　编　任俊红　张　波

副 主 编　郑艳玲　何年安　文晓蓉　董　怡　马　娜

总 秘 书　席雪华

U0245834

人民卫生出版社
·北 京·

图书在版编目（CIP）数据

腹部血管疾病超声图解 100 例 / 任俊红，张波主编
. —北京：人民卫生出版社，2024.4
住院医师超声医学 PBL 教学培训系列教程
ISBN 978-7-117-36188-0

Ⅰ.①腹…　Ⅱ.①任…②张…　Ⅲ.①腹腔疾病 — 血
管疾病 —超声波诊断 —图解　Ⅳ.①R572.04-64

中国国家版本馆 CIP 数据核字（2024）第 072608 号

人卫智网	www.ipmph.com	医学教育、学术、考试、健康，购书智慧智能综合服务平台
人卫官网	www.pmph.com	人卫官方资讯发布平台

腹部血管疾病超声图解 100 例
Fubu Xueguan Jibing Chaosheng Tujie 100 Li

主　　编：任俊红　张　波
出版发行：人民卫生出版社（中继线 010-59780011）
地　　址：北京市朝阳区潘家园南里 19 号
邮　　编：100021
E - mail：pmph @ pmph.com
购书热线：010-59787592　010-59787584　010-65264830
印　　刷：人卫印务（北京）有限公司
经　　销：新华书店
开　　本：787×1092　1/16　印张：14
字　　数：341 千字
版　　次：2024 年 4 月第 1 版
印　　次：2024 年 4 月第 1 次印刷
标准书号：ISBN 978-7-117-36188-0
定　　价：105.00 元

打击盗版举报电话：**010-59787491**　E-mail：**WQ @ pmph.com**
质量问题联系电话：**010-59787234**　E-mail：**zhiliang @ pmph.com**
数字融合服务电话：**4001118166**　E-mail：**zengzhi @ pmph.com**

编　者（以姓氏笔画为序）

马　娜　北京医院

王　洋　北京医院

王思宇　北京医院

文晓蓉　四川大学华西医院

卢　潇　中日友好医院

叶显俊　中国科学技术大学附属第一医院

任俊红　北京医院

刘志文　北京医院

刘香文　中山大学附属第一医院

孙由静　北京医院

李孟璞　北京医院

李超群　北京医院

何　英　四川大学华西医院

何年安　中国科学技术大学附属第一医院

沈志云　上海交通大学医学院附属新华医院

张　波　中日友好医院

张玥伟　北京医院

罗　佳　中山大学附属第一医院

周彤彤　中日友好医院

郑艳玲　中山大学附属第一医院

黄　景　四川大学华西医院

曹司琪　上海交通大学医学院附属新华医院

董　怡　上海交通大学医学院附属新华医院

程　娟　上海交通大学医学院附属新华医院

编写秘书（以姓氏笔画为序）

王伊杨　北京医院

刘瑞娟　北京医院

李　艳　北京医院

张书铭　北京医院

序

　　"人民健康是社会文明进步的基础。"医学生的毕业后教育是整个医学教育体系中一个重要阶段,也是院校基础教育过渡到临床医学教育的桥梁,有助于刚毕业的医学生充实专业知识,加强医学实践,提高独立的临床思维能力和专业技术能力。

　　2014 年 6 月 30 日,《关于医教协同深化临床医学人才培养改革的意见》的发布标志着我国临床医学教育发展进入新的历史阶段,意义重大,影响深远。经过多年的努力,目前已基本建成院校教育、毕业后教育、继续教育三阶段有机衔接的具有中国特色的标准化、规范化临床医学人才培养体系,即以"5+3"为主体的临床医学人才培养体系:5 年临床医学本科教育后,再加 3 年住院医师规范化培训或 3 年临床医学硕士专业学位研究生教育。

　　超声医学科住院医师培养的核心是提高住培学员的自我学习能力和超声诊断思维能力,而目前的教学方式为理论授课和临床实践,缺乏激发医学生独立深度思考、解决问题的环节,且评估体系不完善,同时,使用的教材参差不齐,参考书籍深浅不一,无法满足标准化、规范化培养临床医学人才的目的。基于问题学习(PBL)的教学是以问题为学习起点,教师课前提出问题并围绕问题编写教案,学生通过查找资料,以小组协作的方式找到问题的答案,课后及时进行自我评价、小组评价,教师进行分析、总结的方式来进行教学,整个学习过程由学生主导,培养学生自我学习能力和超声诊断思维能力,与传统教学方法相比较,其优势显著。

　　中日友好医院超声医学科注重住培学员、进修生和研究生的培养,近年来,创新性地引入了有别于传统教学方式的 PBL 教学模式,取得了较好的效果。经过充分的材料准备和精心策划,科室组织超声领域各个亚专业专家编写了本套教材,共 10 册,内容包括住院医师超声医学 PBL 教案及甲状腺疾病、乳腺疾病、妇科疾病、产科疾病、外周血管疾病、胰腺疾病、腹部血管疾病、先天性心脏病、颅内血管疾病的典型病例,集中展示了 PBL 教学内容中所涉及的常规、典型、疑难、特殊疾病。该套教材的编写目的在于促进 PBL 教学方法在超声专业领域推广,辅助学生加深对相关专业知识的直观领悟和融会贯通。

　　感谢中日友好医院超声医学科及参与教材编写的各位专家、教授,感谢各位为超声医学教育所付出的辛勤努力。期待本套教材能够对提高住院医师自我学习能力和超声诊断思维能力起到推进作用,成为住院医师规范化培训过程中行之有效的辅助工具。由于编者经验有限,疏漏在所难免,敬祈各位专家、同行批评指正!

姜玉新　何　文　张　波

2023 年 1 月

前　言

　　血管超声检查准确便捷,目前已成为影像学诊断及临床评估的首选检查方法,近年随着超声设备的迅猛发展、超声造影等新技术的补充,以及临床诊疗需求的提升,使血管超声检查日益发挥着重要的一线诊断价值。

　　本书为腹部血管疾病超声图解专业教材类图书,收集了北京医院、中日友好医院、中山大学附属第一医院、中国科学技术大学附属第一医院、四川大学华西医院、上海交通大学医学院附属新华医院等6家著名三甲医院的100例优质病例,由多名临床知名超声专家整合优化,包括常见病和复杂疑难病例,并附图600余幅。病例取材广泛,涵盖腹部动脉及静脉系统疾病,并增加了近年来北京医院开展的肾动脉超声造影检查新技术。病例资料全面丰富,不仅包括二维、彩色多普勒、频谱多普勒等多模态超声技术及超声造影新技术,还包括病史、实验室检查等临床资料、DSA\CTA 其他影像学检查对比分析,以及病例随访与点评,实用性兼顾学术性,影像与临床深度融合,旨在呈现完整的、便于理解和掌握的超声典型病例解析,为腹部血管疾病的精准诊疗提供了一本新颖实用的教材书籍。

　　本书在总结多年临床工作经验及专业规范化培养目标的基础上,力求编写涵盖广、内容全面、技术领先的腹部血管疾病超声图谱专著,体现国内腹部血管疾病超声检查的较高水平。不仅为规培生提供了经典病例图像及实践指导的 PBL 教学教材,也有助于带教超声医师及相关领域的临床医师掌握和了解超声在腹部血管疾病的临床意义并积极开展协作,提高超声诊断价值和应用范畴。

　　最后在此衷心感谢以上六家医院编委们为此书做出的贡献。

任俊红　张　波

2024 年 3 月

目　录

病例 1

【病史】患者,男性,51 岁,因"腰腿酸胀、疼痛伴麻木 3 年余,加重 2 个月"入院。起病急,病程长。患者 3 余年前于登山时突感双下肢麻木伴乏力,无疼痛等不适,休息 10 余分钟后可自行缓解,未重视,未予以特殊治疗。后出现双侧腰腿酸胀、疼痛不适,伴麻木感,以右侧为甚,行走、站立时症状明显,坐立休息后症状可明显缓解,间断于外院就诊,予以"针灸""理疗""输液治疗"(具体不详),症状无明显缓解。2 个月前,患者自觉症状逐渐加重,行走约 100m 即出现腰腿酸胀,影响日常生活,为求进一步治疗,于门诊就诊后收住入院。

【体格检查】腹部可见一长约 10cm 陈旧性手术瘢痕,右小腿外侧可见一直径约 2cm 暗红色伤口结痂。脊柱四肢无畸形,棘突上及棘突间无压痛及叩击痛。右侧臀后有局部压痛。双下肢直腿抬高试验(−),"4"字试验(−),屈髋屈膝(−)。双下肢感觉对称、无减退。右足趾屈曲及背伸肌力较对侧稍差。双侧膝反射对称引出。视觉模拟评分法(VAS)评分:发作时 7~8 分,缓解时 1~2 分。

【实验室检查】免疫球蛋白 M 429.00mg/L。T 细胞亚群检查:CD4$^+$T 细胞亚群 53.50%。抗中性粒细胞胞质抗体谱(6 项)、抗磷脂综合征相关自身抗体、葡萄糖 -6- 磷酸脱氢酶未见异常。患者抗双链脱氧核糖核酸抗体测定、抗核抗体测定、抗可提取性核抗原抗体谱 13 项测定未见异常。总免疫球蛋白 E 测定、类风湿因子、补体 C3、补体 C4、B 因子未见异常。肝肾功能等未见异常。

【超声表现】

二维灰阶超声:腹主动脉及双侧髂动脉管壁见散在片状强回声及弱回声斑块,肾动脉平面下方腹主动脉下段管腔内可见弱回声附着,厚约 0.8cm(图 1-1A),肠系膜下动脉平面下方腹主动脉管腔内弱回声充填。双侧髂总动脉管径变细,直径约 0.9cm,管腔内弱回声充填。

彩色多普勒血流成像(CDFI):肾动脉平面下方腹主动脉下段管腔内血流信号充盈缺损,管腔变窄(图 1-1B),肠系膜下动脉平面下方腹主动脉管腔内未见血流信号。

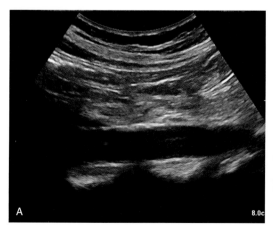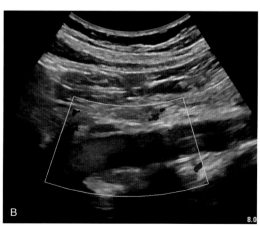

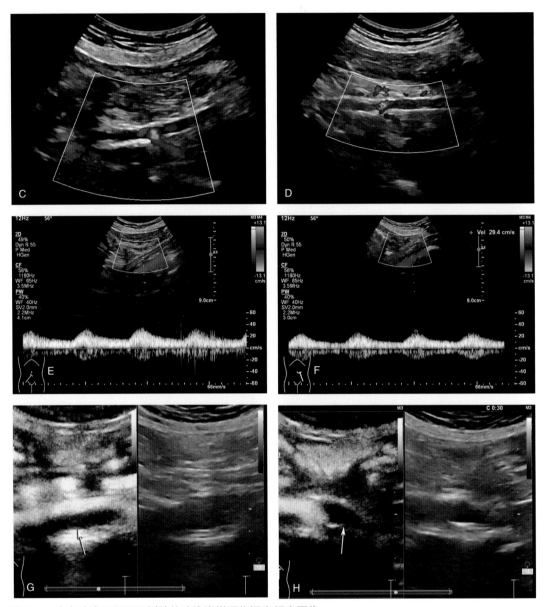

图 1-1 腹主动脉下段及双侧髂总动脉粥样硬化闭塞超声图像

二维灰阶超声显示腹主动脉下段管腔内弱回声部分充填（A）；CDFI 显示肾动脉平面下方的腹主动脉下段管腔内血流信号充盈缺损，管腔变窄（B）；双侧髂总动脉管径变细，近分叉处可见血流信号，髂总动脉中上段管腔内弱回声充填，内未见血流信号，双侧髂内动脉血流反向，分别供应双侧髂外动脉（C、D）；双侧髂外动脉血流速减慢，频谱呈"小慢波"（E、F）；超声造影显示肾动脉下方的腹主动脉管腔内造影剂充盈缺损，意味着部分性血栓形成（G）；靠分叉部无造影剂充填，意味着管腔闭塞（H）。

双侧髂总动脉近分叉处可见血流信号，余髂总动脉管腔内未见血流信号；双侧髂内动脉血流反向，分别供应双侧髂外动脉（图 1-1C、D）。

频谱多普勒超声：双侧髂外动脉血流信号充盈，流速减慢，加速时间延长，频谱呈小慢波改变（图 1-1E）。

超声造影:腹主动脉中上段管腔内可见造影剂完全充盈,距肠系膜上动脉开口约0.9cm处腹主动脉中下段管腔内可见造影剂充盈缺损(图1-1F),下段近分叉处未见显影(图1-1G、H),双侧髂总动脉未见显影,双侧髂内外动脉可见造影剂充盈。

【超声诊断】腹主动脉中下段附壁血栓伴管腔狭窄、闭塞,双侧髂总动脉闭塞,髂内动脉血流反向供应髂外动脉,远端动脉缺血改变。

【超声诊断依据】腹主动脉下段管腔内弱回声部分充填;管腔内血流信号充盈缺损,管腔变窄;双侧髂总动脉管径变细,近分叉处可见血流信号,髂总动脉中上段管腔内弱回声充填,内未见血流信号,双侧髂内动脉血流反向,分别供应双侧髂外动脉。双侧髂外动脉流速减慢,频谱呈"小慢波"。超声造影显示肾动脉下方的腹主动脉管腔内造影剂充盈缺损,意味着部分性血栓形成;靠分叉部无造影剂充填,意味着管腔闭塞。

【其他影像学检查】

CTA:腹主动脉、双侧髂总动脉、双侧髂内动脉、双侧髂外动脉多发粥样硬化改变,其中腹主动脉肾下段节段性中-重度狭窄,以远段及双侧髂总动脉管腔闭塞(图1-2)。双侧股动脉近段管壁可见钙化斑块,相应管腔轻度狭窄;双侧腘动脉、胫前后动脉及腓动脉未见异常。

MRI腰椎普通扫描:腰椎退行性变,第5腰椎/第1骶椎椎间盘稍突出。

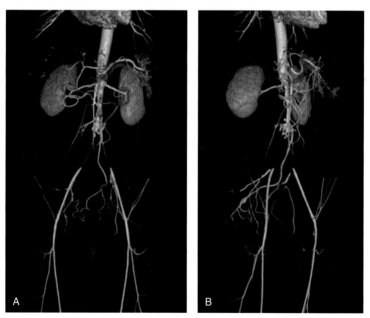

图1-2　腹主动脉下段及双侧髂总动脉粥样硬化闭塞CTA图像
腹主动脉、双侧髂总动脉、双侧髂内动脉、髂外动脉多发粥样硬化改变(A),
腹主动脉肾下段节段性中-重度狭窄,以远段及双侧髂总动脉管腔闭塞(B)。

【手术记录】在局部麻醉下行"经左侧肱动脉+双侧股动脉、腹主动脉造影+双侧髂总动脉球扩覆膜支架植入术(kissing技术)+双侧髂总动脉裸支架植入术",术中经左侧肱动脉穿刺成功后,GA导丝配合单弯导管于腹主动脉造影:双肾动脉显影良好,肾下腹主动脉于肠系膜下动脉以上显影,管腔中度狭窄,肠系膜下动脉以下平面未显影,双侧髂总动脉未显影,双侧髂外动脉延迟显影,未见狭窄;腹主动脉、双侧髂总动脉闭塞长度约57mm,腹主动脉正常段直径约 12mm,双侧髂外动脉直径约 6mm,计算机体层成像(CT)测量双侧髂总动脉直径 7.2mm;左侧髂内动脉延迟显影,大量侧支开放,肠系膜下动脉成为主要开放侧支。术中成功开通腹主动脉及双侧髂总动脉,并放入支架。

【点评 1】从病史上看,患者一开始在院外被当作椎间盘突出症治疗,其实,这是一个较为典型动脉硬化闭塞症状,为间歇性跛行。间歇性跛行典型症状为行走时下肢疼痛麻木,休息后上述症状缓解或消失,跛行的距离随病变的加重而变短。疼痛的部位与动脉病变的部位相关,如股动脉闭塞时通常出现小腿的疼痛,腰腿痛通常为腹主动脉及髂动脉闭塞。本例患者开始为下肢痛,后来进展到腰部及腿部疼痛,说明病变在进展,如果对"间歇性跛行"这一症状认识不足,则容易误诊。

从超声图像来看,多数情况下主 - 髂动脉硬化闭塞较容易诊断,常规超声可显示动脉粥样硬化斑块、管腔内弱回声及血流是否通畅。但腹主动脉的超声检查常常受肥胖及腹部气体的影响而难以显示管腔内情况,这种情况可用超声造影检查,能够非常清楚地显示管腔的狭窄及闭塞情况。当患者腹腔胀气或体型肥胖时,要把病变部位清楚地显示出来,就需要多切面、多方位检查。

【点评 2】该病例为典型的"Leriche 综合征",又称腹主动脉血栓形成综合征、主动脉分叉闭塞综合征、末端主动脉血栓形成综合征、慢性腹主动脉髂动脉阻塞、孤立性腹主动脉髂动脉病等。

该病的病因有动脉硬化、动脉瘤、感染、创伤、肿瘤损害等,可引起腹主动脉远段狭窄及血栓形成甚至闭塞。疾病进展缓慢,动脉逐渐闭塞,通常有机会建立动脉的侧支循环,临床表现为下肢动脉血运不良引起的综合征。侧支循环的血流表现为腹主动脉近段的动脉血流通过肠系膜动脉、腰动脉等侧支及吻合支逆流到达髂内动脉,再由髂内动脉逆流至髂外动脉供应下肢。

因盆底及下肢动脉血供减少,临床典型表现为 Leriche 三联征:下肢间歇性跛行 / 静息痛、勃起功能障碍、股动脉搏动减弱或消失。

病例 2

【病史】患者,男性,66 岁,体检 CT 发现腹主动脉瘤 5 月余,返院复查。

【体格检查】生命体征平稳,腹软,无压痛、反跳痛。

【超声表现】腹主动脉于肾动脉下方约 5.8cm 处开始扩张,扩张前腹主动脉内径 1.6cm,向下未累及腹主动脉分叉处。瘤体最大前后径 3.5cm,最大横径 3.3cm,可见环形附壁血栓,最厚约 0.8cm(图 2-1A~C)。患者进行定期规律超声复查,复查均提示腹主动脉瘤较前次检查结果变化不大。6 年后复查超声表现:腹主动脉自肠系膜上动脉开口下方约 7.8cm 处开始扩张,扩张前腹主动脉内径 1.9cm,瘤体向下至腹主动脉骑跨部。瘤体最大前后径 4.0cm,最大横径 4.4cm,可见环形附壁血栓,最厚约 1.0cm(图 2-1D)。

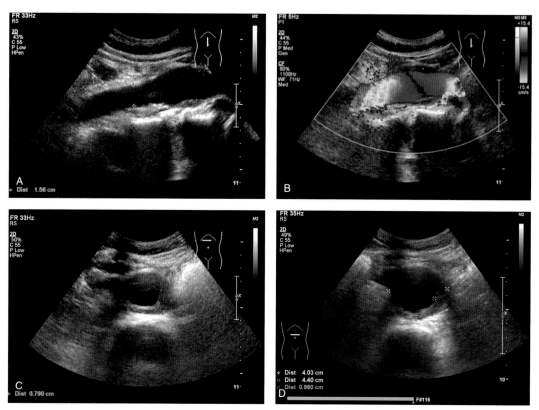

图 2-1　腹主动脉真性动脉瘤超声图像

二维灰阶超声（A）和 CDFI（B）可见腹主动脉下段扩张，瘤体内血流通畅；二维灰阶超声（C）瘤体侧壁可见
低回声附壁血栓；6 年后复查，横切面二维灰阶超声（D）瘤体侧壁可见附壁血栓，瘤体较前稍增大。

【超声诊断】腹主动脉真性动脉瘤（肾下型）伴附壁血栓。

【超声诊断依据】符合以下两个标准之一即可诊断腹主动脉真性动脉瘤：①腹主动脉最宽处外径较相邻正常段外径增大 1.5 倍以上；②最大外径>3cm。

【其他影像学检查】CTA：腹主动脉下段肠系膜下动脉开口下方呈梭状扩张，最大层面大小约 3.8cm×3.6cm，管壁不均匀增厚，可见附壁血栓形成（图 2-2）。

【点评】对于腹主动脉瘤患者，随访非常重要，应定期进行超声检查，监测瘤体的大小和发展情况，以及是否有破裂的风险，以便采取必要的治疗措施。对于定期复查的患者，为了准确地进行前后对比，测量动脉瘤的大小时需要注意前后测量方法一致，以保证数据的可比性。对于动脉瘤快速增大（≥1cm/年）的随访患者，需要尽快到血管外科就诊，并做进一步影像学评估。

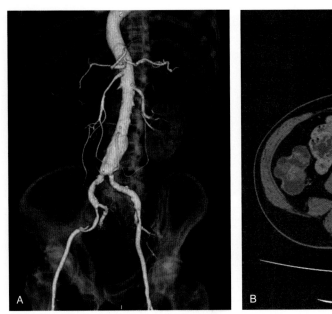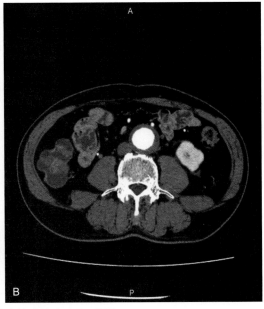

图 2-2 腹主动脉真性动脉瘤 CTA 图像

CTA 三维影像腹主动脉下段梭状扩张（A）；瘤体侧壁可见低密度附壁血栓（B）。

病例 3

【病史】患者，男性，64岁，7月余前腹部 CTA 检查发现腹主动脉增宽，最大直径约 44mm。无腹痛、腹胀，无头晕、头痛，无发热等不适。既往有高血压病史，血压控制可。现返院复查。

【体格检查】生命体征平稳。腹软，无压痛、反跳痛。

【实验室检查】生化组合：葡萄糖 7.7mmol/L；血脂、转氨酶组合正常。

【超声表现】腹主动脉于肠系膜上动脉下方约 5.3cm 处管径扩张，扩张前腹主动脉内径 1.7cm。动脉瘤向下累及腹主动脉分叉处，瘤体最大前后径 4.1cm，最大横径 4.8cm。侧壁可见低回声附壁血栓，最厚约 1.4cm。腹腔干（又称腹腔动脉）、肠系膜上动脉、双肾动脉内径正常，血流通畅（图 3-1）。

【超声诊断】腹主动脉真性动脉瘤（肾下型）伴附壁血栓。

【超声诊断依据】腹主动脉局部扩张，扩张段管壁与正常管壁延续，管壁完整。根据腹主动脉真性动脉瘤的诊断标准，符合以下两标准之一即可诊断：①腹主动脉最宽处外径较相邻正常段外径增大 1.5 倍以上；②最大外径>3cm。该患者腹主动脉腔内可见附壁低回声，彩色多普勒超声检查显示血流充盈缺损，考虑合并附壁血栓。

【其他影像学检查】7月余前腹部 CTA：腹主动脉下段可见直径约 4.0cm 的囊状扩张，累计长度约 6.0cm，管腔内可见层状低密度血栓（图 3-2）。

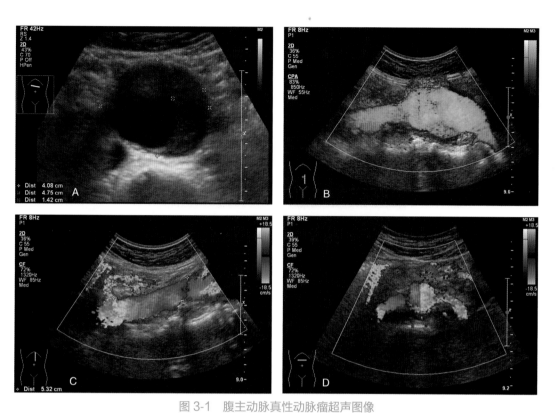

图 3-1　腹主动脉真性动脉瘤超声图像

横切面二维灰阶超声（A）示腹主动脉管径扩张，瘤体侧壁可见附壁血栓；纵切面能量多普勒超声（B）可见瘤体内血流通畅；彩色多普勒超声（C、D）可见肠系膜上动脉、双肾动脉血流通畅。

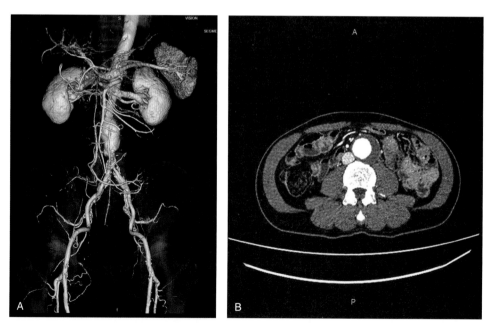

图 3-2　腹主动脉瘤 CTA 图像

CTA 三维影像示腹主动脉下段囊状扩张（A）；瘤体侧壁可见低密度附壁血栓（B）。

【手术记录】患者规律复查发现腹主动脉瘤逐渐增大,3年后复查腹部CTA示腹主动脉下段最大层面大小约6.1cm×5.5cm,累及长度约10.0cm。患者遂行腹主动脉瘤切除人工血管置换术＋右侧髂内动脉结扎术。

【术后超声】腹主动脉瘤人工血管置换术后,原腹主动脉瘤体内见人工血管回声,人工血管内血流通畅(图3-3)。

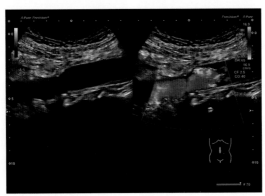

图3-3　腹主动脉瘤人工血管置换术后超声图像
彩色多普勒超声示原腹主动脉瘤体内见人工血管回声,其内血流通畅。

【点评】主动脉瘤是指各种病因所致局部主动脉壁扩张或膨出,直径达到1.5倍以上。常见原因包括动脉粥样硬化、创伤、遗传性疾病、病原微生物感染和动脉炎等。主动脉瘤常见于中老年人,青壮年患者多因遗传性、感染性或创伤性因素发病。

欧洲血管外科学会将腹主动脉瘤分为三型:肾下型,瘤颈>10mm;近肾型,瘤颈为0~10mm;肾上型,瘤体近端累及单个或两个肾动脉以上的腹主动脉瘤。彩色多普勒超声是腹主动脉瘤筛查及随访的首选方法。超声诊断腹主动脉瘤时需要注意描述瘤体的位置、大小、瘤体与腹主动脉主要分支的关系及是否存在附壁血栓。当瘤体周边出现混合回声的血肿、瘤体周边或腹腔出现液性暗区时,需要高度警惕动脉瘤破裂。瘤体的测量方法:在瘤体最大的横切面上测量前后径和横径,前后径为主要的测量参数。测量方法目前尚不统一,可从管壁内侧至对侧管壁内侧、从管壁外侧至对侧管壁外侧或从管壁外侧至对侧管壁内侧。考虑多数腹主动脉瘤合并附壁血栓,分辨管壁内侧面较困难,推荐测量管壁外侧至对侧管壁外侧,并且同一患者随访时测量方法应保持一致。对于没有症状的腹主动脉瘤患者,择期修复指征为动脉瘤超声测量直径:男性≥5.5cm,女性≥5.0cm。对于随访的腹主动脉瘤患者,使用超声来准确监测动脉瘤大小非常重要。

病例 4

【病史】患者,男性,63岁。主诉:常规体检发现腹主动脉瘤伴血栓形成1天。现病史:患者1天前体检时腹部超声检查发现腹主动脉瘤伴血栓形成,为求进一步诊治入院。既往史:高血压病史15年,服用西尼地平治疗。

【体格检查】体温 36.8℃，脉搏 72 次/min，呼吸 20 次/min，血压 145/90mmHg。神志清楚，呼吸平稳。全身皮肤黏膜无黄染，全身浅表淋巴结未见肿大，两肺呼吸音清，未闻及干湿啰音，心律齐，未闻及病理性杂音。全腹平软，无压痛，无反跳痛，无肌抵抗，未及包块。移动性浊音（−）。可闻及肠鸣音，3 次/min。肝脾肋下未触及。双下肢无明显水肿。

【实验室检查】血常规及血生化未见明显异常。

【超声表现】见图 4-1。

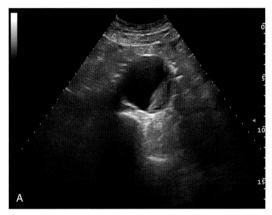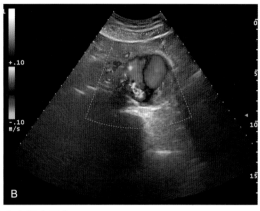

图 4-1　腹主动脉瘤超声图像

二维灰阶超声示腹主动脉局部呈梭形扩张，最宽处内径 50mm，管壁可见低回声区（A）；彩色多普勒超声示扩张的腹主动脉管腔内充满血流信号，管壁上可见低回声区，大小约 45mm×15mm，低回声区处血流充盈缺损（B）。

【超声诊断】腹主动脉瘤伴血栓形成。

【超声诊断依据】二维灰阶超声显示腹主动脉局部呈梭形扩张，最宽处内径 50mm。彩色多普勒超声显示扩张处管腔内可见血流信号，管壁上可见低回声区。

【其他影像学检查】腹部 CT 平扫检查（图 4-2）：腹主动脉局部瘤样扩张，直径约 5.9cm，管腔内部分密度不均。诊断：腹主动脉瘤伴血栓形成。

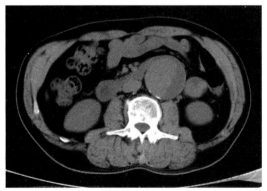

图 4-2　腹主动脉瘤 CT 图像

CT 平扫示腹主动脉局部瘤样扩张，管腔内部分密度不均。

【手术记录】患者行腹主动脉瘤腔内修复术。术中造影显示腹主动脉下段局部瘤样扩张，瘤体直径约 62mm，瘤体呈偏心生长。术中自右股动脉穿刺置入一体化支架，释放顺利，造影示支架无内漏，位置合适。

【点评】本例患者为老年男性,有长期高血压病史,主诉为常规体检发现腹主动脉瘤伴血栓形成 1 天,结合超声及 CT 表现,考虑为腹主动脉瘤伴血栓形成。腹主动脉真性动脉瘤是指腹主动脉局限性内径增宽大于 3cm 或与其正常段动脉的外径之比超过 1.5∶1,多见于长期高血压、动脉粥样硬化的老年患者。腹主动脉瘤可分为假性动脉瘤、真性动脉瘤、夹层动脉瘤。腹主动脉真性动脉瘤具有完整的动脉壁三层结构,可伴附壁血栓。腹主动脉瘤较小时可无临床症状,瘤体大于 5cm 时有破裂的风险,可引起严重后果。彩色多普勒超声检查在术前能明确腹主动脉瘤的位置、大小、形态、与其他分支血管的关系及血流信号等信息,从而使患者得到及时治疗。

病例 5

【病史】患者,男性,78 岁。体检发现腹部搏动性肿块 1 月余。1 年前患脑梗死治疗后基本康复。无高血压、糖尿病史。

【超声表现】腹主动脉中下段呈梭形扩张,外径超过 30mm(图 5-1A、B);CDFI 显示其内可见涡流样血流(图 5-1C);频谱多普勒显示频带增宽、频窗消失(图 5-1D)。

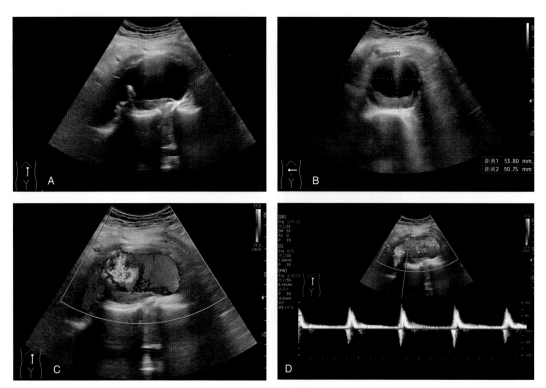

图 5-1　超声图像

A.腹主动脉纵切面超声图像;B.腹主动脉横切面超声图像;C.腹主动脉纵切面扫查 CDFI 图像;
D.腹主动脉瘤内血流的频谱多普勒图像。

【超声诊断】腹主动脉瘤。

【超声诊断依据】腹主动脉真性动脉瘤的诊断标准：①最宽处外径较相邻正常段外径增大1.5倍以上；②最大外径>3.0cm。符合以上两标准之一即可诊断。尚未达到动脉瘤诊断标准时，用局部囊样扩张来描述。

【其他影像学检查】CTA及CT三维重建（图5-2）。

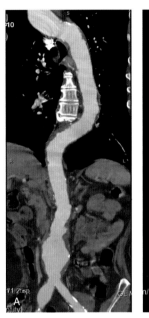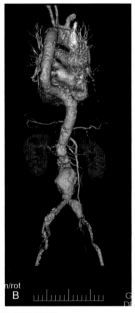

图5-2　CTA检查图像
A. 主动脉冠状面CTA图像；B. 主动脉CTA三维重建。

【点评】多普勒超声是筛查和随访腹主动脉瘤的重要方法，不仅能测量瘤体的大小、有无斑块及血栓形成，还可提供血流动力学参数，对诊断具有较高的灵敏度和特异度。尤其适合一些危急情况（如术中）或存在CTA、MRA禁忌证（如肾功能不全、佩戴心脏起搏器等）的患者。此外，还可应用超声造影显示斑块内造影剂的增强强度来反映斑块内新生血管密度，从而评价斑块的易损性质。但超声有以下不足之处：①图像较为局限；②诊断易受外界因素干扰，如肥胖或肠道气体干扰、心动周期内主动脉直径变化；③不同操作者和操作设备可造成结果差异；④难以同时评估肾上腹主动脉和胸主动脉情况等。在病灶整体显示上不如CTA。

为方便临床医师制订治疗方案，超声诊断腹主动脉瘤时需注意描述：①双肾血供情况；②瘤体上缘与肾动脉关系及距离，肾动脉有无累及；③瘤体下段与髂动脉关系及距离；④双侧髂动脉有无累及及扩张；⑤血管内壁情况等。

CTA是腹主动脉瘤最重要的术前评估及术后随访手段，可精确判断腹主动脉瘤直径、范围、形态、有无附壁血栓、分支血管通畅性和瘤体外组织器官状况；但CTA花费较高、有电离辐射，反复注射造影剂还可能导致肾功能损害。

病例 6

【病史】患者，男性，67 岁。主诉：全身乏力、口干、小便多、体重减轻。有高血压病史 10 余年，现服用阿司匹林、苯磺酸氨氯地平抗凝、降压治疗。

【体格检查】体温 38.4℃，呼吸 22 次 /min，心率 118 次 /min，血压 139/83mmHg。

【实验室检查】空腹血糖 7.53mmol/L，餐后 2 小时血糖 9.79mmol/L。

【超声表现】

二维灰阶超声：腹主动脉长轴及短轴切面上均显示管腔内有一带状回声（图 6-1A、B），随动脉的搏动而摆动。

CDFI：被带状回声一分为二的腹主动脉的两个腔内均显示血流信号，血流方向不一致，颜色较为杂乱（图 6-1C）。

频谱多普勒超声：可探及双向的搏动性动脉频谱，频带增宽、频窗被充填（图 6-1D）。

超声心动图显示降主动脉内带状回声，可见 2 个管腔（图 6-2）。

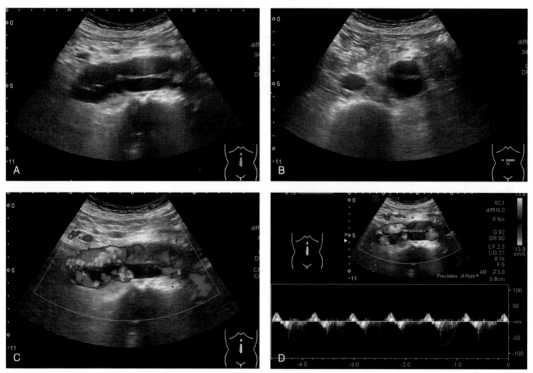

图 6-1　超声图像

A. 上腹部腹主动脉纵切面灰阶超声图像；B. 上腹部腹主动脉横切面灰阶超声图像；

C. 上腹部纵切面腹主动脉 CDFI 图像；D. 上腹部纵切面腹主动脉频谱多普勒超声图像。

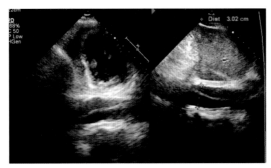

图 6-2　心脏超声检查图像

【超声诊断】腹主动脉夹层。

【超声诊断依据】腹主动脉管腔被分成 2 部分,即真腔和假腔,假腔内径一般大于真腔。CDFI 和能量多普勒显示真腔和假腔内血流方向、流速可能不同。真腔内血流快,方向与正常动脉相似,假腔内血流慢而不规则。

【其他影像学检查】CTA 检查(图 6-3)。

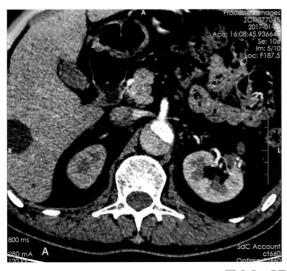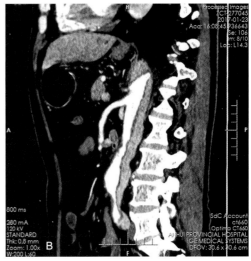

图 6-3　CTA 图像

腹主动脉横断面 CTA 图像显示真腔内强化,而假腔内强化不明显(A);
腹主动脉矢状面 CTA 图像显示真腔内明显强化(B)。

【点评】动脉夹层是指动脉腔内的血液从动脉内膜撕裂处进入动脉中膜,使中膜分离,沿动脉长轴方向扩展形成动脉壁的真假两腔分离状态。腹主动脉夹层基本上是胸主动脉夹层延伸而来的,有时也会延伸到髂动脉或其他主动脉分支。腹主动脉夹层临床较少见,其年发病率为(2.6~3.5)例/(10 万人),高发年龄 50~70 岁,男女比例(2~3):1,65%~70% 的患者在急性期死于心脏压塞、心律失常等,因此早期诊断和治疗非常必要。

1. 病因

(1)高血压动脉粥样硬化,占 70%~80%。高血压可使动脉壁长期处于应激状态,弹力纤维常发生囊性变性或坏死,导致夹层形成。

(2)结缔组织病也是病因之一,如马方综合征、埃勒斯 - 当洛综合征(Ehlers-Danlos 综合征,又称皮肤弹性过度综合征)、Erdheim 中层坏死或白塞综合征等。

(3)先天性心血管病,如先天性主动脉缩窄继发的高血压或者二叶主动脉瓣。

(4)严重外伤引起主动脉峡部撕裂,医源性损伤也可导致主动脉夹层。

(5)妊娠、梅毒、心内膜炎、系统性红斑狼疮、结节性多动脉炎等也是致病因素。

2. 病理分型

(1)DeBakey 分型:根据破口位置及夹层累及范围,可分为三型。

Ⅰ型:破口位于主动脉瓣上 5cm 内,近端累及主动脉瓣,远端累及主动脉弓、降主动脉、腹主动脉,甚至达髂动脉。

Ⅱ型:破口位置与Ⅰ型相同,夹层仅限于升主动脉。

Ⅲ型:破口位于左侧锁骨下动脉开口以远 2~5cm,向远端累及至髂动脉。

(2)Stanford 分型:根据手术的需要分为 A、B 两型。

A 型:破口位于升主动脉,需要紧急外科手术。

B 型:夹层病变局限于降主动脉或髂动脉,可先给予内科治疗,再行开放手术或腔内治疗。

3. 临床表现

(1)疼痛:大多数患者突发胸背部疼痛,Stanford A 型多见于前胸和肩胛间区,Stanford B 型多在背部、腹部。疼痛剧烈、难以忍受,起病后即达高峰,呈刀割或撕裂样。少数起病缓慢者疼痛可不显著。

(2)高血压:大部分患者可伴有高血压。患者因剧痛而呈休克貌、焦虑不安、大汗淋漓、面色苍白、心率加快,但血压常不低甚至增高。

(3)心血管症状:夹层血肿累及主动脉瓣瓣环或影响瓣叶的支撑时发生主动脉瓣关闭不全,可突然在主动脉瓣区出现舒张期吹风样杂音,脉压增宽,急性主动脉瓣反流可引起心力衰竭。脉压改变一般见于颈、肱或股动脉,一侧脉搏减弱或消失,反映主动脉的分支受压迫或内膜裂片堵塞其起源。可有心包摩擦音、胸腔积液。

(4)脏器和肢体缺血表现:夹层累及内脏动脉、肢体动脉及脊髓供血时可出现相应脏器组织缺血表现,如肾脏缺血、下肢缺血或截瘫等神经症状。

4. 影像学检查

(1)腹部超声检查:发现腹主动脉夹层时,一方面应想到进一步检查胸主动脉和主动脉弓,以便对夹层进行分型诊断;另一方面,应注意腹主动脉的分支,如肠系膜上动脉、肾动脉及髂动脉等有无累及。超声心动图对诊断升主动脉夹层很有价值,且能识别心包积血、主动脉瓣关闭不全和血胸等并发症。血管内超声(IVUS)可直接从主动脉腔内观察管壁的结构,准确识别其病理变化,对主动脉夹层分离诊断的灵敏度和特异度接近 100%;但属于侵入性检查,有一定危险性,不常用。

(2)CT 检查:通过增强扫描可显示真、假腔和大小,以及内脏动脉位置,同时还可了解假腔内血栓情况。

(3)MRI:是检测主动脉夹层分离最为清楚的显像方法,被认为是诊断本病的金标准。

(4)选择性主动脉造影:曾作为常规检查方法。对 Stanford B 型主动脉夹层分离的诊断较准确,但对 Stanford A 型病变诊断价值小。

5. **实验室检查** 可有 C 反应蛋白升高,白细胞计数轻中度增高。胆红素和乳酸脱氢酶轻度升高,可出现溶血性贫血和黄疸。尿中可有红细胞,甚至出现肉眼血尿。平滑肌的肌球蛋白重链浓度增加,可作为诊断主动脉夹层分离的生化指标。

病例 7

【病史】患者,男性,71 岁。主诉:反复心悸 2 年余。现病史:患者于入院 2 余年前无明显诱因下开始出现心悸,半年前外院冠状动脉 CTA 示"前降支、回旋支、右冠弥漫性病变,最狭窄处 75%",心电图示"阵发性心房颤动"。患者不规律服用华法林、阿司匹林、胺碘酮等药物,症状控制不佳。3 个月前患者来院行射频导管消融术(环肺静脉隔离),手术顺利。术后患者偶有心悸,心电图提示"房性期前收缩",为进一步治疗来院就诊。既往史:3 个月前行射频导管消融术(环肺静脉隔离),高血压病史 30 年。

【体格检查】体温 36.5℃,脉搏 70 次 /min,呼吸 19 次 /min,血压 120/70mmHg。神志清楚,呼吸平稳,全身皮肤未见黄染,全身浅表淋巴结未及肿大。双侧瞳孔等大等圆,对光反射存在。口唇无绀,伸舌居中,颈软,气管居中,颈静脉无怒张,双侧呼吸音清,双肺未闻及干湿啰音。心律齐,未闻及额外心音,各瓣膜区未闻及明显病理性杂音、心包摩擦音。腹软,无压痛、无反跳痛。肝脾肋下未触及。双下肢无水肿。

【实验室检查】血常规及血生化未见明显异常。

【心电图检查】24 小时房性期前收缩共 1 288 次,最慢心率 46 次 /min,平均心率 50 次 /min,最快心率 72 次 /min。

【超声表现】

二维灰阶超声纵切面:腹主动脉可见局部呈梭形扩张,最宽处内径 20mm,扩张的腹主动脉内可见薄膜样增强回声(图 7-1A)。横切面:薄膜样增强回声将腹主动脉分隔成两个内径不同的椭圆形无回声区,大小分别为 19mm×11mm、17mm×13mm;两个无回声区可见交通口相通,交通口内径约 12mm(图 7-1B)。

CDFI:两个腔内均可见血流信号,为动脉频谱(图 7-1C、D)。

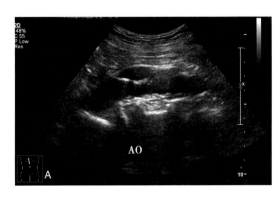
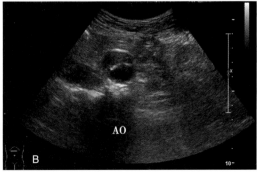

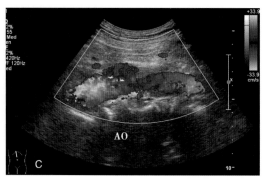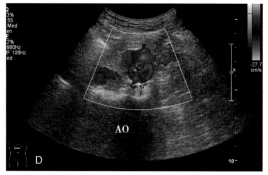

图 7-1　腹主动脉夹层超声图像

二维灰阶超声上腹部正中纵切面（A）及横切面（B）均显示扩张的腹主动脉内见薄膜样增强回声，将腹主动脉分隔成 2 个无回声区；CDFI 显示 2 个无回声区内均可见血流信号（C、D）。AO. 主动脉。

【超声诊断】腹主动脉夹层形成。

【超声诊断依据】二维灰阶超声可见薄膜样增强回声将腹主动脉分隔成两个内径不同的椭圆形无回声区，两个无回声区可见交通口相通，彩色多普勒超声示两个腔内均可见血流信号，为动脉频谱。

【其他影像学检查】主动脉 CTA 增强检查（图 7-2）：腹主动脉下段局部管腔呈梭形增宽，最宽处管径约 2.3cm×2.1cm，局部见内膜内移，并见破口影，造影剂经破口进入假腔内。诊断：腹主动脉下段夹层形成。

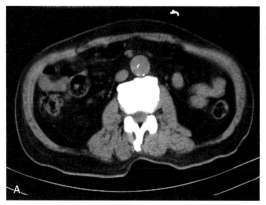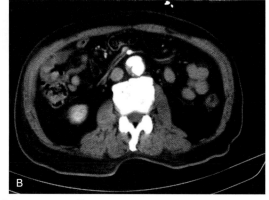

图 7-2　腹主动脉夹层 CTA 图像

CT 平扫见腹主动脉下段局部管腔呈梭形增宽（A）；增强后见造影剂经破口进入假腔内（B）。

【治疗记录】患者入院后完善相关检查，超声和 CTA 明确诊断腹主动脉夹层。给予患者卧床、心电监测、镇静、控制血压及心律失常等对症治疗。经保守治疗，无腹痛、腰痛、背痛、血尿等不适，生命体征平稳，出院后血管外科门诊密切随访。

【点评】患者为老年男性，有 30 年高血压病史，主诉为反复心悸 2 年余，既往于 3 个月前行射频导管消融术（环肺静脉隔离）。结合超声及 CTA 表现，考虑为腹主动脉夹层（AAD）形成。腹主动脉夹层是一种罕见的严重主动脉疾病，与吸烟、高血压、高脂血症关系密切，男性多见。临床上患者可无明显症状，容易导致误诊、漏诊、延误治疗，导致严重后果。目前

AAD 的治疗方法有保守治疗、开放手术和腔内治疗。目前手术指征尚无定论,对于大多数慢性和无症状患者,保守治疗是最先采取的治疗措施。本例患者即采取了包括控制血压、心律失常等对症保守治疗,改善一般情况后予以出院密切随访。

彩色多普勒超声能够及时发现腹主动脉夹层的位置、大小、真假腔内的血流情况等信息,与腹主动脉真性动脉瘤、假性动脉瘤等疾病相鉴别,为临床制订诊疗方案提供准确依据。

病例 8

【病史】患者,男性,54 岁,因"胸腰背疼痛 3 天"入院。患者 3 天前无明显诱因于休息时突发胸腰背疼痛,具体性质不详,伴大汗淋漓、气促、呼吸困难、强迫体位,发病期间意识清楚,无晕厥、咳嗽、咳痰、咯血等伴随症状。患者前往当地医院就诊,诊断为"主动脉夹层"并予以保守治疗,为求进一步手术治疗,现患者及家属来院急诊就诊。

【体格检查】体温 37.2℃,脉搏 89 次 /min,呼吸 14 次 /min,血压 153/76mmHg,经皮动脉血氧饱和度(SpO₂)96%。患者神志清楚,对答切题,双侧瞳孔等大等圆,约 3mm,对光反射灵敏,呼吸平稳,全腹软,无压痛、反跳痛,四肢肌力 5 级,肌张力正常,双下肢无水肿。

【实验室检查】入院时降钙素原等因子:降钙素原 0.62μg/L,C 反应蛋白 210.00mg/L,白细胞介素 -6 205.80ng/L。B 型钠尿肽前体、心肌标志物:肌红蛋白 204.70μg/L,B 型钠尿肽前体 1055ng/L,肌钙蛋白 T 49.0ng/L。DIC 常规检查:国际标准化比值 1.21,纤维蛋白原 8.90g/L,纤维蛋白及纤维蛋白原降解产物 12.2mg/L,D- 二聚体 4.09mg/L FEU。床旁血气分析:缓冲碱 43.1mmol/L,细胞外液碱剩余 –3.4mmol/L,氧容量 13.5ml/dl,碳酸氢根 20.9mmol/L,碳氧血红蛋白 2.4%,血红蛋白总浓度 99.1g/L,血细胞比容计算值 27.9%,钙离子 1.100mmol/L,二氧化碳分压 31.9mmHg,血清钾 3.42mmol/L,胆红素 <51.27μmol/L,全血碱剩余 –2.8mmol/L,血糖 9.3mmol/L,血清氯 113.1mmol/L,阴离子隙 11.5mmol/L。

【超声表现】超声表现见图 8-1。

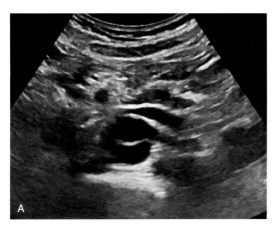
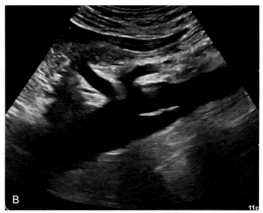

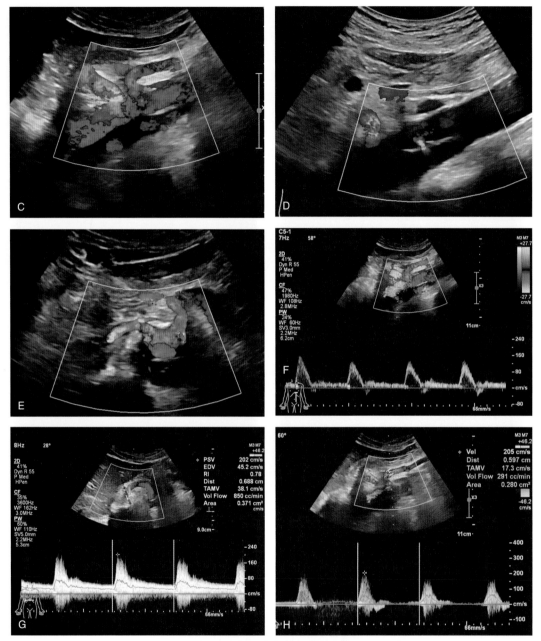

图 8-1 腹主动脉夹层超声图像

二维灰阶超声横切面及纵切面显示撕裂的内膜把腹主动脉管腔分为两个腔（A、B）；CDFI 显示撕裂的内膜将腹主动脉分为两个腔，真腔流速快，血流充盈较好，假腔流速慢，血流信号充盈欠佳，腹腔干及肠系膜上动脉起自真腔（C）；CDFI 显示腹主动脉内膜再破口，血流从假腔到真腔（D）；CDFI 显示右肾动脉起自真腔（E）；频谱多普勒超声显示该段真腔无明显变窄，频谱形态未见异常（F）；频谱多普勒超声显示腹腔干及肠系膜上动脉起自真腔，流速较快，收缩期峰值流速（PSV）分别为 202cm/s（G）及 205cm/s（H）。

【超声诊断】腹主动脉夹层，腹腔干、肠系膜上动脉及双肾动脉起自真腔。

【超声诊断依据】腹主动脉全程管径增粗，管腔内查见膜状结构，随血管搏动而摆动，腹主动脉被分为两个腔；真腔流速快，血流充盈较好，假腔流速慢，血流信号充盈欠佳。频谱多普勒超声：腹主动脉真腔未见明显变窄，频谱形态未见异常。

【其他影像学检查】CT：①升主动脉、主动脉弓及弓上分支、降主动脉及胸腹主动脉管壁下见偏心性、新月形稍高密度影，累及主动脉窦部，向下累及左侧髂总动脉近端，增强其内散在斑片样强化，余大部分未见明显强化，腹主动脉及主要分支未见确切受累。根据上述结果，考虑夹层动脉瘤合并假腔内多发血栓形成？其他？（图8-2）②双侧髂总动脉管径局部增粗，左侧最粗约2.4cm，右侧最粗约1.7cm，动脉瘤待排。心脏稍增大，心包少量积液，部分积液密度增高，合并积血待排。

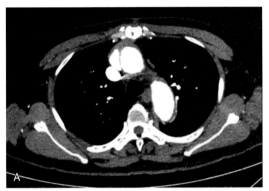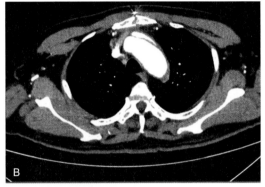

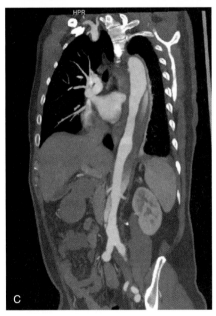

图8-2　主动脉夹层Stanford A型累及腹主动脉CT增强图像

升主动脉（A）、主动脉弓（B）及弓上分支、降主动脉及胸腹主动脉（C）管壁见偏心性、新月形稍高密度影，累及主动脉窦部，向下累及左侧髂总动脉近端，其内散在斑片样强化，余大部分未见明显强化。

【手术记录】在全身麻醉下行"主动脉窦部成形＋升主动脉置换＋半弓置换＋临时起搏导线安置"。术中见心包内无粘连，中-大量心包积血；升主动脉、主动脉弓充血水肿明显；原发破口位于胸主动脉前壁，约 3cm×1cm，近端累及主动脉瓣上约 1.5cm 处，远端累及主动脉全层，并影响主动脉弓上三分支。假腔内血栓填充，主动脉弓未见破口。术后诊断：主动脉夹层（Stanford A 型）。

【点评】主动脉夹层是指各种原因引起的主动脉壁滋养血管破裂出血或内膜撕裂，导致主动脉中层血肿，继而内膜和中层剥离并形成真腔和假腔的急性心血管病。主动脉夹层分型见病例 6。血肿可沿主动脉长轴纵向扩展，若累及主动脉瓣口则可导致瓣环口扩大，主动脉瓣关闭不全。一旦主动脉外膜破裂大出血则可发生心脏压塞、左侧血胸、纵隔及腹膜后积血及失血性休克；若向内破入主动脉腔内，则形成入口、出口双通道主动脉（两者之间可有多个交通口），病变倾向稳定；若累及腹部内脏动脉则可出现胃肠道缺血和 / 或急性肾功能不全。

主动脉夹层是非常凶险的疾病，需要快速准确地作出诊断。对于比较典型的主动脉夹层，超声是比较容易作出诊断的。但受腹部气体的影响，累及腹主动脉的夹层有时直接显示撕裂的内膜比较困难；此外，当撕裂的内膜与声束平行时，可出现回声失落，使其不容易显示。鉴于以上原因，可采用多角度观察。主动脉夹层累及腹部内脏动脉则可出现胃肠道缺血和 / 或急性肾功能不全，因此，超声需要了解重要的内脏动脉如腹腔干、肠系膜上动脉及双肾动脉起源于真腔或假腔，有无缺血，为临床治疗提供参考依据。孤立性的腹主动脉及内脏动脉夹层较为少见，有腹部剧烈疼痛病史的患者除了检查内脏本身，还需要补充相应血管的检查。

病例 9

【病史】患者，女性，51 岁，腹主动脉夹层保守治疗后复查。

【超声表现】

二维灰阶超声：腹主动脉下段内见漂浮线状高回声，将腹主动脉分为真假两腔（图 9-1A、B），真腔内径约 6mm，假腔内径约 5mm。夹层累及长度约 3.0cm。上方破口距肾动脉约 3.0cm，下方破口近腹主动脉骑跨处，未累及髂动脉。肾动脉、肠系膜上动脉、肠系膜下动脉开口于正常腹主动脉，血流通畅。

CDFI 及脉冲多普勒超声表现见图 9-1C、D、E。

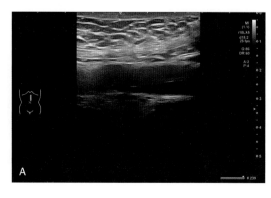
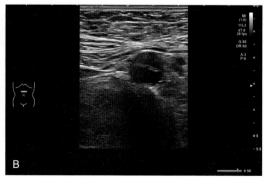

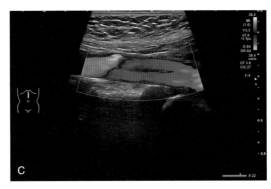

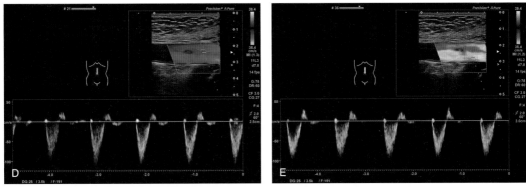

图 9-1 腹主动脉夹层动脉瘤超声图像

二维灰阶超声（A、B）示腹主动脉下段见漂浮线状高回声。CDFI（C）示真腔、假腔血流均充盈良好。
脉冲多普勒超声（D、E）示真腔、假腔血流流速基本一致。

【超声诊断】腹主动脉夹层。

【超声诊断依据】二维灰阶超声显示腹主动脉内膜分离,腔内可见漂浮线状高回声,将腹主动脉分为真腔和假腔。彩色多普勒超声显示真假腔血流充盈良好。

【点评】本病老年患者居多,男性多于女性。主动脉夹层的危险因素有主动脉中层囊性坏死或退变、遗传性结缔组织疾病、先天性二叶主动脉瓣、动脉炎、动脉瘤、高血压、动脉粥样硬化和医源性损伤等。主动脉夹层起病急、进展快、死亡风险高,其明确诊断依赖影像学检查。

超声在腹主动脉夹层的诊断中起重要作用,其主要超声特点包括:①动脉直径增宽;②动脉腔内见漂浮的内膜声像,将管腔分为真腔和假腔;③偶可在内膜破口处探及湍流。夹层腔内修复术治疗需要鉴别真假腔。超声可根据以下特点来区分真假腔:假腔内径一般大于真腔;彩色多普勒超声显示真腔血流速度快,方向与正常动脉一致,血流色彩鲜艳,假腔血流速度慢,血流色彩暗淡;收缩期撕脱内膜向假腔侧移动,真腔扩大。但本例患者真假腔内径相近,彩色多普勒超声显示真假腔均充盈良好,此种情况下超声可以通过观察管壁内膜完整性来进行鉴别。该患者超声扫查条件好,超声仪可清晰分辨血管壁的内膜结构,真腔侧管壁内膜完整,故可区分真假腔。超声扫查时还需要注意腹主动脉主要分支血流情况,判断分支血管开口于真腔或假腔,有助于评估病变范围和制订治疗方案。

病例 10

【病史】患者,男性,57 岁,主因"升主动脉夹层术后 6 年,发现腹主动脉夹层 1 天"就诊。
【超声表现】见图 10-1。

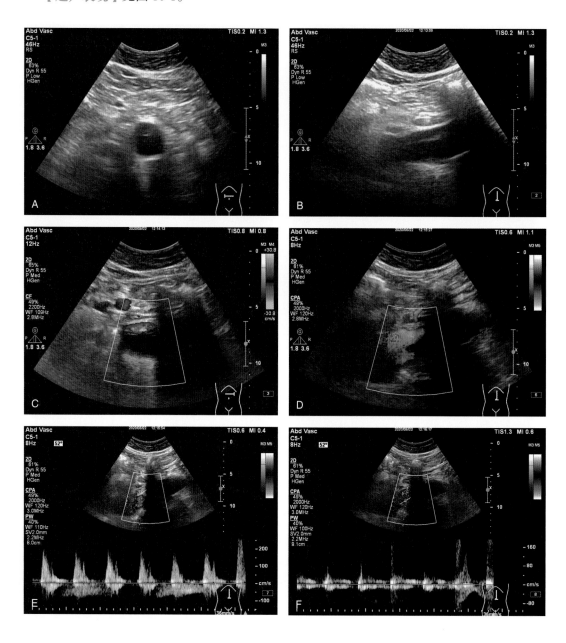

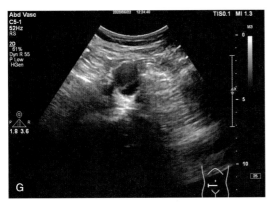
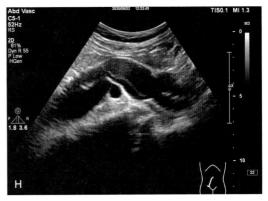
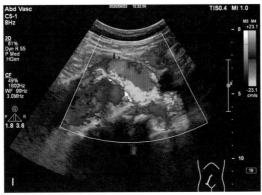

图 10-1　腹主动脉、右侧髂总动脉夹层超声图像

横切面及纵切面二维灰阶超声示腹主动脉下段腔内见漂浮线状高回声,真腔内径 0.9cm,假腔内径 2.2cm(A、B);彩色多普勒超声示真腔内呈五彩镶嵌血流信号(C);能量多普勒超声示假腔有血流信号充盈(D);脉冲多普勒超声示真腔流速快,假腔流速慢(E、F);二维灰阶超声示右侧髂总动脉腔内见漂浮线状高回声,真腔内径 0.9cm,假腔内径 1.6cm(G、H);彩色多普勒超声示真腔内呈五彩镶嵌血流信号,假腔流速低、充盈缓慢(I)。

【超声诊断】腹主动脉、右侧髂总动脉夹层。

【超声诊断依据】腹主动脉下段至右侧髂总动脉腔内见漂浮线状高回声,将腹主动脉及右侧髂总动脉分为真假两腔。真腔内径小于假腔;真腔血流速度快,假腔血流速度慢。

【点评】见病例 9。

病例 11

【病史】患者,男性,62 岁。因"发热 2 周伴双下肢无力、少尿"入院。因患者呼吸短促,给予股动脉采血行血气分析检查,采血时发现患者双侧股动脉搏动减弱,双上肢动脉搏动正常。考虑患者可能存在血管病变,遂决定立即行双侧股动脉彩色多普勒超声检查。既往健康。

【体格检查】体温 38.4℃,呼吸 22 次 /min,心率 118 次 /min,血压 139/83mmHg。颈软,颈静脉未见怒张,呼吸短促,第一心音减弱,肺动脉区第二心音增强。腹软,无压痛。神经系统:双下肢肌力减弱 2 级,膝反射及踝反射减弱;双下肢麻木、刺痛、感觉减退;病理反射未引出,双上肢正常。双侧股动脉搏动减弱,双上肢动脉搏动正常。

【实验室检查】血常规:白细胞计数 29.9×10^9/L(升高);中性粒细胞百分率 94.3%(升高)。血尿素氮 20.22mmol/L(升高);血肌酐 607μmol/L(升高)。

【超声表现】腹主动脉肾动脉水平显示一实性低回声栓子,大小约 67mm×19mm×17mm;栓子自腹主动脉肠系膜上动脉开口水平稍下(肠系膜上动脉尚通畅),覆盖双肾动脉(图 11-1)。双肾动脉开口处可见栓子回声,血流变细,双肾内动脉彩色血流明显减少,脉冲多普勒超声显示流速减低伴频谱形态异常(图 11-2)。双侧股动脉频谱形态异常,CDFI 显示充盈尚好,频谱多普勒超声呈小慢波(Tardus-Parvu 样波形)(图 11-3)。心脏彩色多普勒超声检查发现二尖瓣有一大小约 20mm×16mm 赘生物,并发现二尖瓣有一微小穿孔(图 11-4)。

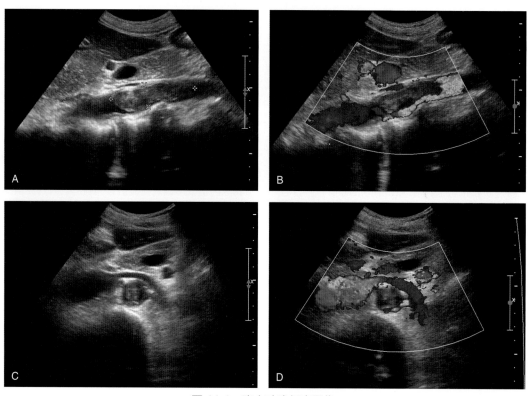

图 11-1　腹主动脉超声图像

腹主动脉矢状切面二维灰阶超声及 CDFI 图像示腹主动脉肠系膜上动脉开口水平稍下实性低回声栓子（A、B）；肾静脉水平腹主动脉横切面二维灰阶超声及 CDFI 图像示腹主动脉栓子覆盖双肾动脉（C、D）。

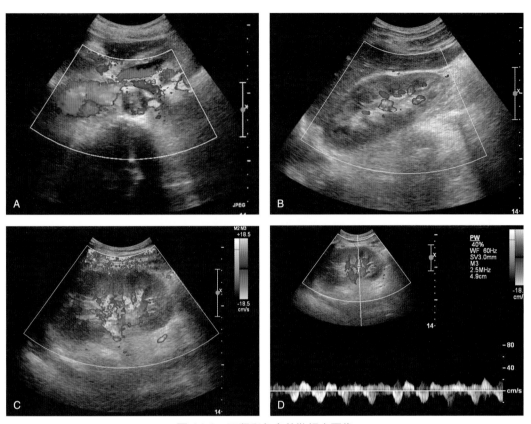

图 11-2　双肾彩色多普勒超声图像

双肾动脉开口处可见栓子回声,血流变细(A),双肾内动脉彩色血流明显减少(B、C),
脉冲多普勒超声显示流速减低频谱形态异常(D)。

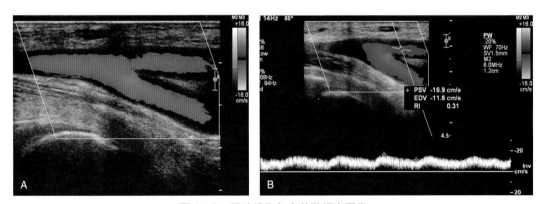

图 11-3　股动脉彩色多普勒超声图像

双侧股动脉 CDFI 显示充盈尚好(A),频谱多普勒超声呈小慢波(Tardus-Parvu 样波形)(B)。

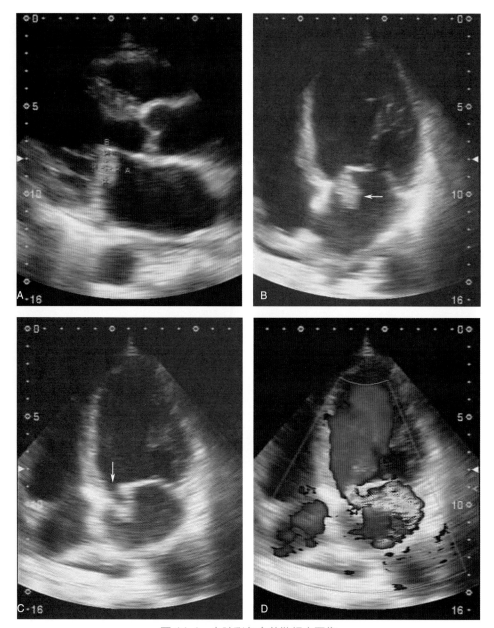

图 11-4 心脏彩色多普勒超声图像
A. 胸骨左缘左心长轴切面;B. 心尖四腔心切面显示二尖瓣赘生物(白箭头);
C. 心尖四腔心切面显示二尖瓣穿孔(白箭头);D. 心尖四腔心切面 CDFI 超声图像。

【超声诊断】感染性心内膜炎、二尖瓣赘生物、二尖瓣穿孔、腹主动脉栓塞累及双肾动脉。

【超声诊断依据】①具有高热病史,血常规白细胞计数增高;②二尖瓣赘生物形成伴二尖瓣穿孔;③腹主动脉内见栓子图像。

【点评】感染性心内膜炎 Duke 诊断标准(2015 修订版)中,主要标准为:①血培养阳性(如甲型溶血性链球菌、金黄色葡萄球菌、社区获得性肠球菌);②影像学阳性证据,包括超声心动图异常、^{18}F-氟代脱氧葡萄糖 PET/CT 及由心脏 CT 确定的瓣周病灶。其中超声心动图异常包括：①赘生物；②脓肿、假性动脉瘤、心脏内瘘；③瓣膜穿孔或动脉瘤；④新发生的人工瓣膜破裂。次要标准为：①易患因素；②发热；③血管征象；④免疫征象；⑤致病微生物感染证据。该病例血管超声检查发现主动脉栓塞，进一步行心脏超声检查发现二尖瓣赘生物和二尖瓣穿孔，为该病提供了一项主要标准和一项次要标准的诊断依据，较好地解释了患者的发热及腹主动脉栓塞导致双下肢无力和急性肾衰竭等临床表现。

该患者临床表现酷似神经系统疾病，尤其是脊髓病变。当发现双侧股动脉搏动减弱时，彩色多普勒超声进一步检查有利于寻找和明确病因，并能鉴别动脉硬化、风湿性心脏病、动脉栓塞及主动脉夹层等。与 CT 增强检查、MRI 及 DSA 等影像学检查相比，彩色多普勒超声检查具有简单、快速，无须造影剂，能更好地保护肾功能等优点。

肢体动脉栓塞具有"5P"征，即疼痛、感觉异常、麻痹、无脉和苍白。腹主动脉栓塞临床罕见，预后不佳，多见于急性感染性心内膜炎。一旦发生腹主动脉栓塞，必须紧急手术，否则病死率极高。因此，快速而准确地作出诊断非常关键。

病例 12

【病史】患者，男性，62 岁。主诉：发热伴腰背、右下肢肿痛 5 天。现病史：患者于 2 个月前无明显诱因出现右下肢疼痛 4 天，右下肢皮温较对侧稍低，无压痛，皮肤未见青紫、苍白、溃破形成，足背动脉搏动未触及，双侧股动脉搏动可。超声及下肢血管造影（三维重建）增强扫描均提示右侧髂总动脉起始段重度狭窄。遂行右侧髂总动脉支架植入术，术后口服华法林。患者 5 天前无明显诱因出现发热伴腰背、右下肢肿痛，为求进一步诊治入院。既往史：患者 2 个月前行右侧髂总动脉支架植入术。

【体格检查】体温 37.1℃，脉搏 75 次/min，呼吸 20 次/min，血压 130/75mmHg。右下肢周径较左侧明显增粗，软组织肿胀明显，无浅表静脉迂曲、扩张，无皮疹，无脱屑，无明显色素沉着，无明显浅静脉血栓，无破溃、出血。皮温稍低，无压痛，股动脉搏动可触及，足背动脉搏动未触及。趾端血运良好，温度觉、痛觉、触觉正常。

【实验室检查】白细胞计数 18.1×10^9/L，中性粒细胞百分率 91.1%，D-二聚体 2.65mg/L。

【术前超声表现】二维灰阶超声：右侧腹腔可见无回声区，大小约 64mm×52mm，与髂总动脉（支架）相通，交通口内径约 3.5mm（图 12-1A）。CDFI：内见"漩涡状"血流信号，交通口处为动脉频谱（图 12-1B、C）。

【超声诊断】右侧髂总动脉假性动脉瘤形成（与支架相通）。

【超声诊断依据】彩色多普勒超声显示右侧腹腔可见无回声区，与髂总动脉（支架）相通，内见"漩涡状"血流信号。

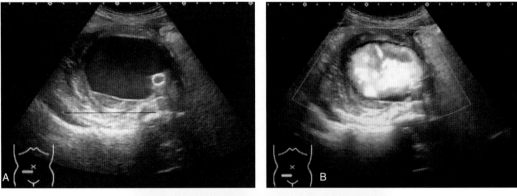

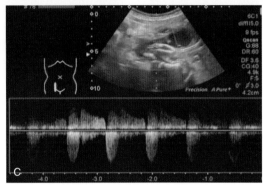

图 12-1　右侧髂总动脉假性动脉瘤术前超声图像

二维灰阶超声显示右侧髂总动脉支架旁无回声区（A）；彩色多普勒超声显示无回声区内充满血流信号（B）；
频谱多普勒超声显示交通口处为动脉频谱（C）。

　　【其他影像学检查】腹部 CT 平扫检查（图 12-2）：右侧髂总动脉走行区可见置入支架
影。右侧髂血管周围、腰大肌至髂腰肌内侧稍低密度团块，边缘密度略高，最大层面约
7.5cm×7.0cm，周围脂肪间隙模糊，多发条索影。诊断：右侧髂总动脉支架植入术后，右侧髂
血管周围、腰大肌至髂腰肌内侧团块，血肿？

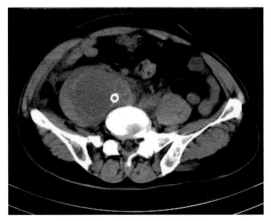

图 12-2　腹部 CT 平扫图像

右侧髂血管周围、腰大肌至髂腰肌内侧稍低密度团块。

【手术记录】患者行右侧髂总动脉假性动脉瘤腔内修复术(腹主动脉覆膜支架 + 髂动脉覆膜支架植入)。术中造影显示右侧髂总动脉假性动脉瘤形成,破溃位于起始处。术中置入一体化覆膜支架,再次造影示髂总动脉假性动脉瘤隔绝良好。

【术后超声表现】右侧髂总动脉假性动脉瘤腔内修复术后:右侧髂总动脉处可见低弱回声,范围约 92mm×70mm。CDFI:未见明显血流信号。超声诊断:考虑假性动脉瘤内血栓形成,未见明显残余漏(图 12-3)。

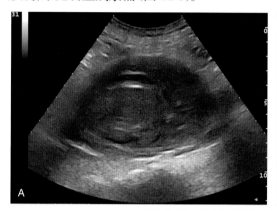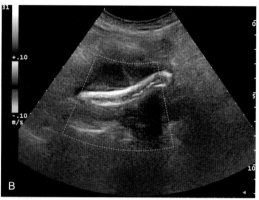

图 12-3 右侧髂总动脉假性动脉瘤术后超声图像

右侧髂总动脉假性动脉瘤腔内修复术后:二维灰阶超声显示右侧髂总动脉处可见低弱回声区(A);彩色多普勒超声显示低弱回声区内未见明显血流信号,支架内血流通畅(B)。

【点评】本例患者为老年男性,主诉为发热伴腰背、右下肢肿痛 5 天,既往 2 个月前行右侧髂总动脉支架植入术,结合超声及 CT 表现,考虑为右侧髂总动脉假性动脉瘤形成。假性动脉瘤是血管壁发生不同程度损伤后动脉壁全层破裂而形成的与动脉相通的囊性病变,多由外伤引起,少数情况下由动脉粥样硬化及感染导致。假性动脉瘤持续增大会造成破裂出血,危及生命。假性动脉瘤的及时发现和明确诊断,对于患者的预后起关键作用。

彩色多普勒超声检查在术前可以明确假性动脉瘤的位置、大小、瘤口内径等信息,使患者得到及时的外科治疗;术后可以评估治疗的效果、恢复的情况等,为临床治疗后评估和术后随访提供准确的依据。

病例 13

【病史】患者,男性,74 岁。主诉:体检发现髂内动脉瘤 1 个月。现病史:患者 1 个月前摔倒后于外院行 CT 检查发现右侧髂内动脉瘤,现在患者为求进一步治疗来院,门诊拟 "右侧髂内动脉瘤" 收治入院。既往史:高血压病史 20 余年,服用过酒石酸美托洛尔、西尼地平、替米沙坦、氢氯噻嗪等药物治疗。高脂血症 5 年余,服用匹伐他汀治疗。

【体格检查】体温 36.4℃,脉搏 76 次/min,呼吸 17 次/min,血压 136/75mmHg。胸廓未见畸形。双肺呼吸音清,无啰音。心率 88 次/min,律齐,未闻及额外心音,各瓣膜区未闻及病理性杂音,未闻及心包摩擦音。发病以来,患者精神可,胃纳可,睡眠可,二便无殊,体重未见明显改变。

【实验室检查】血常规及血生化未见明显异常。

【超声表现】

二维灰阶超声:右侧髂内动脉可见局限性囊状扩张,长约91mm,宽约48mm。

CDFI:无回声区内充满血流信号(图13-1A)。

脉冲多普勒超声:呈动脉频谱(图13-1B),并可见低回声区与管壁相连,大小约91mm×32mm。

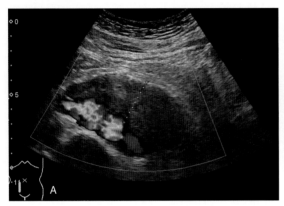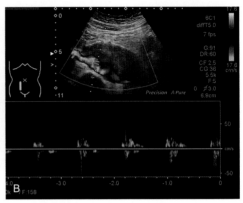

图 13-1　右侧髂内动脉瘤超声图像

彩色多普勒超声可见右侧髂内动脉局限性囊状扩张,无回声区内充满血流信号(A);
频谱多普勒超声显示为动脉频谱(B)。

【超声诊断】右侧髂内动脉瘤伴血栓形成。

【超声诊断依据】超声可见右侧髂内动脉局限性囊状扩张,无回声区内充满血流信号,呈动脉频谱,并可见低回声区与管壁相连。

【其他影像学检查】CT 增强检查(图13-2):右侧髂内动脉瘤样扩张,较宽处宽约5cm,伴附壁血栓。诊断:右侧髂内动脉瘤,伴附壁血栓。

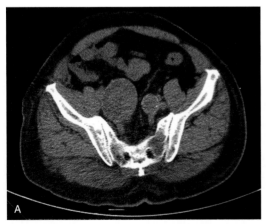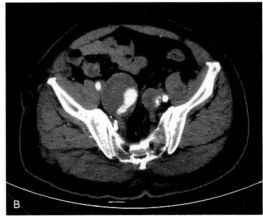

图 13-2　右侧髂内动脉瘤 CT 图像

CT 平扫显示右侧髂内动脉瘤样扩张,呈不均匀低密度(A);
CT 增强显示右侧髂内动脉瘤样扩张伴附壁血栓(B)。

【手术记录】患者行髂内动脉瘤腔内修复术。术中造影显示右侧髂内动脉瘤,开口距离髂总动脉分叉处约3cm。术中置入一体化覆膜支架,再次造影示髂内动脉瘤隔绝良好。

【点评】本例患者为老年男性,有长期高血压病史,患者摔倒后体检发现右侧髂内动脉瘤,结合超声及CT表现,考虑为右侧髂内动脉瘤伴血栓形成。髂内动脉瘤是发生于髂内动脉的瘤样扩张,发病率较低,多见于长期高血压、动脉粥样硬化的老年患者。早期多无明显的临床表现,瘤体较小时容易漏诊;瘤体较大发生破裂时,临床表现容易与其他急腹症相混淆,延误治疗时机,引起严重后果。因此超声的早发现、早诊断起到了至关重要的作用。

彩色多普勒超声检查在术前能正确诊断髂内动脉瘤的位置、大小、血流信号等,使患者得到及时的外科治疗;术后可以评估治疗的效果,为临床治疗后评估和术后随访提供准确的依据。

病例 14

【病史】患者,男性,56岁,1天前无明显诱因突发胸痛,进行性加重。入院后行左侧静脉-动脉体外膜氧合置入+冠状动脉造影+冠状动脉旋磨+支架植入+体外膜氧合撤除+主动脉内球囊反搏置入,过程顺利。患者下肢疼痛,超声评估血管情况。

【超声表现】见图14-1。

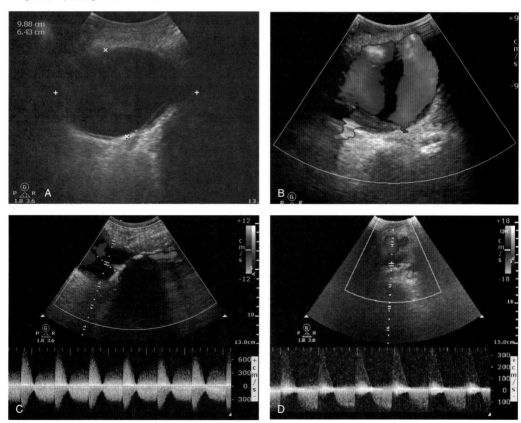

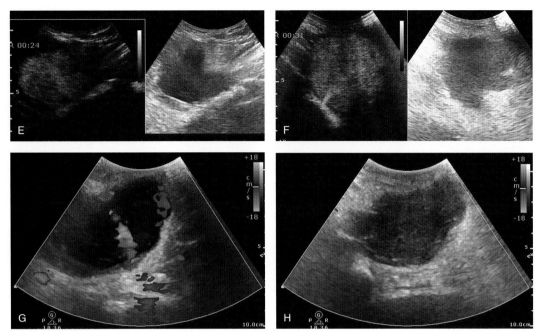
图 14-1　左侧髂窝血管超声图像

左侧髂外动脉长轴切面灰阶超声显示欠清,左侧髂窝可见无回声区,大小约 9.9cm×6.4cm,边界清,形态尚规则(A);CDFI可见红蓝相间旋涡状血流信号(B);脉冲多普勒可见两处瘤颈,瘤颈处均探及双期双向动脉频谱(C、D);超声造影示瘤体内可见造影剂灌注,分别可见两处瘤颈(E、F);超声引导下注射凝血酶治疗,瘤体内可见云雾状回声逐渐充填,彩色血流信号逐渐减少(G);治疗后复查瘤体内未见血流信号(H)。

【超声诊断】左侧髂外动脉假性动脉瘤形成。

【超声诊断依据】患者有下肢动静脉穿刺史,且动脉硬化严重,伴有不同程度狭窄;髂动脉旁探及包块,并可见瘤颈与动脉相通,瘤颈处探及双期双向动脉血流信号,超声造影进一步明确瘤颈,支持假性动脉瘤的诊断。

【其他影像学检查】CTA:左侧髂外动脉远端假性动脉瘤。

【点评】假性动脉瘤(或假动脉瘤)是由于动脉破裂、血流外溢,被压缩的周围组织包裹而形成的。病因分为创伤性、感染性、医源性、先天性、动脉粥样硬化和肿瘤性。体格检查可扪及搏动性包块,听诊可闻及血管杂音。超声表现为动脉旁无回声或不均质回声包块,CDFI可见红蓝相间旋涡状血流信号,与周围动脉相通。瘤颈处可见花色血流信号。脉冲多普勒显示瘤颈处探及双期双向动脉频谱。超声造影可明确瘤颈位置、数量、大小;有效瘤腔范围;评估受累血管条件,为进一步治疗做准备。超声引导下瘤腔内注射凝血酶栓塞治疗成功率高、复发率低;创伤小、耗时短,具有可重复性;对暂时不具备手术治疗条件且有破裂风险的瘤体,尤其对于反复发作的瘤体是简单可行、行之有效的方案。

病例 15

【病史】患者,女性,21岁,主因"反复头晕伴手部麻木感5月余"入院。既往史:血压升高5月余,最高血压190/80mmHg。5月余前外院诊断为大动脉炎,余无特殊。

【体格检查】血压:左上肢123/80mmHg,右上肢179/76mmHg。左锁骨上窝可闻及喷射性血管杂音。剑突下、脐上可闻及明显喷射性血管杂音。

【实验室检查】未见显著异常。

【超声表现】

(1)颈部血管:右侧椎动脉 V_1 段4.0mm, V_2 段3.7mm,峰值流速106cm/s;左侧椎动脉 V_1 段2.5mm, V_2 段2.5mm,峰值流速76cm/s。右侧椎动脉血流方向正常,左侧椎动脉血流方向逆向。

双侧颈动脉管壁不光滑,右侧颈总动脉起始段及中段内中膜节段性增厚,最厚1.2mm;左侧颈总动脉近段后壁内中膜节段性增厚,最厚1.7mm。余管腔内径正常,血流通畅,充盈良好。

右侧锁骨下动脉管壁光滑,管腔内径正常,未见明显狭窄。左侧颈总动脉及锁骨下动脉起始段因位置太深显示不清,但血流通畅。左侧锁骨下动脉近段内中膜增厚,最厚约1.7mm。

双侧颈内静脉及椎静脉血流通畅,未见血栓形成(图15-1)。

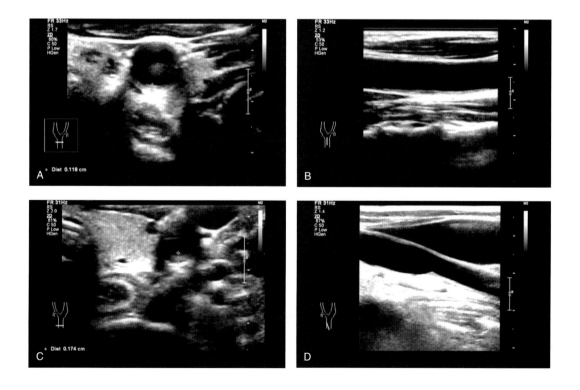

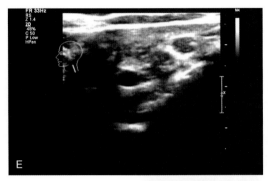
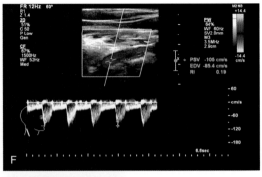
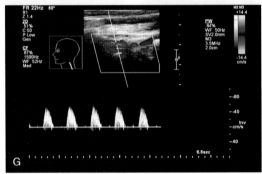

图 15-1　颈部血管超声图像

横切面及纵切面二维灰阶超声示右侧颈总动脉内中膜节段性增厚(A、B);左侧颈总动脉近段后壁内中膜节段性增厚(C、D);横切面二维灰阶超声示左侧锁骨下动脉近段内中膜增厚(E);CDFI 示右侧椎动脉血流方向正常,左侧椎动脉血流方向逆向(F、G)。

　　(2)腹部血管:腹腔干上方 2.0~3.5cm 处可见腹主动脉管壁不光滑,内中膜增厚伴管壁散在钙化,管腔狭窄,血流通畅,峰值流速 316cm/s。狭窄远段腹主动脉及主要分支:肠系膜上动脉、肾动脉、双侧髂总动脉流速减低、阻力指数减低(图 15-2)。

　　【超声诊断】符合大动脉炎改变。

　　双侧颈动脉内中膜节段性增厚(左侧颈总动脉近段狭窄 50%~75%、右侧颈总动脉起始部及中段狭窄<50%)。

　　左侧锁骨下动脉近段内中膜增厚,狭窄 50%~75%,锁骨下动脉中、远段管径正常,血流通畅。

　　左侧椎动脉血流逆向(完全型),伴左侧椎动脉发育不对称。

　　余颈部大血管超声检查未见异常。

　　腹主动脉上段(腹腔干上方 2~3.5cm 处)内中膜局限性增厚伴钙化,狭窄 50%~75%。狭窄远段腹主动脉及主要分支(肠系膜上动脉、肾动脉、双侧髂总动脉)流速减低、阻力指数减低。

　　【超声诊断依据】年轻女性,既往诊断为大动脉炎。超声发现双侧颈总动脉及左侧锁骨下动脉节段性内中膜增厚、左侧椎动脉血流逆向、腹主动脉局限性内中膜增厚伴钙化。

　　【点评】大动脉炎是一种慢性非特异性炎症,可引起主动脉及其主要分支动脉的狭窄或闭塞,有时也可能引起动脉扩张,导致相应部位缺血。本病多见于年轻女性,病因未明。病变主要发生在主动脉分支起始部,从外膜开始并逐渐累及全层,导致管壁增厚、僵硬、顺应性下降,管腔有不同程度狭窄、闭塞或扩张。临床上,可以分为头臂动脉型、胸-腹主动脉型、主-肾动脉型、混合型和肺动脉型。超声检查是大动脉炎的主要影像学检查方法之一,其表现为病变处管壁正常结构消失,管壁弥漫性、不规则增厚,管腔有不同程度狭窄,纵切面呈"通心粉"样改变。CDFI可见狭窄处血流速度加快,狭窄远端血管血流速度减慢、阻力减低。

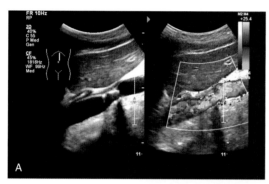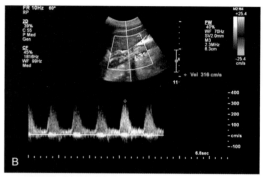

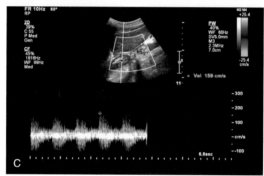

图 15-2　腹主动脉狭窄超声图像

纵切面二维灰阶超声及CDFI示腹主动脉内中膜增厚伴管壁散在钙化,管腔狭窄,血流通畅(A);脉冲多普勒超声示腹主动脉狭窄处血流速度增快,峰值流速316cm/s(B);脉冲多普勒超声示腹主动脉狭窄前流速159cm/s(C)。

该患者为年轻女性,病变累及颈动脉、锁骨下动脉及腹主动脉,属于混合型。左侧椎动脉血流逆向可能由左锁骨下动脉起始段狭窄引起。患者出现相应部位的缺血症状,如头晕、手部麻木。患者同时出现血压升高,不除外累及肾动脉。尽管该患者的超声表现不是典型的大动脉炎早期"通心粉"样表现,但结合病史基本可以考虑为大动脉炎。

病例 16

【病史】患者,男性,58岁。因"下腹痛半个月伴发热"入院,体温最高达39℃。一年前因冠心病在当地医院行冠状动脉左前降支(LAD)近段球囊扩张,左旋支(LCX)中段置入支架一枚。8个月前因腹痛20余天诊断为肾下型腹主动脉瘤,行Y型支架植入术。门诊拟"冠心病,经皮冠状动脉介入治疗后,腹主动脉瘤支架术后"收住院。病程中无咳嗽、咳痰,饮食尚可。心功能情况:平地快行时有心慌、气急表现,慢行有限制,可行300m。

【实验室检查】白细胞计数 11.21×10^9/L,中性粒细胞百分率81.4%。红细胞计数 3.38×10^{12}/L,血红蛋白104g/L,血小板计数 181.0×10^9/L。C反应蛋白68.6mg/L(参考范围0~8.0mg/L)。

【超声表现】见图16-1。

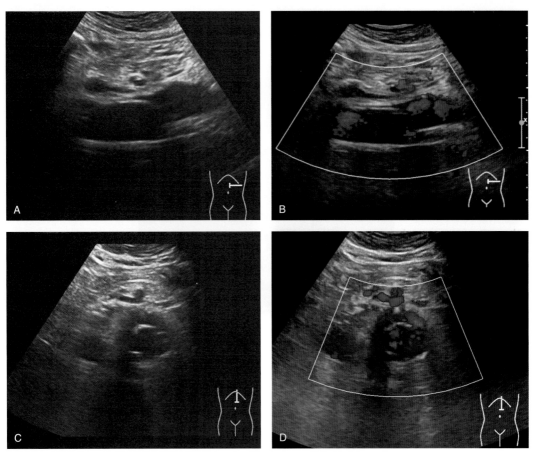

图 16-1　超声图像

腹主动脉纵切面超声图像可见支架局部受压变形,其前方可见一低回声腔隙(A);CDFI显示低回声腔隙位于腹主动脉瘤前壁与支架之间,内见红蓝相间的彩色血流信号;动态扫查可见血流部分来源于动脉瘤前壁的动脉分支逆流(内漏Ⅱ型依据),部分来自支架外溢(内漏Ⅲ型依据),自前壁裂隙流向瘤腔(B);腹主动脉横切面同样可见支架局部有变形,其前方可见一低回声腔隙(C);CDFI显示低回声腔隙内有朝向探头方向的红色血流信号,提示支架内血流外溢(D,内漏Ⅲ型依据)。

【超声诊断】腹主动脉瘤腔内修复术后内漏,Ⅱ型合并Ⅲ型。

【超声诊断依据】腹主动脉瘤腔内支架局部受压变形,其前方可见一低回声腔隙,CDFI内可探及朝向探头的红色血流信号,提示是支架内血流外溢。

【其他影像学检查】CTA检查见图16-2。

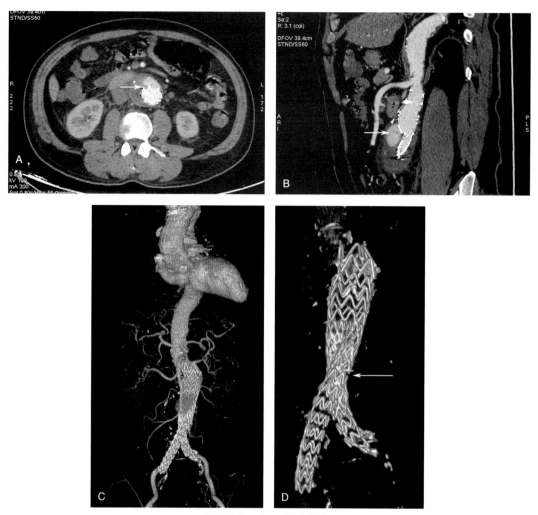

图 16-2 CTA 检查图像

CTA 腹部横断面与矢状面显示支架与动脉瘤前壁之间可见云雾状造影剂图像,强度低于血管腔内
(A、B,白箭头);三维重建显示支架前方瘤腔造影剂溢出,支架的左侧有断裂(C、D,白箭头)。

【点评】随着腹主动脉瘤(AAA)腔内修复术(EVAR)技术的成熟及移植物的改进,目前腔内修复术已成为腔内治疗腹主动脉瘤的首选方法,而腔内修复术后并发症如内漏、支架移位、支架狭窄或血栓形成及远端动脉栓塞等也引起越来越多的关注。内漏是腔内修复术后最常见的并发症之一,可使动脉瘤增大,如不及时治疗,最终会导致动脉瘤破裂。CTA 是传统的腔内修复术后随访手段,但具有电离辐射,且检查费用较高。近年来较多学者将超声用于腔内修复术后随访。

内漏是指移植物植入后仍有血液持续流入被封闭的动脉瘤囊内,提示未能完全将动脉瘤隔绝于主动脉循环之外。内漏可分为以下 5 种类型:

Ⅰ型内漏指由于近段或远段锚定区封闭失败导致血流进入瘤腔。Ⅰ型内漏引起的瘤腔内压力较高,容易导致瘤体破裂。

Ⅱ型内漏指通过分支动脉(如腰动脉、肠系膜下动脉、髂内动脉和副肾动脉等)返血进入瘤腔,发生率约 20%~40%。

Ⅲ型内漏指来自支架血管的破损或移植物接口。

Ⅳ型内漏指由于移植物通透性不良引起的血液渗漏。

此外,还发现部分病人 EVAR 术后瘤腔持续增大,但常规 CT 扫描未发现明显的内漏,有研究称其为内张力,即Ⅴ型内漏。

彩色多普勒超声可检查腹主动脉瘤的瘤体大小、瘤体成分及移植物形态。CDFI 可观察管腔移植物内血流是否通畅,有无异常血流,并可依据异常血流起源(可从 CDFI 的颜色来判断血流方向,从而推断其来源)确定内漏部位并进行分型。与 CT 增强检查相比,超声检查具有无创简便、可实时显示,并可反复观察的特点,在筛查和随访中优势明显;但对某些肥胖及肠道积气的患者显示差,受超声检查者技术水平影响较大,容易漏诊。本例腔内修复术后内漏并发症就是先经彩色多普勒超声检查有所发现,并从血流的方向上判断既有来自腹主动脉分支的反流,又有支架内来源的血流,从而判断为腹主动脉瘤腔内修复术后内漏,Ⅱ型合并Ⅲ型。其诊断进一步得到 CTA 的证实。但超声难以判断支架是否断裂,且易受腹部肠管积气的干扰;CTA 三维重建图像整体观好,对支架的显示也很直观,但不能判断内漏血流的来源和方向,因此,对于腹主动脉瘤及腔内修复术后内漏,应将彩色多普勒超声与CTA 进行结合以作出准确分型,为临床治疗决策提供参考依据。

病例 17

【病史】患者,男性,73 岁,腹主动脉瘤腔内修复术后 1 月余。既往患者 1 月余前因发现腹部搏动性肿块进行性增大,CT 提示腹主动脉瘤,于本院行"肾周腹主动脉瘤腔内修复术 + 肾动脉开窗术 + 腹主动脉瘤栓塞术"。

【超声表现】腹主动脉、双侧髂总动脉腔内见强回声支架、部分节段支架后方声影,导致支架内血流显示不清,余节段支架内均血流通畅。腹主动脉瘤体大小 3.8cm(前后径)×4.2cm(横径)。腹主动脉支架中下段支架旁见梭形无回声区,厚度约 0.7cm;彩色多普勒超声见动脉血流信号,PSV 17.7cm/s,呈双向高阻血流频谱。左肾动脉起始段内径 0.6cm,PSV 63cm/s,RI 0.60,左肾肾门血流充盈良好;右肾动脉起始段未见血流信号,狭窄率 100%,右肾血流稀少。超声造影示腹主动脉支架中下段支架旁见梭形增强区,厚度约 0.8cm(图 17-1)。

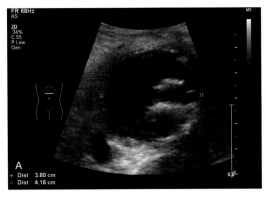
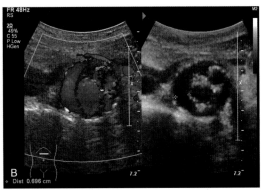

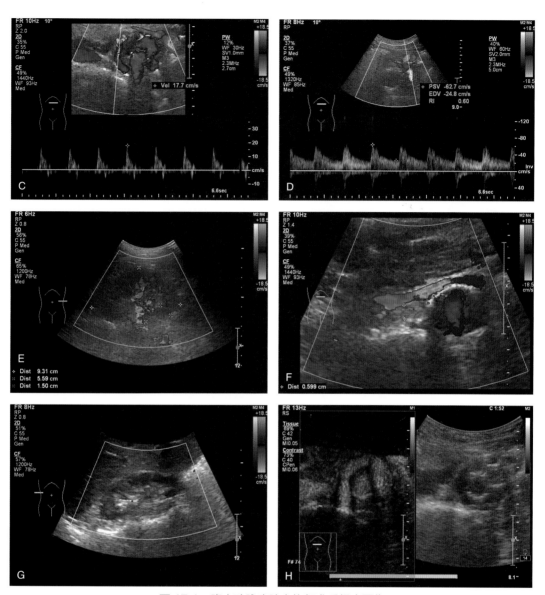

图 17-1　腹主动脉瘤腔内修复术后超声图像

二维灰阶超声示原腹主动脉腔内见强回声支架,支架中下段支架旁见梭形无回声区(A);彩色多普勒超声示无回声区探及血流信号(B);脉冲多普勒超声探及双向高阻血流频谱(C);脉冲多普勒超声示左肾动脉起始段流速正常(D);彩色多普勒超声示左肾肾门血流充盈良好(E);彩色多普勒超声示右肾动脉起始段未见血流信号,右肾血流稀少(F、G);超声造影示腹主动脉支架中下段支架旁见梭形增强区(H)。

【超声诊断】腹主动脉瘤腔内修复术后,原腹主动脉瘤内支架外见异常增强区,考虑内漏,建议密切复查或行 CTA。右肾动脉闭塞,左肾动脉血流通畅。

【超声诊断依据】原腹主动脉瘤体内见强回声支架,支架内血流通畅。超声造影显示支架外可见增强信号。左肾动脉起始段及左肾血流充盈良好,右肾动脉起始段未见血流信号,右肾血流稀少。

【其他影像学检查】腹部 CTA:腹主动脉瘤腔内修复术后,自肠系膜上动脉水平至双侧髂总动脉金属支架在位,支架外瘤腔有较多量造影剂充盈,提示术后内漏;右肾动脉闭塞伴右肾萎缩(图 17-2)。

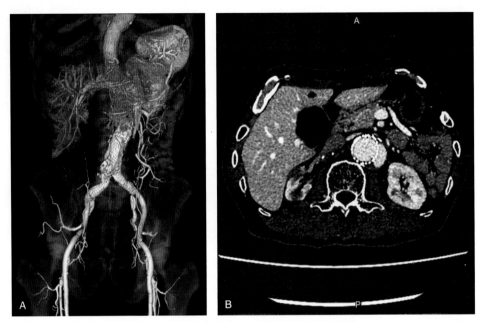

图 17-2　腹主动脉瘤腔内修复术后 CTA 图像

A. 自肠系膜上动脉水平至双侧髂总动脉见金属支架;B. 右肾萎缩,支架外瘤腔有较多量造影剂充盈。

【点评】腹主动脉瘤腔内修复术中,开窗支架、分支支架或烟囱技术被用于保护肾动脉、肠系膜上动脉等分支动脉的通畅。开窗技术是指在覆膜支架上开放一个窗口,支架开窗部位与动脉分支的开口紧密贴合,使血流可经过窗口进入分支血管,保证分支血管的通畅性。本例中,开窗技术被用于保留肾动脉血供。术后超声检查是评估手术疗效的重要方法,可用于检查分支动脉的通畅情况和术后瘤腔内的血流情况。其中,超声造影能更清楚地显示支架内血流充盈情况及瘤体内支架外是否有造影剂渗漏,且对追溯血流来源具有优势,有助于内漏分型。对于此类患者,超声检查应注意肾动脉起始段血流是否通畅及双肾血流情况。

病例 18

【病史】患者,男性,59 岁,腹主动脉瘤腔内修复术后 1 年余,返院复查。

【超声表现】原腹主动脉瘤体内见强回声支架,支架内血流通畅,PSV=137cm/s。瘤体大小 6.6cm(前后径)× 6.3cm(横径)。瘤体内支架旁见低回声区,其内伴少许无回声区,彩色多普勒超声可见无回声区有血流信号充盈。频谱多普勒超声可在瘤体内支架后方探及双期双向血流频谱,PSV 20cm/s(图 18-1)。

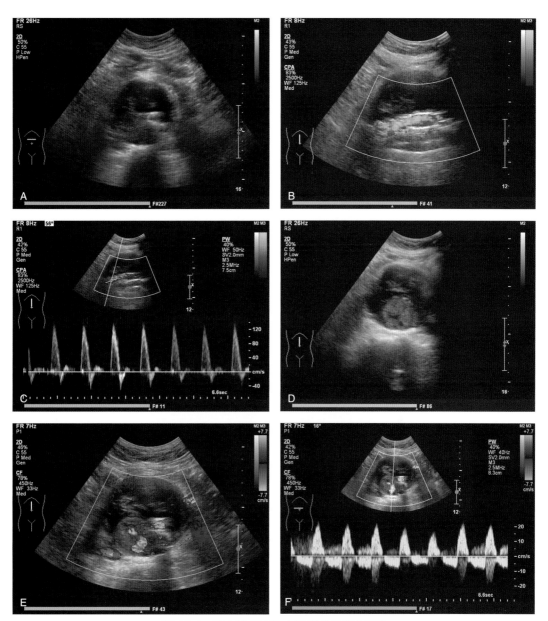

图 18-1　腹主动脉瘤腔内修复术后超声图像

二维灰阶超声示原腹主动脉瘤体内见强回声支架（A）；多普勒超声示支架内血流通畅（B、C）；二维灰阶超声示瘤体内支架旁见低回声区，其内伴少许无回声区（D）；彩色多普勒超声示无回声区有血流信号充盈（E）；脉冲多普勒超声示瘤体内支架后方探及双期双向血流频谱（F）。

【超声诊断】腹主动脉瘤腔内修复术后：支架内及近远端血流通畅；支架外可见内漏。

【超声诊断依据】二维灰阶超声示原腹主动脉瘤体内见强回声支架。多普勒超声在瘤体内支架外局部示异常血流信号，可探及双期双向血流频谱，支架内血流通畅。

【其他影像学检查】腹部 CTA 提示腹主动脉及双侧髂总动脉内见支架影，支架外见低密度区。支架内造影剂充盈良好，瘤腔内支架后方可见少量高密度造影剂漏出（图 18-2）。

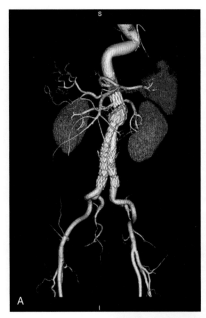
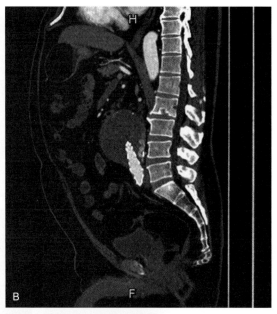
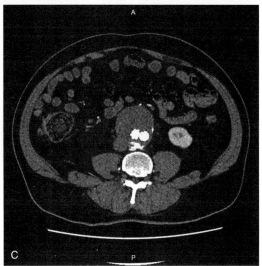

图 18-2 腹主动脉瘤腔内修复术后 CTA 图像

CTA 三维影像示腹主动脉、双侧髂总动脉内见支架影（A）；
瘤腔内、支架后方可见少量高密度造影剂漏出（B、C）。

【点评】腹主动脉瘤腔内修复术是治疗腹主动脉瘤的首选方法。该手术经非治疗动脉入路，在数字减影血管造影（DSA）下通过介入技术将支架置于腹主动脉瘤的适当位置，使血流经支架内通过，隔绝瘤腔血流，减少血流对原血管壁的冲击，从而降低动脉瘤增大进而破裂的风险。其常见的并发症有内漏、支架移位、支架血栓形成或狭窄、动脉瘤继续增大、感染、破裂等。术后超声随访应注意测量动脉瘤体大小、支架位置、支架内血流是否通畅（是否存在狭窄或闭塞）、瘤体内支架外是否有额外的血流信号（内漏）。

内漏是指腔内修复术后血管腔内支架外的动脉瘤囊内存在血流流入，约 1/3 的腔内修复术后患者会出现内漏。大约一半患者的内漏可自行消退，不需再次介入。不同类型的内漏处理方法不同,内漏分型参见病例16。内漏在超声上的主要表现有:二维灰阶超声显示在瘤体内支架外可见低回声区,其内见回声区;彩色多普勒超声显示无回声区可见红蓝相间血流信号;脉冲多普勒超声可探及双期双向血流频谱。根据血流信号的来源可对内漏进行分型。

病例 19

【病史】患者,男性,83岁,腹主动脉瘤腔内修复术后3月余,返院复查,无特殊不适。既往患者3月余前因胸闷于本院行CT检查发现"腹主动脉真性动脉瘤,瘤腔内附壁血栓形成"。患者遂行"腹主动脉瘤腔内修复术"。

【超声表现】原腹主动脉瘤体内见强回声支架,瘤体大小6.2cm(前后径)×6.3cm(横径),支架内及支架近远端铆钉区均血流通畅。瘤体内支架外局部见低-无回声区,彩色多普勒超声可见异常血流信号,范围约1.4cm×1.4cm。脉冲多普勒超声探及双期双向血流频谱,PSV=96cm/s。能量多普勒超声显示异常血流信号与肠系膜下动脉相交通(图19-1)。

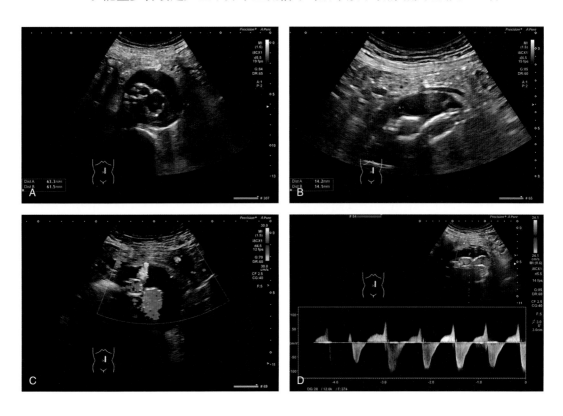

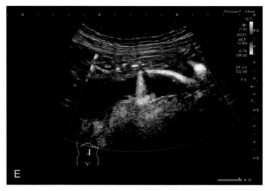

图 19-1　腹主动脉瘤腔内修复术后超声图像

二维灰阶超声示原腹主动脉瘤体内见强回声支架,瘤体内支架外局部见低 - 无回声区(A、B);彩色多普勒超声示瘤体内支架外可见异常血流信号(C);脉冲多普勒超声探及双期双向血流频谱(D);能量多普勒超声示异常血流信号与肠系膜下动脉相交通(E)。

【超声诊断】腹主动脉瘤腔内修复术后,瘤体内支架外见内漏(Ⅱ型),考虑来源于肠系膜下动脉属支。支架内及近远端血流通畅。

【超声诊断依据】二维灰阶超声示原腹主动脉瘤体内见强回声支架,支架内血流通畅。多普勒超声示瘤体内支架外局部可见异常血流信号,呈双期双向血流频谱,并与肠系膜下动脉相交通。

【点评】腔内修复术是治疗腹主动脉瘤的常用方法。超声检查在术后的随访中具有重要的意义。术后超声随访应注意以下几点:①动脉瘤体大小的测量。随访应测量动脉瘤体的大小变化,判断修复效果。②支架位置的检查。术后超声应检查支架的位置,确保支架没有移位。③支架内血流的检查。术后超声应检查支架内血流是否通畅、是否存在狭窄或闭塞。④内漏的检查。内漏是指血管腔内支架外的动脉瘤囊内存在血流流入。超声检查可探查瘤体内支架外是否有额外的血流信号(内漏)。不同类型的内漏处理方法不同。本病例为Ⅱ型内漏。Ⅱ型内漏是指血流从腹主动脉分支反流进入瘤腔,常见的动脉有肠系膜下动脉、腰动脉等。Ⅱ型内漏是最常见的内漏类型,通常会自行消退,其造成动脉瘤破裂的风险很低(<1%)。Ⅱ型内漏的患者在随访过程中,瘤体增大≥1cm 时需考虑再次介入治疗。超声检查在术后随访中是一种安全、无创、简便、可重复性好的方法,可以及时发现术后并发症和瘤体变化,为治疗方案的调整提供参考。

病例 20

【病史】患者,男性,68 岁,腹主动脉瘤腔内修复术后 3 月余,无特殊不适,返院复查。既往患者 3 月余前因体检 CT 发现腹主动脉下段动脉瘤合并附壁血栓形成及左肾动脉近段重度狭窄、右肾动脉开口重度狭窄,于本院行腹主动脉瘤腔内修复术 + 双肾动脉烟囱支架植入术 + 左肾动脉狭窄球囊扩张成形术。

【超声表现】原腹主动脉瘤体内见强回声支架,瘤体大小4.5cm(前后径)×5.0cm(横径),支架内及近远端铆钉区均血流通畅。瘤体内支架外局部多普勒超声可见异常血流信号,范围约1.3cm×1.0cm,呈双期双向血流频谱,PSV=260cm/s,异常血流与肠系膜下动脉属支相交通。双肾动脉支架显示不清(图20-1)。

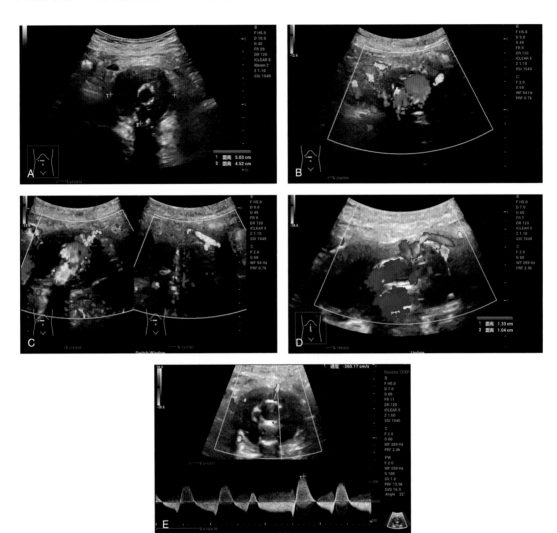

图20-1 腹主动脉瘤腔内修复术后超声图像

二维灰阶及彩色多普勒超声示原腹主动脉瘤体内见强回声支架,支架内血流通畅(A、B);彩色多普勒超声示瘤体内支架外局部可见异常血流信号,异常血流与肠系膜下动脉属支相交通(C、D);脉冲多普勒超声可探及双期双向血流频谱(E)。

【超声诊断】腹主动脉瘤腔内修复术后,瘤体较术前稍缩小,支架外见内漏(Ⅱ型),来源于肠系膜下动脉属支。支架内及近远端血流通畅。双肾动脉支架显示不清。

【超声诊断依据】二维灰阶超声显示原腹主动脉瘤体内见强回声支架,支架内血流通畅。瘤体内支架外局部多普勒超声可见异常血流信号,呈双期双向血流频谱,并与肠系膜下动脉属支相交通。

【点评】烟囱支架植入术是治疗腹主动脉瘤的一种介入手术方法,将直径较小的支架与主体支架并列置于主动脉腔内并延伸至血管分支内,从而保证分支血管的血供。然而,烟囱技术也存在一些并发症,如Ⅱ型内漏。Ⅱ型内漏是指血流从腹主动脉分支反流进入瘤腔,造成血液回流和压力增加,增加了瘤腔破裂的风险。Ⅱ型内漏通常会自行消退,其造成动脉瘤破裂的风险很低(<1%)。Ⅱ型内漏的患者在随访过程中,瘤体增大≥1cm时需考虑再次介入治疗。术后超声随访是评估烟囱技术治疗效果及并发症的重要方法之一。随访中需要注意观察烟囱支架内血流是否通畅及相应内脏器官的血供。尤其是对于无法直接观察到烟囱支架的患者,可通过观察烟囱支架远处靶器官的血供情况来协助临床评估。此外,超声检查还可以对Ⅱ型内漏进行分型及评估其严重程度,以指导临床处理。

病例 21

【病史】患者,男性,68 岁,破裂腹主动脉瘤腔内修复术后 1 周复查。既往 1 周前因腹痛于外院行 CT 检查提示"腹主动脉瘤破裂",遂转至本院行"破裂腹主动脉瘤腔内修复术 + 右肾烟囱支架植入术"。术中发现肾动脉开口水平至腹主动脉分叉处呈梭形瘤样扩张,累及主动脉长度约 24cm,瘤体最大横径约 8cm,瘤体中段左后侧壁可见约 1cm 管壁破口,造影剂外溢。左肾动脉不显影,右肾动脉开口紧邻瘤体上部。

【超声表现】见图 21-1。

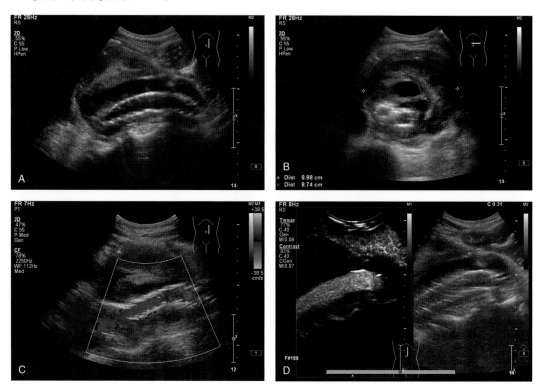

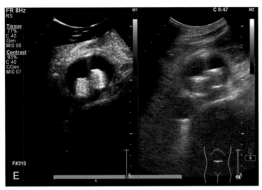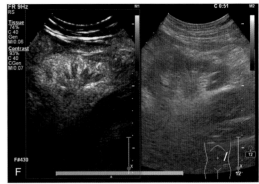
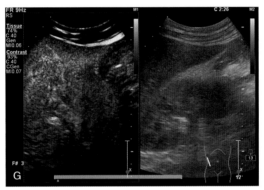

图 21-1　腹主动脉瘤腔内修复术后超声图像

二维灰阶超声示瘤体内见强回声支架,支架旁见低 - 无回声区(A、B);彩色多普勒超声示支架内血流通畅,瘤体内支架外未见异常血流信号(C);超声造影示支架内血流充盈良好,瘤体内支架外无增强(D、E);超声造影示双肾充盈良好(F、G)。

【超声诊断】腹主动脉瘤腔内修复术后,支架内及近远端血流通畅,支架外未见内漏。

【超声诊断依据】原腹主动脉瘤体内见强回声支架。超声造影显示支架内血流充盈良好,支架外未见增强信号。

【其他影像学检查】腹部 CTA:腹主动脉及双侧髂总动脉走行区可见金属支架影,病变周围可见血肿,范围约 9.4cm×8.9cm×13.8cm,未见造影剂外漏;右肾动脉支架血流通畅,但右肾血流灌注减低,左肾萎缩,左肾血流灌注减低(图 21-2)。

【点评】腔内修复术治疗近肾动脉腹主动脉瘤时需要选用开窗支架、分支支架或烟囱支架植入术来保留肾动脉血供。该患者术前发现腹主动脉瘤延伸至肾动脉水平,左肾动脉闭塞,遂行右肾烟囱支架植入术。烟囱支架植入术是指将直径较小的支架与主体支架并列置于主动脉腔内并延伸至血管分支内。术后的超声随访需要注意以下事项:①强回声的支架可能导致后方回声衰减、支架内血流信号显示不佳,此时可借助超声造影检查来更清楚地显示支架内血流充盈情况及瘤体内支架外是否有造影剂渗漏。②腹主动脉位置较深,超声扫查质量易受体型及肠道气体影响;超声扫查有时难以显示分支动脉及其内的烟囱支架,此时可观察烟囱支架远处靶器官的血供情况来协助临床评估。③超声造影不能同时显示双肾增强情况,需重复注射造影剂来观察双肾。仅通过肉眼观察增强程度难以准确对比双肾灌注情况,必要时可借助定量分析软件来测量双肾的灌注程度。对于超声难以评估烟囱支架血流情况的患者,可能需要 CTA 进一步检查。

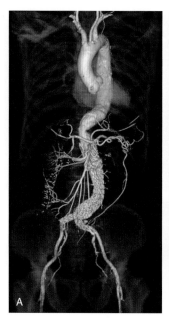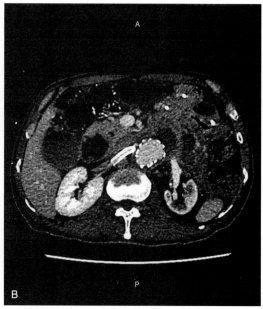

图 21-2　腹主动脉瘤腔内修复术后 CTA 图像

CTA 三维影像示腹主动脉及双侧髂总动脉走行区可见金属支架影（A）；
左肾萎缩，左肾血流灌注减低（B）。

病例 22

【病史】患者，男性，84 岁。于 2014 年因腹主动脉瘤行腹主动脉瘤腔内修复术，一直规律超声复查，二维超声提示腹主动脉瘤体略增大，患者无明显不适。2020 年 5 月超声造影复查时可见内漏，腹主动脉瘤尺寸较前增大；同期 CTA 检查可见腹主动脉支架植入术后内漏形成。由于患者出现腹胀症状，遂再次行腹主动脉支架植入术。2020 年 9 月行腹主动脉超声造影复查。既往史：患者有高血压病史及糖尿病病史多年，口服药物治疗。否认肝炎、结核、疟疾病史，否认心脏病、脑血管病等病史。

【体格检查】体温 36.4℃，脉搏 88 次 /min，呼吸 19 次 /min，血压 155/95mmHg。

【超声表现】2020 年 5 月彩色多普勒超声及超声造影见图 22-1。

2020 年 9 月彩色多普勒超声及超声造影见图 22-2。

【超声诊断】腹主动脉瘤腔内修复术后，支架内血流通畅；2020 年 5 月超声造影检查显示内漏形成，考虑Ⅰa 型内漏；2020 年 9 月超声造影检查显示为Ⅲ型内漏。

【超声诊断依据】Ⅰ型和Ⅲ型内漏血流与瘤腔直接相通，超声造影特征性表现为内漏与支架快速而持续的同步强化。Ⅱ型内漏超声造影表现为内漏显影明显滞后于支架，并可观察到内漏的流入及流出道。

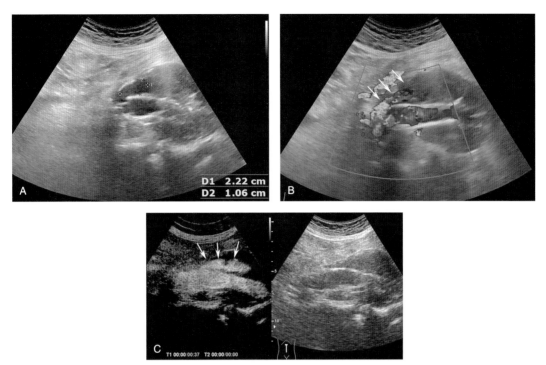

图 22-1　2020 年 5 月超声图像

二维超声显示支架近心端边缘处、支架外腹主动脉瘤体内见无回声区，大小约 2.2cm×1.1cm（A）；CDFI 显示腹主动脉管腔内可见血流束自支架近心端边缘进入支架外的瘤体（B）；超声造影显示造影剂从支架近心端边缘进入支架外瘤体（C）。

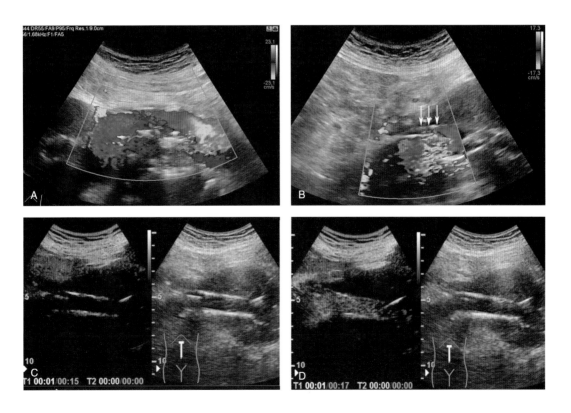

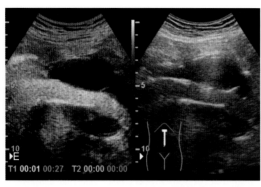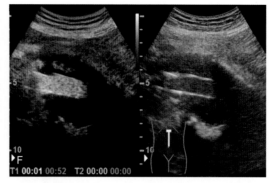

图 22-2 2020 年 9 月超声图像

CDFI 显示第一次置入的腹主动脉支架内血流通畅,未见花色血流信号(A);第二次置入的腹主动脉支架远端与第一次置入的腹主动脉支架近端连接处可探及一束纤细血流信号进入支架外瘤体(B);超声造影显示 15 秒时支架及支架连接处均无造影剂显示(C);17 秒时支架及支架连接处同时出现造影剂(D);27 秒时支架及支架连接处造影剂强度增加且强度一致(E);52 秒时其他角度显示支架连接处内漏(F)。

【其他影像学检查】2020 年 5 月 CTA 检查见图 22-3。

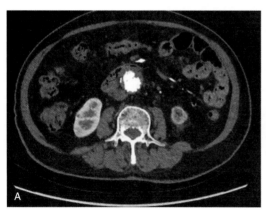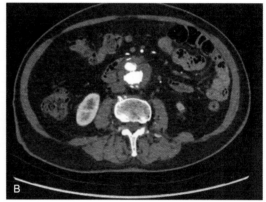

图 22-3 支架近端内漏位置 CTA 图像

造影剂自支架近端进入腹主动脉瘤腔内(A 和 B 图为不同平面)。

【点评】腹主动脉瘤是常见的血管外科重症疾病,多发于中老年男性患者。患者主要临床症状表现为腰痛、腹痛、腹部搏动性包块等,若不及时进行治疗而破裂,病死率高。超声在该疾病术前诊断及术后评估方面都具有明显优势。尤其是超声造影检查,能为腹主动脉瘤术后评估提供更多信息。腹主动脉瘤的主要治疗方法包括开放手术和腔内修复术两种,因后者创伤小、出血少、术后恢复较快,所以在临床应用得越来越广泛,但是其并发症中内漏的发生较为常见。而超声对于该类患者术后并发症的评估具有优势。腹主动脉瘤术后内漏见病例 16。

超声尤其是超声造影检查具有经济简便、实时、无辐射、无肾毒性、可重复性强的特点,对于腹主动脉瘤腔内修复术后内漏的检测起到了非常重要的作用。

病例 23

【病史】患者,男性,69 岁,2 年前因腹主动脉瘤行覆膜支架腔内隔绝术。4 个月前自觉触及左上腹包块,偶有搏动感,进行性增大,余无不适。

【实验室检查】D- 二聚体定量 3.158mg/L(升高),纤维蛋白(原)降解产物 21.05mg/L(升高),凝血酶 - 抗凝血酶复合物 11.8μg/L(升高),纤溶酶 - 抗纤溶酶复合物 0.981mg/L(升高)。

【超声表现】腹主动脉瘤支架术后,支架外瘤腔内见裂隙样无回声区及异常血流信号(图 23-1)。

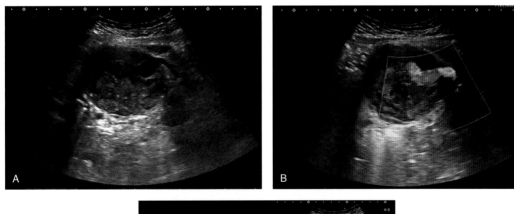

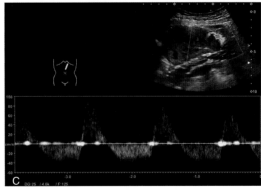

图 23-1 腹主动脉瘤支架术后内漏超声图像

二维灰阶超声示腹主动脉瘤支架术后,支架外瘤腔内见不规整裂隙样无回声区(A);彩色多普勒超声示腹主动脉瘤左前壁可见一细束血流进入支架外瘤腔内,与无回声区相连(B);频谱多普勒超声示血流频谱为双向频谱(C)。

超声造影表现:腹主动脉瘤支架术后,支架外瘤腔内见造影剂显影(图 23-2)。

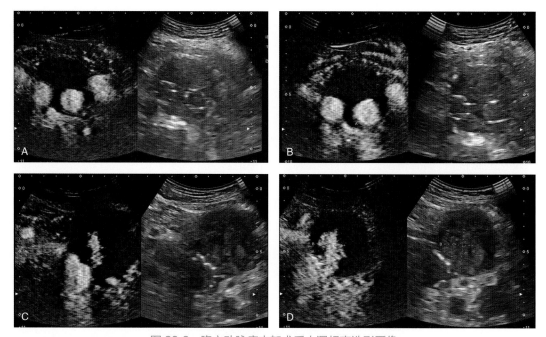

图 23-2　腹主动脉瘤支架术后内漏超声造影图像

超声造影示腹主动脉瘤支架术后,腹主动脉左前壁及后壁处见造影剂进入瘤体内(A、B);瘤体内造影剂
显影时间晚于腹主动脉支架内造影剂显影(C);瘤体内造影剂较大范围约 3.6cm×2.2cm(D)。

【超声诊断】腹主动脉瘤支架术后内漏(Ⅱ型,肠系膜下动脉或腰动脉来源可能)。

【超声诊断依据】腹主动脉瘤支架外瘤腔内见无回声区,内见血流信号充填;瘤体左前壁及后壁见细束血流与无回声区相连,内可探及双向频谱;超声造影可见造影剂较支架内延迟显像。

【手术记录】DSA:未见明确Ⅰ型和Ⅲ型内漏;延迟相见腹主动脉分叉上方一对腰动脉显影;超选入中结肠动脉,造影显示肠系膜下动脉显影,延迟相见造影剂逆流入瘤腔。弹簧圈栓塞肠系膜下动脉主干及前述腰动脉,再次造影显示有少许Ⅱ型内漏残留。

【术后超声造影】见图 23-3。

【点评】超声是腹主动脉瘤术后监测的首选成像方式。近年来,超声造影等新技术的广泛应用为腹主动脉瘤的术后评估提供了新思路。内漏是腹主动脉瘤支架术后最常见也是临床医师最为关注的并发症,不同分型的内漏临床处理措施不尽相同。对于存在内漏的患者,常规超声结合彩色及频谱多普勒超声可以实时动态、多角度地观察内漏情况,并对内漏进行分型。此外,大量前瞻性研究和 Meta 分析结果显示超声造影在内漏的检出和分型方面的优势可与 CTA 相媲美。对于腹主动脉瘤支架术后的患者,超声检查(尤其是联合超声造影检查)因其无创、无辐射、超声造影剂无肾毒性的特点,特别适用于老年人或肾功能不全患者术后并发症的监测。

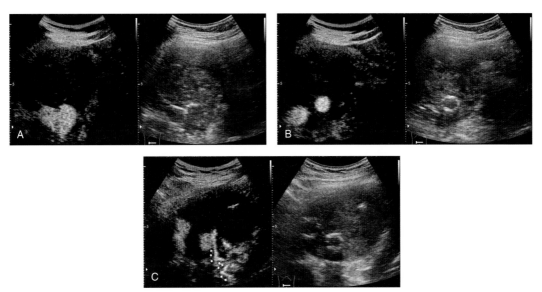

图 23-3　腹主动脉瘤支架内漏栓塞术后超声造影图像

超声造影示腹主动脉瘤支架内漏栓塞术后,原瘤体中上部内漏未见明确显示(A、B);
少许Ⅱ型内漏残留,考虑腰动脉来源(C)。

病例 24

【病史】患者,女性,77 岁。因"腹主动脉瘤腔内修复术后 5 月余,发现Ⅰa 型内漏 20 天"入院。患者于外院体检发现腹主动脉瘤,遂于当地医院行"腹主动脉瘤腔内修复术"(具体不详)。20 余天前,患者无明显诱因出现后背部及腹部隐痛,为持续性隐痛,无恶心呕吐,无便血,遂就诊于本院门诊。

【体格检查】生命体征正常;神志清楚,皮肤、巩膜无明显黄染,心肺未闻及明显异常;全腹软,腹部无膨隆,腹部可扪及搏动性包块,轻压痛、反跳痛,肠鸣音较弱。双侧股动脉、腘动脉及足背动脉搏动可扪及,双侧胫后动脉未扪及确切搏动。

【实验室检查】红细胞计数 3.23×10^{12}/L,血红蛋白 95g/L,血小板计数 156×10^9/L,白细胞计数 6.02×10^9/L,总胆红素 35.3μmol/L,直接胆红素 11.4μmol/L,丙氨酸转氨酶 14U/L,天冬氨酸转氨酶 23U/L,葡萄糖 6.51mmol/L,白蛋白 39.2g/L,尿素 6.3mmol/L,肌酐 37μmol/L。

【超声表现】

二维灰阶超声:腹主动脉走行正常,腹主动脉瘤大小约 4.7cm×5.3cm(前后径 × 左右径);腹主动脉、双侧髂总动脉内可见支架回声,呈倒"Y"形;支架管腔内无异常回声充填,支架外瘤腔内查见无回声区(图 24-1A、B)。

CDFI:支架内可见血流信号充盈,支架外的瘤腔内查见血流信号,来自支架近端与动脉壁之间,支架近端与动脉壁相距约 1.2cm(图 24-1C)。

脉冲多普勒超声：在支架与瘤壁之间探及双向动脉频谱。

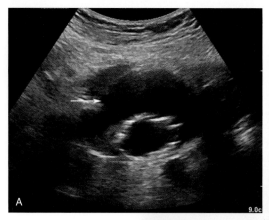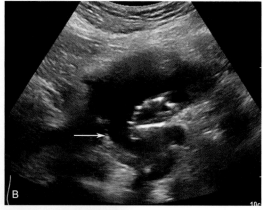

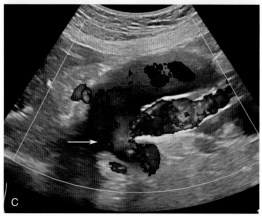

图 24-1　腹主动脉瘤腔内修复术后Ⅰa型内漏超声图像

二维灰阶超声显示支架外瘤腔内可见无回声区（A，箭头所示）；二维灰阶超声显示支架近端与动脉壁之间相距约1.2cm（B，箭头所示）；彩色多普勒超声显示支架外瘤腔内查见血流信号，来自支架近端与动脉壁之间（C，箭头所示）。

【超声诊断】腹主动脉瘤腔内修复术后（术后5月余）：支架血流通畅，Ⅰa型内漏。

【超声诊断依据】支架外瘤腔内查见血流信号，来自支架近端与动脉壁之间。

【其他影像学检查】CT示"腹主动脉瘤腔内修复后"，腹主动脉瘤累及双侧髂总动脉，肾动脉根部平面以下腹主动脉至双侧髂总动脉腔内见支架植入，支架内管腔通畅，瘤体上部分支架外见大量造影剂外漏（图24-2）。

【手术记录】患者于全身麻醉下行"腹主动脉瘤切除＋分叉型人工血管置换＋腹主动脉覆膜支架拆除＋腹主动脉、双侧髂总动

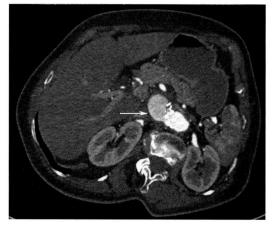

图 24-2　腹主动脉瘤腔内修复术后CT图像

腹主动脉内见支架植入，支架内管腔内可见造影剂显影，支架上部分管腔外见大量造影剂外漏（箭头所示）。

脉内膜切除术＋左肾静脉修补术"。纵行切开腹主动脉瘤瘤壁,其内可见大量附壁血栓,瘤颈极短,支架近端移位,取出支架后,用2-0丝线缝合腰动脉。术中用分叉型人工血管,人工血管近端与肾下腹主动脉行端端吻合,双侧人工血管远端与双侧髂总动脉分叉部行端端吻合后,恢复双侧髂动脉血流。

【点评】腹主动脉瘤腔内修复术后Ⅰa型内漏为支架近端与自体血管无法紧密贴合出现缝隙,血液从支架近端与动脉壁之间流入瘤腔内造成的内漏。Ⅰ型内漏出现的原因包括近端瘤颈较短、瘤颈成角、走行扭曲、形态不规则、瘤壁上大量动脉粥样硬化斑块形成等。精准评估瘤颈形态并选择尺寸恰当的移植物有助于预防Ⅰa型内漏。Ⅰ型内漏通常流速较快,彩色多普勒超声比较容易辨别。当瘤腔内有血流信号时需要寻找内漏来源,注意检查支架近端与动脉壁之间有无血流信号,排除Ⅰa型内漏。当超声造影检查发现Ⅰa型内漏时,瘤腔与支架几乎同时显影。本病例超声显示支架近端与动脉壁之间可见血流信号,诊断为Ⅰa型内漏,Ⅰa型内漏有发生腹主动脉瘤破裂的风险,应积极治疗。

病例 25

【病史】患者,女性,62岁。因"腹主动脉瘤腔内修复术后4年余,发现Ⅰb型内漏2周余"入院。患者4年前因体检发现腹主动脉瘤,于本院行腹主动脉瘤腔内修复术,手术顺利,术后动态复查可,未见支架内狭窄、闭塞及移位等情况。2余周前无明显诱因发现腹部一搏动性硬肿物,来本院门诊行彩色多普勒超声检查示腹主动脉瘤腔内修复术后(术后4年余),支架血流通畅,瘤体较1年前复查时长大,结合超声造影考虑Ⅰb型内漏(血流从右侧髂总动脉支架下缘与瘤壁之间进入瘤腔,腰动脉为出瘤腔血流)。患者为求进一步诊治入院。

【体格检查】生命体征正常;神志清楚,皮肤、巩膜无明显黄染,心肺未闻及明显异常;腹部微膨隆,下腹壁可见一长约15cm陈旧性手术瘢痕,腹壁未见曲张静脉,全腹软,无压痛及反跳痛,移动性浊音(-),肝脾肋下未触及,双肾未触及。双侧踝关节背伸可,双侧足背动脉、腘动脉可触及,四肢肌力及肌张力正常。

【实验室检查】红细胞计数 3.54×10^{12}/L,血红蛋白 108g/L,血小板计数 145×10^9/L,白细胞计数 5.78×10^9/L,总胆红素 11.5μmol/L,直接胆红素 3.4μmol/L,丙氨酸转氨酶 9U/L,天冬氨酸转氨酶 15U/L,葡萄糖 7.53mmol/L,白蛋白 37.2g/L,尿素 5.7mmol/L,肌酐 64μmol/L。

【超声表现】

二维灰阶超声:腹主动脉走行正常。腹主动脉瘤横切面大小 6.8cm×7.5cm(前后径×左右径),支架位于腹主动脉、双侧髂总动脉内,呈倒"Y"形。支架外瘤腔内查见无回声区范围约 5.5cm×3.0cm×8.7cm(图25-1A),右侧髂总动脉支架下缘与瘤壁之间可见无回声区,两者相距约0.4cm(图25-1B)。

CDFI:支架内可见血流信号充盈(图25-1C)。右侧髂支下缘可见血流信号从支架与瘤壁间进入瘤腔(图25-1D),腹主动脉瘤体下份左后方查见一支腰动脉,血流信号为出瘤腔方向。

超声造影：经周围静脉注射超声造影剂六氟化硫微泡 1.2ml 后支架内造影剂完全充盈，支架外瘤腔内可见造影剂充填（图 25-1E）；支架内与瘤腔内同时显影，可见造影剂来自右侧髂总动脉支架下缘与瘤壁之间（图 25-1F）。

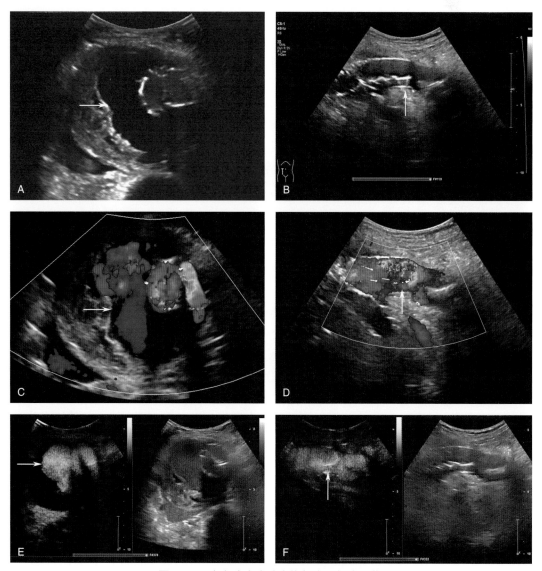

图 25-1　腹主动脉瘤腔内修复术后超声图像

二维灰阶超声显示支架外瘤腔内可见无回声区（A，箭头所示）；右侧髂总动脉支架下缘与瘤壁之间可见无回声区，两者相距约 0.4cm（B，箭头所示）；支架外瘤腔内可见血流信号（C，箭头所示）；右侧髂总动脉支架下缘与瘤壁之间可见血流信号（D，箭头所示）；支架外瘤腔内可见超声造影剂充填（E，箭头所示）；右侧髂总动脉支架下缘与瘤壁之间可见超声造影剂充填（F，箭头所示）。

【超声诊断】腹主动脉瘤腔内修复术后 4 年余，支架血流通畅，瘤体较 1 年前（6.6cm×6.3cm）大，Ⅰb 型内漏（血流从右侧髂总动脉支架下缘与瘤壁之间进入瘤腔，腰动脉为出瘤腔血流）。

【超声诊断依据】腔内修复术后,支架内可见血流信号充盈。支架外瘤腔内查见无回声区范围约 5.5cm×3.0cm×8.7cm,右侧髂支下缘可见血流信号从支架与瘤壁间进入腹主动脉瘤腔,腹主动脉瘤体下份左后方查见血流信号,来自腰动脉,为出瘤腔血流。超声造影显示支架外瘤腔内可见造影剂充填,支架内与瘤腔内同时显影,可见造影剂来自右侧髂总动脉支架下缘与瘤壁之间。

【其他影像学检查】CT增强示"腹主动脉瘤腔内修复术后",肾动脉根部平面以下腹主动脉至双侧髂总动脉腔内见支架植入,支架内管腔通畅,右侧髂总动脉周围见不规则造影剂影(图 25-2A、B):Ⅰb 型内漏?

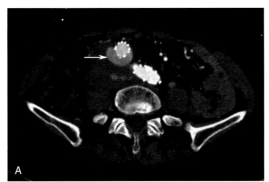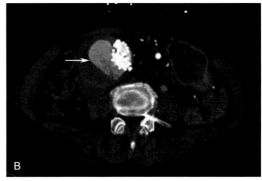

图 25-2 腹主动脉瘤腔内修复术后 CT 图像

腹主动脉及双侧髂总动脉内见支架植入,支架内管腔通畅,右侧髂总动脉周围见不规则造影剂影(A、B,箭头所示)。

【手术记录】患者在局部麻醉下行"腔内修复术后Ⅰ型内漏腔内修复、Ⅱ型内漏弹簧圈栓塞、右侧髂内动脉栓塞术"。术中见腹主动脉支架在位,瘤体最大截面约 7.2cm×6.6cm,内可见造影剂进入,瘤体中份可见Ⅱ型内漏;右侧髂动脉远端髂支可见造影剂经髂支远端进入,考虑Ⅰb 型内漏,右侧髂总动脉近分叉处约 2.0cm,右侧髂外动脉直径约 1.0cm。

【点评】腔内修复术后Ⅰb 型内漏指血液从支架远端与动脉壁之间流入瘤腔内导致的内漏。支架与瘤壁未紧密贴合及支架回缩等均可导致Ⅰb 型内漏。本病例Ⅰb 型内漏诊断明确,常规超声见瘤腔内有大片的无回声区,内见血流信号充盈,血流来自右侧髂总动脉支架下缘与髂总动脉壁之间,超声造影证实了血流的来源。Ⅰ型内漏导致瘤腔直接暴露在系统血压下,瘤腔内压力增高,瘤体可进一步增大并发生破裂,导致腔内修复术的失败,需要积极进行腔内修复或手术治疗,避免瘤体发生破裂。超声检查时,需要注意扫查支架远段与动脉壁之间有无血流信号。

病例 26

【病史】患者,男性,54岁,因"腹主动脉瘤腔内修复术后4年余,复查发现内漏1周"入院。患者于4年前因"腹主动脉瘤"于本院住院治疗,完善术前准备,遂行"腹主动脉瘤腔内修复术",手术顺利,出院后定时门诊复查随访。1 年前在本院行腹主动脉瘤术后超声检查提示腔内修复术后支架内血流信号通畅,Ⅱ型内漏(来自腰动脉),腹主动脉瘤体未见明显长大,未予特殊治疗,后定期随访。1 周前再次就诊于本院门诊,超声检查提示腔内修复术后Ⅱ型内漏(来自腰动脉),瘤体较上次检查时长大,现为进一步诊治来本院。

【体格检查】生命体征正常;神志清楚,皮肤、巩膜无明显黄染,心肺未闻及明显异常;腹部饱满,全腹软,无压痛及反跳痛,腹部未扪及包块,肝脾肋下未触及,双肾未触及,移动性浊音阴性,肠鸣音正常,双侧桡动脉及足背动脉搏动对称、搏动可,四肢肌力及肌张力正常,四肢关节活动度可。

【实验室检查】血细胞分析(五分类):红细胞计数 4.62×10^{12}/L,血红蛋白 135g/L,血小板计数 163×10^9/L,白细胞计数 3.54×10^9/L,总胆红素 5.7μmol/L,直接胆红素 2.2μmol/L,丙氨酸转氨酶 13U/L,天冬氨酸转氨酶 17U/L,葡萄糖 4.35mmol/L,白蛋白 45.2g/L,尿素 6.6mmol/L,肌酐 75μmol/L。

【超声表现】
二维灰阶超声:腹主动脉走行正常,瘤体大小 6.8cm × 6.0cm(前后径 × 左右径);支架位于腹主动脉、双侧髂总动脉内。支架管腔内无弱回声充填,支架外瘤腔内可见无回声区(图 26-1A)。

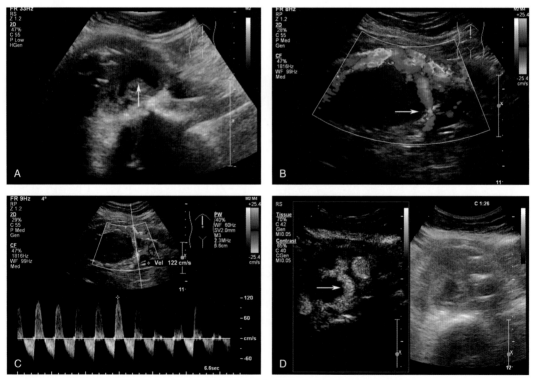

图 26-1　腹主动脉瘤腔内支架修复术后Ⅱ型内漏超声图像

二维灰阶超声显示支架外瘤腔内查见无回声区(A 箭头所示);彩色多普勒超声显示瘤腔内血流信号来自后方腰动脉(B 箭头所示);频谱多普勒超声显示腰动脉可探及双期双向血流频谱,进入瘤腔血流速度约 122cm/s,出瘤腔血流速度约 60cm/s(C);超声造影显示支架外瘤腔内可见造影剂充填,造影剂来自后方腰动脉(D 箭头所示)。

CDFI：支架内可见血流信号充盈；支架外瘤腔内查见血流信号，来自后方腰动脉（图26-1B）。

脉冲多普勒超声：腰动脉可探及双期双向（往-返）血流频谱，进入瘤腔方向血流速度122cm/s，出瘤腔方向血流速度约60cm/s（图26-1C）。

超声造影：注射超声造影剂六氟化硫微泡1.2ml后，支架内造影剂完全充盈，支架外瘤腔内可见造影剂充填，瘤腔较支架延迟显影，可见造影剂来自后方腰动脉（图26-1D）。

【超声诊断】腹主动脉瘤腔内修复术后（术后4年余），支架内血流通畅，Ⅱ型内漏（来自腰动脉），瘤体较上次检查稍长大。

【超声诊断依据】腹主动脉瘤大小6.8cm×6.0cm（前后径 × 左右径）；腹主动脉内可见支架回声，支架管腔内无弱回声充填，支架内可见血流信号充盈；支架外瘤腔内查见无回声区。CDFI：瘤腔内查见血流信号，来自支架后方腰动脉。脉冲多普勒：腰动脉可探及双期双向血流频谱，进入瘤腔方向血流速度约122cm/s，出瘤腔方向血流速度约60cm/s。

【其他影像学检查】CT腹部血管增强图像：腹主动脉、双侧髂总动脉内见支架影，支架通畅；腹主动脉下段至双侧髂总动脉分叉处周围见偏心性等密度影，增强扫描内见散在斑片状强化（图26-2）。

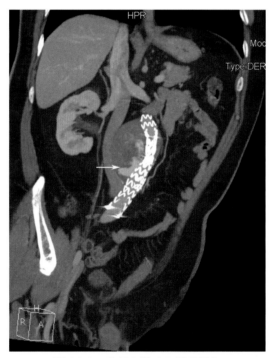

图 26-2　腹部血管 CT 增强图像

腹主动脉下段至双侧髂总动脉分叉处周围见偏心性等密度影，增强扫描内见散在斑片状强化（箭头所示）。

【手术记录】患者在局部麻醉下行"腹主动脉＋Ⅱ型内漏弹簧圈栓塞术"，术中见双肾动脉显影良好，近端未见内漏，支架内血流通畅；双侧髂外动脉显影良好。右侧髂内动脉分支经腰升动脉分支反流入瘤腔形成Ⅱ型内漏。经右侧股动脉鞘管，配合微导丝、微导管超声进入右侧髂内动脉分支反流入腰升动脉主干内，选用4mm弹簧圈全程栓塞该反流动脉。复查造影见支架内血流通畅,未见内漏,双侧髂外动脉、左侧髂内动脉显影良好,Ⅱ型内漏栓塞成功。

【点评】腹主动脉瘤(AAA)腔内修复术是一种微创的治疗方法,应用覆膜的支架对肾动脉水平以下的腹主动脉瘤实施腔内隔绝,术后支架与瘤壁之间的瘤腔内血栓形成,支架成为腹主动脉血流的有效通道。

腔内修复术后超声评估内容如下所示:

(1)瘤体大小:将术前或术后第一次检查作为基线数据,瘤体较基线数据大 5mm 以上,则判定为瘤体长大。若瘤体长大,则腹主动脉瘤依然有破裂的危险。

(2)有无内漏及内漏分型,见病例 16。

(3)支架是否通畅,观察支架内是否有血栓形成。

(4)支架有无移位。腹膜支架上移可覆盖肾动脉开口,导致肾动脉狭窄或者闭塞;分叉支架上移或者回缩至瘤腔可导致Ⅰ型内漏。

Ⅱ型内漏是最常见的内漏,可持续存在,持续的内漏可使瘤体长大,瘤体有破裂的风险。Ⅱ型内漏常规超声探及瘤腔内出现无回声区,往往提示瘤腔内有流动的血液;内漏供血动脉往往也是引流动脉,因此通常可探及双向血流频谱或往 - 返型血流频谱。对于高流速的内漏,常规超声探测较为容易,但对于低流速的内漏,常规超声很难显示。超声造影有助于评估低流速的内漏,因此,当瘤体长大常规超声未探及内漏时,需要做超声造影检查。超声造影时Ⅱ型内漏瘤腔显影往往较支架延迟。本病例Ⅱ型内漏来源于腰动脉,入瘤腔及出瘤腔方向速度均较快,腹主动脉瘤体也较上次检查时长大,应积极处理。对于流速较低的Ⅱ型内漏,瘤腔没有明显长大时,可随访观察,部分低流速Ⅱ型内漏可自愈,如果瘤体明显长大则需要手术处理。

病例 27

【病史】患者,男性,84 岁,腹主动脉瘤腔内修复术后 5 年,返院复查。
【超声表现】见图 27-1。

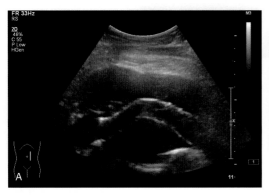
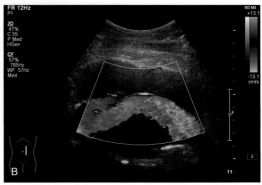

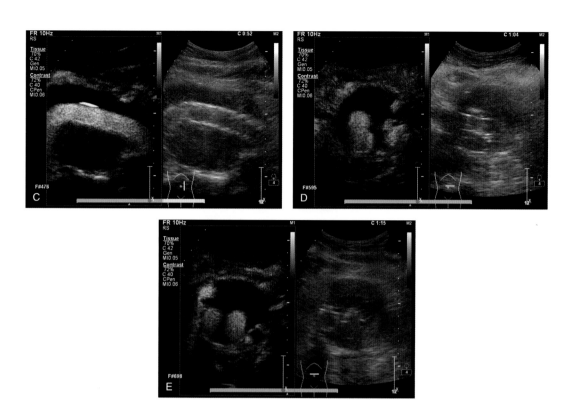
图 27-1　腹主动脉、右侧髂总动脉夹层超声图像

纵切面二维灰阶超声（A）原腹主动脉瘤体内见支架回声；CDFI（B）支架内血流通畅；超声造影（C）支架内充盈良好；超声造影（D、E）瘤体内左侧壁、右侧壁、后壁旁可见散在不规则高增强灶。

【超声诊断】腔内修复术后，原腹主动脉瘤体内见高增强灶，考虑Ⅱ型内漏。支架内血流通畅，未见狭窄或闭塞。

【超声诊断依据】瘤体内支架外出现增强灶，增强灶贴近管壁，与支架不相通。

【点评】腹主动脉瘤腔内修复术是治疗腹主动脉瘤的重要手段。超声检查在术后的随访中具有重要的意义。术后超声随访应注意事项见病例 19。超声检查可探查支架外瘤体内是否有额外的血流信号（内漏）。不同类型的内漏处理方法不同。本病例为Ⅱ型内漏。Ⅱ型内漏是指血流从腹主动脉分支反流进入瘤腔，常累及的动脉有肠系膜下动脉、腰动脉等。腔内修复术后，强回声的支架可能导致后方回声衰减、支架内血流信号显示不佳，这时可借助超声造影检查。超声造影能更清楚地显示支架内血流充盈情况及瘤体内支架外是否有造影剂渗漏。对追踪内漏血流信号来源具有优势。

病例 28

【病史】患者，男性，76 岁，腹主动脉下段 - 双侧髂总动脉瘤支架植入术后。

【实验室检查】D- 二聚体 8.65mg/L（升高，参考范围 0~0.5mg/L），纤维蛋白原降解产物 34.78mg/L(升高,参考范围<5mg/L),纤维蛋白原定量测定 6.97g/L(升高,参考范围 2.0~4.0g/L),活化部分凝血活酶时间 56.6 秒(升高,参考范围 28.0~43.5 秒)。

【其他影像学检查】腹部 CTA 检查如图 28-1。CTA 提示腹主动脉下段 - 双侧髂总动脉瘤支架植入术后,右侧髂总动脉支架闭塞,腹壁侧支动脉开放。双肾动脉起始处狭窄,肠系膜下动脉开口处闭塞可能。

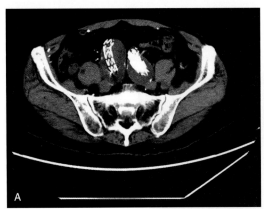 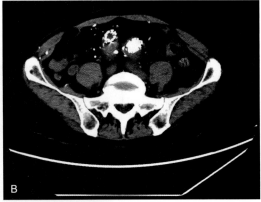

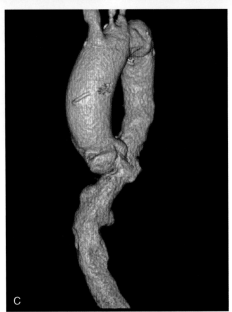

图 28-1　CTA 图像

腹主动脉下段 - 双侧髂总动脉瘤样扩张,附壁低密度斑块,未见异常强化,动脉内见支架植入(A);
左侧髂总动脉支架内通畅,右侧髂总动脉支架内、髂内、外动脉未见造影剂充盈(B、C)。

【超声表现】常规超声及超声造影检查结果如图 28-2。

【超声诊断】腹主动脉瘤多发,支架植入后;下部瘤体内漏(Ⅰ型),右侧支架内、右侧髂动脉及股动脉上部广泛血栓形成。

【超声诊断依据】内漏是指在放置腔内移植物后仍然持续有血流进入动脉瘤囊内。内漏共分五型,本病例可见下部瘤体 1 点方向局部微泡弥散,范围 0.8cm×0.5cm,同水平瘤体内侧可见动脉走行,符合Ⅱ型内漏。

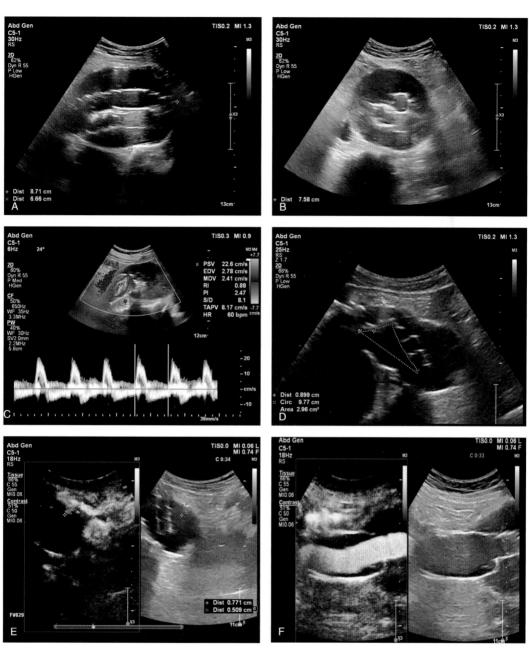

图 28-2　超声图像

腹主动脉下段瘤体回声,大小 8.7cm×7.6cm×6.7cm(A、B);腹主动脉流速减低,PSV 22.6cm/s,阻力指数 (RI)0.88(C);右侧髂总动脉、髂外动脉周围可见另一个瘤体回声 5.7cm×4.1cm×4.4cm,两者成角约 90°, 内部可见支架成角(D);后者内部下缘达髂外动脉,支架下方游离,管腔内部及支架周围充满低回声,未见 血流信号。超声造影时经患者左侧时正中静脉团注法推入六氟化硫微泡 1.0ml 一次、0.5ml 五次,生理盐水 10ml 冲管;超声造影后,可见下部瘤体 1 点方向局部微泡弥散,范围 0.8cm×0.5cm,同水平瘤体内侧可见动 脉走行(E);右侧支架及髂动脉、股总动脉内未见微泡进入,左侧支架通畅(F)。

【点评】腹主动脉瘤腔内修复术后,20%~50% 的患者会出现各型内漏。报道显示,因随访时长和影像学检测方法不同,内漏发生率存在差异。内漏可分为 Ⅰ~Ⅴ 型,各型内漏有不同的临床意义和治疗方法。某些类型的内漏会明显影响腔内修复术的短期和远期结局。Ⅰ型和Ⅲ型内漏应予以治疗,这点几乎没有分歧,但对 Ⅱ 型内漏的临床重要性仍有争议。目前关于治疗的最佳时机和方式还有争议。多数内漏可通过再放置支架或使用栓塞术得到有效处理,但有时须进行开放式手术修复。超声造影能动态监测缓慢出现的内漏,而 CTA 则有可能错过扫描期,超声造影能发现 CTA 不能发现的内漏。

病例 29

【病史】患者,女性,12 岁。间断腹痛 11 年,加重半年。患者近半年出现餐后腹痛并伴体重减轻。

【体格检查】体温 36.3℃,脉搏 90 次/min,呼吸 19 次/min,血压 110/60mmHg。全身皮肤黏膜未见黄染,双肺呼吸音清,心音可,律齐,未闻及杂音。腹软,无压痛、反跳痛,无肌抵抗,腹部未触及包块,移动性浊音(-)。肠鸣音正常,4 次/min。

【实验室检查】血常规及血生化未见明显异常。

【超声表现】二维灰阶超声:腹主动脉内径 13mm,腹腔干内径约 6.4mm,呼气末腹腔干动脉呈 "鱼钩状" 改变(图 29-1A)。CDFI:腹腔干动脉可见花色血流信号(图 29-1B)。频谱多普勒超声:平卧位平静时腹腔干血流速度(V_{max})252cm/s,吸气末 V_{max} 225cm/s,呼气末 V_{max} 309cm/s;站立位平静时腹腔干血流速度(V_{max})129cm/s,吸气末 V_{max}109cm/s,呼气末 V_{max}190cm/s(图 29-1C)。

【超声诊断】腹腔干管腔改变符合腹腔干压迫综合征。

【超声诊断依据】①患者腹腔干动脉狭窄,呈 "鱼钩状" 改变,且呼气末加重;②彩色多普勒显示狭窄处血流信号呈湍流样改变;③频谱多普勒可测得呼气末 PSV 增加,可达到 200cm/s 以上。

【其他影像学检查】腹主动脉 CTA 检查(图 29-2):腹腔干管腔欠规整伴起始处变细,且呈 "鱼钩状" 表现;其远端分支略粗,腹腔干直接发出肝右动脉,肝左动脉发出胃左动脉。综上,腹主动脉 CTA 检查及三维重建诊断:可疑腹腔干压迫综合征。

【手术记录】患者行腹腔镜正中弓状韧带松解术(主动脉缩窄矫治术+腹腔镜交感神经链切断术+广泛肠粘连松解术+腹腔引流术+脐整形术+任意皮瓣形成术)。术中找到腹主动脉及腹腔干,见其表面有纤维韧带样组织压迫,腹腔干起始部可见肿大淋巴结组织;离断纤维韧带样组织后,术中行超声检查见腹腔干流速较术前减慢。

【点评】本例患者为年轻女性,主诉近半年餐后腹痛并伴体重减轻,结合超声及 CT 表现,考虑为腹腔干压迫综合征(celiac artery compression syndrome),又称正中弓状韧带压迫综合征(median arcuate ligament syndrome,MALS)、Dunbar 综合征,是正中弓状韧带和膈脚的纤维附着物低位压迫腹腔干,造成上腹部疼痛、体重减轻等临床症候群,年轻女性常见,尤其好发于体瘦者。

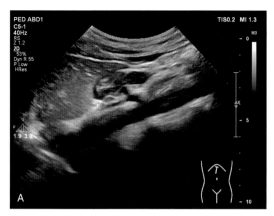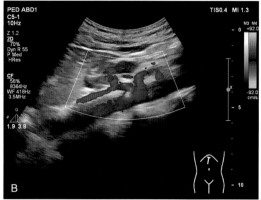

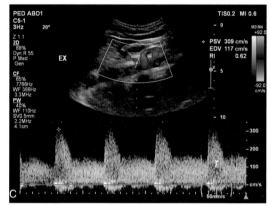

图 29-1　腹腔干压迫综合征超声图像

CDFI 于腹腔干起始处可见流速偏快。A. 起始处位置（箭头所示）；B. 腹腔干动脉可见花色血流信号；
C. 频谱多普勒超声显示呼气末血流速度为 309cm/s。

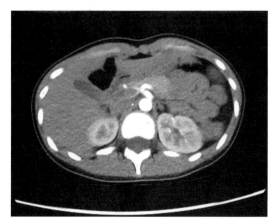

图 29-2　腹腔干压迫综合征 CTA 图像

腹腔干管腔欠规整伴起始处变细（红色箭头），呈"鱼钩状"表现。

对于怀疑腹腔干压迫综合征的患者，应该至少给予 2 种影像学检查，超声、DSA、CTA 或 MRA，可以更全面地了解腹腔干周围的解剖结构，有助于诊断和治疗。

治疗包括开放性韧带松解术和腹腔神经节切除术的手术治疗。手术可以使 85% 的患者症状快速消退。如果复发，可能需要使用血管内支架治疗。

病例 30

【病史】患者，女性，45 岁，身高 160cm，体重 48kg，发育正常，腹平坦，无腹壁静脉曲张，腹部柔软、无压痛、反跳痛，腹部无包块，肝脏、脾脏未触及，墨菲征（−），肾脏无叩击痛，移动性浊音（−），肠鸣音正常，无明显阳性体征。上腹部间断腹痛 1 年余，1 个月前无明显诱因出现上腹痛加重，进食后明显，休息后可缓解，伴恶心、嗳气，无呕吐。患者自行服用抗酸药治疗，效果不佳，来院就诊。

【超声表现】二维灰阶超声表现见图 30-1。CDFI 表现见图 30-2。频谱多普勒超声表现见图 30-3。

【超声诊断】腹腔干起始处局限性狭窄（重度），考虑可能为腹腔干压迫综合征。

【超声诊断依据】二维灰阶超声检查显示呼气末腹腔干起始处受压变窄，PSV>200cm/s，提示腹腔干狭窄。而吸气相脉冲多普勒流速明显降低，PSV 约 104.9cm/s。

【其他影像学检查】腹部动脉 CTA 三维重建（图 30-4）。

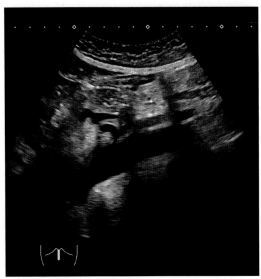

图 30-1　腹腔干二维灰阶超声图像

腹主动脉长轴二维灰阶超声显示呼气末腹腔干起始处局限性受压变窄，直径狭窄率约 78%，呈"鱼钩状"。

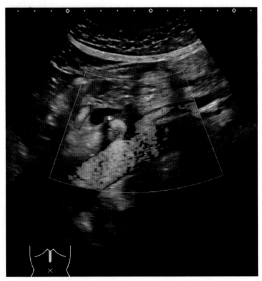

图 30-2　腹腔干 CDFI 超声图像

腹主动脉长轴 CDFI 显示腹腔干起始狭窄处血流束变细，狭窄处呈五彩镶嵌血流信号。

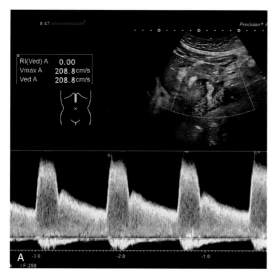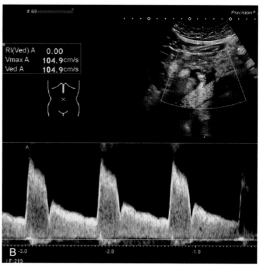

图 30-3　腹腔干脉冲多普勒超声图像

腹主动脉长轴脉冲多普勒超声图像（A、B）腹腔干起始处血流速度测定：呼气相脉冲多普勒流速增高（A），PSV 约 208.8cm/s；吸气相脉冲多普勒流速明显降低（B），PSV 约 104.9cm/s。

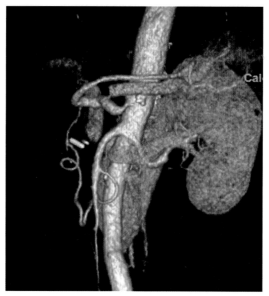

图 30-4　腹腔干 CTA 三维重建图

腹部动脉 CTA 三维重建显示腹腔干起始处呈"鱼钩状"改变，管腔重度狭窄。

【点评】腹腔干压迫综合征又称正中弓状韧带压迫综合征（MALS）、膈肌中脚压迫综合征、腹腔干受压综合征、Dunbar 综合征。正中弓状韧带构成膈肌的底部，在 T_{12} 水平左右膈脚汇入呈弓状的纤维，与椎体一起围成主动脉裂孔。这个纤维弓位于主动脉中段前面，其内有主动脉、胸导管、奇静脉通过。通常正中弓状韧带于腹腔干分叉点的上方直接接触腹主动脉。导致腹腔干压迫综合征的两种解剖基础是腹腔干起点较高或正中弓状韧带附着点较低。呼气时，腹主动脉及其分支上移，正中弓状韧带对腹腔干的压迫增加，腹腔干走行受压呈"鱼钩状",局部血流速度加快,血流频谱呈湍流;深吸气时腹主动脉上移,腹腔压迫减轻或解除,腹腔干的走行和血流基本正常。

正中弓状韧带或膈脚及神经组织等压迫腹腔干导致血流受限、相应脏器血供减少,从而引起餐后腹痛、呼气相增强的上腹部杂音、影像上腹腔干狭窄>75%的一组症候群,是慢性肠系膜缺血的病因之一。瘦长体型的女性多见,好发年龄20~40岁。典型症状主要表现为与饮食有关的间歇性上腹部疼痛,以钝痛为主,可伴有恶心、呕吐或腹泻等非特异性胃肠道症状,胸膝位明显,偶有上腹部血管杂音(深呼吸明显)。部分患者虽然有一定程度的腹腔干受压变窄,但并没有明显的临床症状。

需要特别注意的是,腹腔干压迫综合征是一种排除性诊断,应首先排除腹痛的其他常见疾病后才可以作出诊断。

病例 31

【病史】患者,男性,17岁,因"反复上腹部绞痛2月余"入院。患者于2个月前无明显诱因出现上腹部绞痛,与进食及运动无关,可自行缓解,频发,发作无规律。疼痛时无恶心呕吐、畏寒发热、胸闷气促、腹胀腹泻等症状。多次到本院及当地医院就诊,考虑腹腔干压迫综合征。1个月前在当地医院行球囊扩张治疗不成功。为进一步治疗到门诊就诊。

【实验室检查】血细胞分析(五分类):红细胞计数 5.15×10^{12}/L,血红蛋白154g/L,血小板计数 168×10^9/L,白细胞计数 5.19×10^9/L,中性粒细胞百分比68.7%,总胆红素12.7μmol/L,直接胆红素4.4μmol/L,丙氨酸转氨酶45U/L,天冬氨酸转氨酶16U/L,白蛋白47g/L,尿素4.0mmol/L,肌酐81mmol/L。

【超声表现】

术前经腹超声:①二维灰阶超声显示腹腔动脉起始段变细,远段扩张,走行扭曲,呈"鱼钩状";②CDFI显示"鱼钩状"的腹腔动脉内可见血流信号充盈,呼气时腹腔干起始段血流束粗约1.4mm(图31-1A),吸气时增粗,变平直(图31-1B);③频谱多普勒超声显示呼气时流速增快,PSV约400cm/s(图31-1C),吸气时流速减慢,PSV约183cm/s(图31-1D)。

术中超声:可见腹腔动脉起始段受正中弓状韧带压迫,管腔重度狭窄,狭窄后段扩张(图31-1E)。

【超声诊断】腹腔干压迫综合征。

【超声诊断依据】腹腔干起始段变细,呈"鱼钩状",呼气时流速明显增快,吸气时缓解。

【其他影像学检查】腹部血管三维重建:腹腔干压迫综合征(图31-2)。

【手术记录】

手术名称:腹腔镜下正中弓状韧带松解术。

手术发现:腹腔无积液,腹腔干与腹主动脉结合部前方被正中弓状韧带压迫,局部变细狭窄。术中CDFI显示狭窄部长约10mm,动脉内径<0.5mm,松解后狭窄部动脉内径达1.5mm。沿肝总动脉逐步解剖腹腔干、腹主动脉,离断腹腔干结合部上方肥厚的正中弓状

韧带、动脉鞘表面神经、淋巴管,打开血管鞘,再用超声探查,显示腹腔干受压处狭窄部有所缓解。

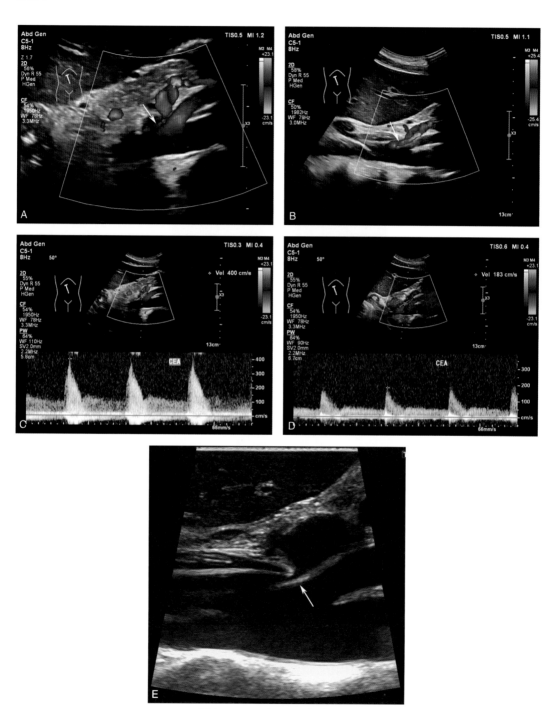

图 31-1　腹腔干受压超声图像

二维灰阶超声显示呼气时腹腔干起始段受压变细,呈"鱼钩状"(A 长箭头);CDFI 显示吸气时腹腔干起始段受压缓解(B 长箭头);频谱多普勒超声显示腹腔干起始段呼气时流速增快(C);频谱多普勒超声显示腹腔干起始段吸气时流速减慢(D);术中二维灰阶超声显示腹腔干受压变细(E 长箭头)。

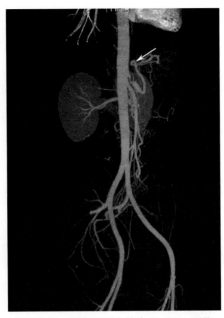

图 31-2　腹腔干压迫综合征 CTA 图像
腹腔干起始段受压变细,呈"鱼钩状"改变(箭头所示)。

【点评】腹腔干压迫综合征,又称正中弓状韧带压迫综合征(MALS),是正中弓状韧带压迫腹腔干导致其狭窄所致,发病率 1.7%~4.0%,好发于瘦长体型的青年女性。多数患者常无明显症状,部分患者可出现餐后上腹部疼痛、恶心、呕吐、体重减轻等临床症状。部分患者同时可见肾静脉受压综合征。

　　正中弓状韧带连接左右膈脚的纤维韧带,构成主动脉裂孔的前缘,通常位于腹腔干起始部上方,一般位于第 12 胸椎水平。腹腔干起源于腹主动脉的主要分支,位于第 11 胸椎～第 1 腰椎之间。受解剖位置的影响,腹腔干发出位置过高或正中弓状韧带过低均可能导致腹腔干受压。当正中弓状韧带位置靠下,压迫腹腔干时可造成不同程度的狭窄。此外腹腔干压迫综合征还受呼吸运动的影响,呼气时腹主动脉及其分支向头侧移动,正中弓状韧带对腹腔干的压迫会加重;而吸气时腹主动脉及其分支向尾侧移动,正中弓状韧带对腹腔干的压迫会减轻。正中弓状韧带压迫腹腔干可导致内脏缺血,但发生概率不高。这是因为腹腔干及肠系膜上动脉相交通,一旦腹腔干缺血,可与肠系膜上动脉建立侧支循环;腹腔神经节受压可引起交感痛觉神经纤维刺激和内脏血管的收缩,可导致腹部疼痛,本病例患者因疼痛就诊。目前诊断腹腔干压迫综合征的主要影像学方法包括 MRA、CTA、DSA、超声等。二维灰阶超声及彩色多普勒超声可实时、动态地观察腹腔干,深呼气时腹腔干受压变细,深吸气时受压缓解;频谱多普勒超声可评估腹腔干在深呼气时流速明显加快、深吸气时流速减低的血流动力学改变,简单方便、无放射损伤,是筛查腹腔干压迫综合征的首选影像学方法。本病例超声表现为腹腔干起始段变细,呈"鱼钩状",呼气时流速明显增快,吸气时缓解。术中超声清晰地显示腹腔干起始段受压。腹腔干压迫综合征是一种排除性诊断疾病,在排除其他脏器的疾病后,若患者为瘦长体型且出现长期慢性腹痛时应考虑是否有腹腔干压迫综合征可能。

病例 32

【病史】患者,女性,53 岁。因"右下腹不适 2 个月"在当地医院行彩色多普勒超声检查提示"阑尾炎",并行腹部 CT 增强检查发现肝动脉瘤和肝囊肿。既往有高血压病史 4 年,一直服用抗高血压药硝苯地平治疗。4 年前因腰椎间盘突出行手术治疗。否认糖尿病、外伤及输血等病史。体格检查无异常。

【实验室检查】血白细胞计数 7.17×10^9/L,红细胞计数 4.36×10^{12}/L,血小板计数 203×10^9/L。血总胆红素(TBIL)23.2μmol/L(升高,参考范围 3.4~20.5μmol/L),直接胆红素(DBIL)8.1μmol/L(升高,参考范围 0~6.8μmol/L),间接胆红素(IBIL)15.1μmol/L(升高,参考范围 0~13μmol/L)。

【超声表现】二维灰阶超声纵切面显示胰腺颈部下方可见一个类圆形弱回声区,其边界尚清,周边回声增强(图 32-1A)。横切面仔细扫查可见该弱回声区与肠系膜上动脉相通(图 32-1B)。

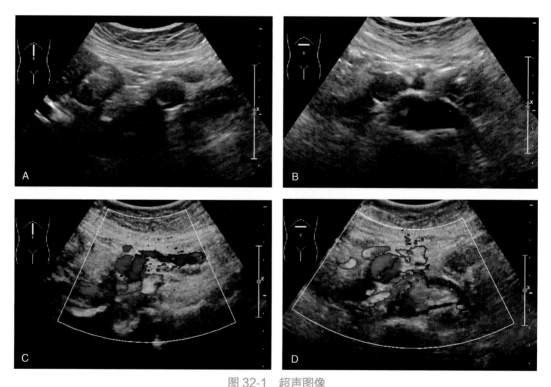

图 32-1 超声图像

A. 上腹部纵切面二维灰阶超声图像;B. 上腹部横切面二维灰阶超声图像;
C. 上腹部纵切面 CDFI 图像;D. 上腹部横切面 CDFI 图像。

CDFI：上腹部纵切面（图 32-1C）、上腹部横切面（图 32-1D）显示弱回声区内可见旋涡状血流信号，形似"太极图"，动态扫查可见旋涡状血流来自肠系膜上动脉。

【超声诊断】肠系膜上动脉分支动脉瘤。

【超声诊断依据】①病变为囊状，与肠系膜上动脉相连通；②病变部位显示"太极图"样彩色血流信号。

【其他影像学检查】CTA 及三维重建图像（图 32-2）表明，腹腔干与肠系膜上动脉共干，在共干的根部可见脾动脉、胃左动脉和肝固有动脉分出。该动脉瘤从肠系膜上动脉分支发出。

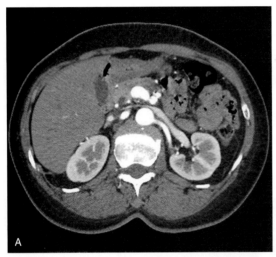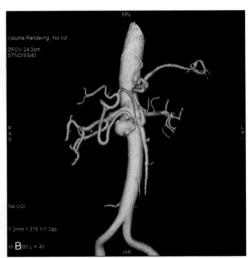

图 32-2　CTA 及三维重建图像

CTA 显示肠系膜动脉的右侧有一椭圆形异常增强区（A）；

CTA 三维重建显示肠系膜上动脉局部分支膨大呈瘤样（B）。

【点评】真性动脉瘤较少见于腹主动脉的分支动脉，如腹腔干及其分支（脾动脉、肝动脉）、肠系膜上动脉、肠系膜下动脉。其中以肠系膜上动脉瘤相对较多，其分支扩张也可形成分支动脉瘤，发病率约占内脏动脉瘤的 5.5%，男女发生率相等。

肠系膜动脉瘤的主要病因为感染，如真菌感染、细菌性心内膜炎，发病年龄多在 50 岁以下；次要病因为动脉硬化、中膜退行性变性、结节性动脉炎等，发病年龄多在 50 岁以上；此外，门静脉高压症、高血压、先天性动脉发育不良、外伤和医源性损伤等也为该病发生的原因，但临床少见。

患者可无特殊症状或仅表现为慢性肠道缺血症状，如腹部不适、进食后腹痛腹泻、食欲减退、便血、体重下降等。瘤体较大时，可触及腹部搏动性肿块，偶可闻及收缩期血管杂音。肠系膜上动脉瘤可因瘤腔内血栓形成、血栓脱落造成肠管缺血、坏死。如果动脉瘤破裂，可以出现腹痛、血压下降等休克表现。

熟悉动脉的解剖和走行是作出正确诊断的前提，二维超声可了解肠系膜上动脉瘤体大小和血流情况，但容易受肠腔内气体干扰，总体发现率不高，易被误诊为来自胰腺或其他上腹部器官的肿物，仔细分辨其图像细节非常重要。

CDFI 的正确使用对肠系膜上动脉瘤诊断和定性极为重要，一方面可以确定病灶内有无血流信号,是否血管来源;另一方面,根据其血流信号的颜色还可判断血流的方向,有利于确定病变的来源。但当动脉瘤周围纤维组织包绕,或瘤腔内血栓形成致使 CDFI 不能发现血流信号时,作出正确诊断还是十分困难的。频谱多普勒的流速曲线形态有利于判断血流来源是动脉还是静脉。

CTA 和 MRA 可以明确肠系膜动脉瘤的部位、形态、侧支循环情况。动脉瘤破裂时表现为肠系膜间血肿,肠管缺血时可表现为肠管扩张、积液、肠壁增厚等。CTA 三维重建技术对显示该类病变的空间位置关系具有显著优势,值得推广应用。动脉造影是诊断肠系膜动脉瘤的金标准,除可了解其形态、部位、大小、范围等外,还可评估肠管的血供及其与内脏的关系,对已有破裂出血的患者可明确其出血部位和原因。

未破裂的肠系膜动脉瘤多没有明显症状,不易被发现和及时诊断,早期多误诊为胃肠道疾病。常在腹腔内出血出现急症时才考虑到内脏动脉瘤存在的可能,往往造成不可逆肠管坏死、休克,甚至死亡。内脏动脉瘤体破裂时可出现非特异性腹痛,仍需要与肠系膜动脉急性缺血、其他急腹症相鉴别。急诊 CTA 或血管造影可以明确显示动脉瘤的部位和与邻近组织的关系。

病例 33

【病史】患者,男性,79 岁。上腹部疼痛 3 月余,间歇性发作,进食后疼痛加重,当地医院予以镇痛药处理,后症状反复发作,并有加重趋势。近 10 天来出现大便变稀、大便次数增多伴黏液便。门诊查腹部 CT 增强后,拟诊"肠系膜上动脉闭塞"收入院,病程中无畏寒发热、恶心呕吐、血便、黑便、尿痛及尿血,睡眠饮食一般,小便正常。既往有慢性支气管炎病史数十年。否认疫区、疫情、疫水接触史,否认牧区、矿山、高氟区、低碘区居住史,无化学性物质、放射性物质、有毒物质接触史,无吸毒史。吸烟史数十年,戒烟 1 年,否认嗜酒。否认家族性遗传病史,否认家族性肿瘤史。

【体格检查】体温 36.5℃,脉搏 73 次 /min,呼吸 20 次 /min,血压 132/86mmHg。腹平软,无压痛和其他异常体征。

【实验室检查】血常规:白细胞计数 3.64×10^9/L,红细胞计数 3.94×10^{12}/L(降低),血红蛋白量 116g/L(降低),血细胞比容 0.363L/L(降低),血小板计数 165×10^9/L。凝血功能及血脂化验结果均正常。

【超声表现】见图 33-1。

【超声诊断】肠系膜上动脉起始段斑块形成伴重度狭窄。

【超声诊断依据】①肠系膜上动脉起始段显示实性低回声斑块;② CDFI 显示局部呈花色血流,频谱多普勒超声测及高速高阻频谱。

【其他影像学检查】见图 33-2。

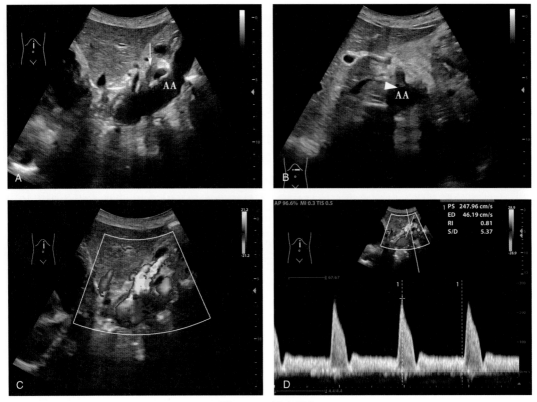

图 33-1 超声图像

二维灰阶超声示上腹部纵切面可见腹主动脉的分支,即腹腔干和肠系膜上动脉,肠系膜上动脉开口处显示模糊,其内显示实性低回声斑块(A,白箭头);肠系膜上动脉横切面也显示一实性低回声斑块样结构(B,白箭头);CDFI示肠系膜上动脉内可见彩色血流信号充填,近段呈五彩样花色血流(C);频谱多普勒超声示肠系膜上动脉开口段测及高速高阻的动脉血流频谱,PSV 247.96cm/s,舒张末期流速(EDV)46.19cm/s,RI 0.81(D)。AA,腹主动脉。

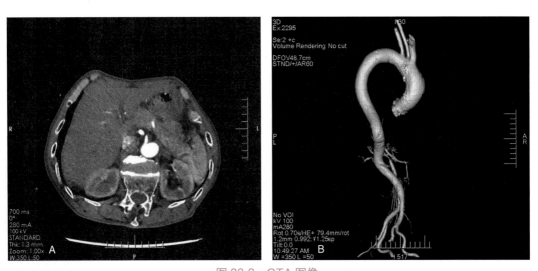

图 33-2 CTA 图像

CTA 提示肠系膜上动脉开口处造影剂充盈缺损(A);三维重建显示起始段明显狭窄(B)。

【点评】

1. **概述**　肠系膜上动脉(superior mesenteric artery,SMA)狭窄分为慢性狭窄与急性狭窄两种。慢性狭窄在临床上较为常见,动脉粥样硬化斑块、纤维肌发育不良、肿瘤侵犯、血管炎、夹层动脉瘤、放射治疗后,以及可卡因的不规范应用等可能是其主要病因。

2. **发病机制**　发病部位最多见于 SMA 起始部 3~8cm,多由 SMA 粥样硬化引起。动脉粥样硬化斑块造成动脉起始部管腔狭窄,肠道血供储备能力下降,导致进食后肠道缺血,引起进食后腹痛、畏食,食量下降可使体重下降;同时肠道消化吸收功能下降可致粪便内出现未消化食物或脂肪。部分患者在慢性肠缺血的基础上可出现急性血栓形成导致 SMA 闭塞,从而发展为急性肠坏死。

3. **临床表现**　①腹痛:餐后腹痛为特征性临床表现,与体格检查不相符。腹痛常出现在进食后 15~30 分钟,2~3 小时后达到高峰。可向后背放射,腹痛部位可为上腹、脐周或下腹部。腹痛程度和持续时间与进食量有明显相关性。腹部持续性钝痛与腹胀随着血管狭窄严重程度的增加而逐渐加重。②肠胀气、呕吐、便秘或腹泻、大便脂肪含量增加,甚至便血。③反复发作的肠绞痛使患者出现恐食症。④患者体重逐渐下降。⑤部分患者上腹部可听到收缩期血管杂音。

4. **影像学检查**　①动脉造影或数字减影血管造影是诊断 SMA 狭窄的金标准,但属于有创检查,一般不作为首选检查。② CTA 可以了解肠系膜上动、静脉情况,同时可了解腹腔干动脉、肠系膜下动脉及侧支循环建立情况。临床上 SMA 狭窄多由 CTA 确诊,但 CTA 价格昂贵、放射线剂量大、易发生造影剂过敏等。③正常 SMA 内径为 (0.64 ± 0.14) cm。禁食时,SMA 血液循环阻力较高,为三相波形,由收缩期前向波、舒张早期反向波和舒张中晚期的低速前向波组成。进食后,SMA 内径明显增宽,整个心动周期(尤其舒张期)流速明显升高,反向波消失。SMA 狭窄的诊断标准:禁食时 SMA PSV ≥ 275cm/s 或舒张末期流速 > 45cm/s 提示管腔内径狭窄 > 70%;禁食时 SMA 与腹主动脉 PSV 比值 > 3,高度提示管腔狭窄 > 60%。④多普勒超声检查可对 SMA 狭窄的部位、程度及血流动力学变化等进行实时、动态的观察,且具有方法简单、价廉、无放射伤害、可多次检查等优点,可作为 SMA 狭窄筛查的首选方法。二维灰阶超声对 SMA 狭窄的灵敏度较低,这是因为 SMA 的内径较细,图像显示不是非常清晰,所以会漏诊。但 CDFI 探及花色血流,以及频谱多普勒测及高速高阻的频谱则对诊断有极大的帮助。SMA 走行、血流和声速夹角及气体干扰等可能对测量造成影响,结合 SMA 狭窄处流道变细、流速增高,以及狭窄远端低速低阻的频谱特征(小慢波),有利于判断有无合并中重度狭窄的情况。

5. **治疗**　症状较轻者可采取保守治疗,如使用抗血小板药、血管扩张药改善侧支循环,少食多餐。症状较重、经保守治疗无效者,需要积极行外科手术以重建胃肠道血供。①手术治疗:腹主动脉 - 肠系膜上动脉搭桥术或髂动脉 - 肠系膜上动脉搭桥术。② SMA 内膜切除术:肠系膜根部解剖肠系膜上动脉,狭窄部位行动脉内膜切除术。③腔内技术重建肠系膜上动脉血供:对于局限性动脉硬化造成的狭窄病变,可行肠系膜上动脉支架植入术,能够扩张管腔,改善肠道血供。SMA 腔内成形术已逐渐替代腹主动脉 - 肠系膜上动脉搭桥术,成为重建 SMA 血供的首选方法,具有手术创伤小,并留有再次开放手术机会的优势。

病例 34

【病史】患者，男性，65 岁，发现肠系膜上动脉夹层 1 月余，返院复查。

【超声表现】见图 34-1。

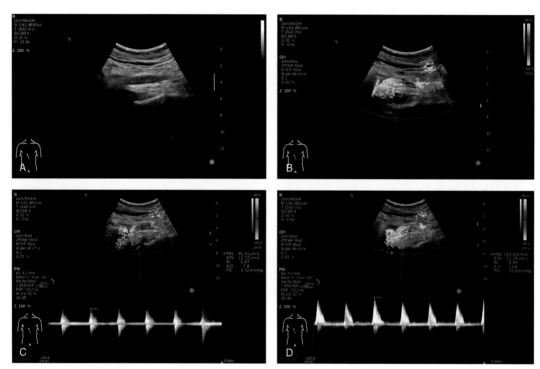

图 34-1　肠系膜上动脉夹层超声图像

二维灰阶超声（A）肠系膜上动脉近端腔内可见线状高回声；彩色多普勒超声（B）双腔血流均充盈良好。

脉冲多普勒超声（C、D）双腔流速分别 164.5cm/s、91.4cm/s，血流方向一致。

【超声诊断】肠系膜上动脉夹层。

【超声诊断依据】二维灰阶超声显示肠系膜上动脉内膜分离，腔内可见线状高回声，将腹主动脉分为真腔和假腔。彩色多普勒超声示真假腔血流均充盈良好。

【其他影像学检查】腹部 CT 增强提示肠系膜上动脉见双腔影，长度约 40mm（图 34-2）。

【点评】孤立性肠系膜上动脉夹层是一种罕见的内脏动脉疾病，是指肠系膜上动脉内膜和中层之间发生撕裂，血液进入动脉壁中层形成壁间假腔，并通过一个或数个破口与动脉真腔相通的情况。该疾病的主要症状包括腹痛、腹胀、恶心、呕吐等。超声可早期诊断肠系膜上动脉夹层。其超声特征有肠系膜上动脉直径增宽 >1cm；管腔内可见撕裂的血管内膜将管腔分为真腔及假腔，真假腔可见血流信号。部分患者真假腔可见低回声血栓，导致真腔狭窄

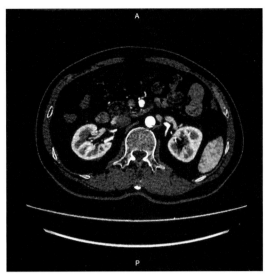

图 34-2　肠系膜上动脉夹层动脉瘤 CT 增强图像

肠系膜上动脉见双腔影（红色箭头所示）。

或闭塞。超声扫查时需要注意肠系膜上动脉的直径、腔内是否有撕脱内膜声像、夹层累及的范围、真腔是否存在狭窄。对于肠系膜上动脉夹层，超声检查的优势在于可以快速、准确地进行初步诊断，且无放射线辐射，对患者无损伤。但超声检查对肠系膜上动脉分支的显示较差，且易受肠气和体型干扰。对于疑似肠系膜上动脉夹层的患者需要行 CTA 检查以进一步明确诊断。

病例 35

【病史】患儿，男性，2 岁。主诉：间歇性呕吐半天。

【体格检查】体温 36.3℃，脉搏 90 次 /min，呼吸 19 次 /min，血压 110/60mmHg。神志清楚，反应可，前囟平软。皮肤轻度黄染，双肺呼吸音粗，未闻及干湿啰音。心律齐，心音有力，各瓣膜区未闻及明显病理性杂音。腹部平软，可闻及肠鸣音，3~4 次 /min。肝脾肋下未触及。四肢肌张力可。拥抱反射（+），觅食（+），吸吮（+），握持（+）。

【实验室检查】N 端脑利尿钠肽前体（NT-proBNP）1 285.00ng/L，D- 二聚体 5.28mg/L。

【超声表现】见图 35-1。

【超声诊断】肠旋转不良伴中肠扭转。

【超声诊断依据】肠系膜根部见肠系膜上静脉及其分支绕行于肠系膜上动脉，呈"漩涡状"改变。

【手术记录】肠粘连松解术，肠旋转不良中肠扭转复位，拉德手术。

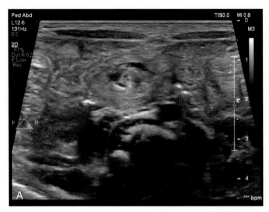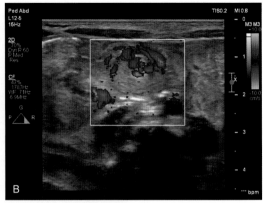

图 35-1　肠旋转不良伴中肠扭转超声图像

二维灰阶超声示上腹正中可见一"同心圆状"包块(A);

CDFI 示肠系膜上静脉及其分支绕行于肠系膜上动脉,呈"漩涡状"改变(B)。

【点评】本例患儿 2 岁,因间歇性呕吐半天就诊,结合超声检查结果显示肠旋转不良伴中肠扭转。肠旋转不良指胚胎期中肠发育过程中,以肠系膜上动脉为轴心的旋转障碍,使肠道位置发生变异和肠系膜附着不全,从而引起十二指肠受压和小肠扭转的先天性畸形。主要表现为胆汁性呕吐和高位肠梗阻。

中肠扭转是肠旋转不良的致命并发症。超声检查作为临床考虑儿童肠旋转不良时的首选检查方法,可通过判断肠系膜上动脉(SMA)根部(腹主动脉发出处)与肠系膜上静脉(SMV)根部(汇入门静脉处)的位置关系来筛查先天性肠旋转不良。正常情况下,肠系膜上动脉位于肠系膜上静脉的左后方,当发生肠旋转不良时,二者的位置关系会发生改变(血管位置改变)。中肠扭转的超声特征是"漩涡状"改变,可见肠系膜上静脉绕着肠系膜上动脉呈螺旋状旋转。彩色多普勒超声有助于确定 SMV 与 SMA 之间的关系。但上消化道造影检查依然是诊断肠旋转不良的金标准,肠旋转不良伴肠扭转时需与肠套叠、环形胰腺等相鉴别。

若患儿出现明显肠梗阻症状时,应积极给予对症治疗并尽早施行手术,以解除梗阻,恢复肠道的通畅;若伴肠扭转,应行术中肠管复位;若有肠坏死,应行肠段切除吻合术。

病例 36

【病史】患儿,女性,7 岁,因"腹痛 3 小时"就诊。

【实验室检查】血常规检查:淋巴细胞总数 4.13×10^9/L(升高),中性粒细胞总数及红细胞总数正常。

【超声表现】见图 36-1。

【超声诊断】考虑肠系膜扭转(包括肠系膜下动脉、肠系膜下静脉及部分小肠)。

【超声诊断依据】肠系膜下动脉及肠系膜下静脉呈螺旋状,角度为 360°~720°,内部可见小肠呈螺旋状,肠系膜下动脉流速减慢,肠系膜下动脉起始处内径减小。

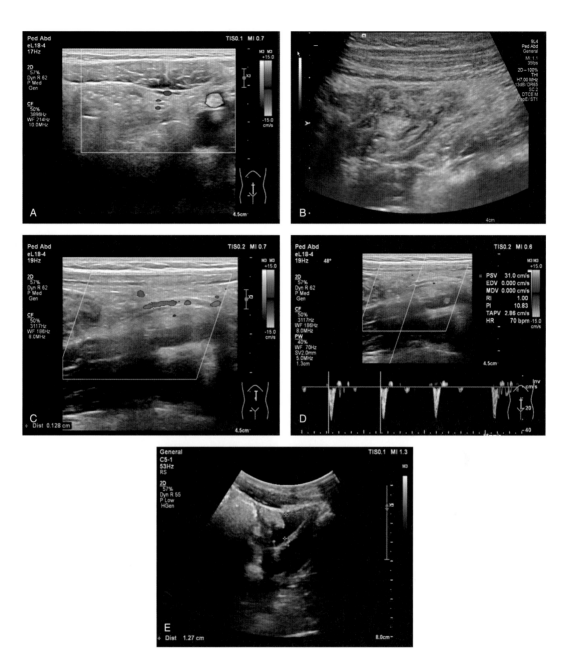

图 36-1　超声图像

脐下三指偏左可见肠系膜下动脉及肠系膜下静脉呈螺旋状,角度为 360°~720°(A);其内部可见小肠呈螺旋状(B);未见明显内容物回声,肠系膜下动脉起始处内径 0.1cm(C);血流通畅,PSV 31cm/s,RI 1.0(D);肠系膜上动脉内径 0.23cm,频谱形态正常,血流通畅;肠间可见游离液性暗区,深约 1.2cm(E)。

【点评】肠扭转是指一段肠曲以其系膜的纵轴为轴旋转 180°~720° 而造成肠梗阻,大多发生在小肠,也可发生在乙状结肠和盲肠。小肠扭转时,常导致肠系膜上静脉与肠系膜上动脉的位置关系发生转变,可作为超声提示本病的重要诊断依据。小肠扭转需与其他急腹症如大网膜扭转、肠套叠等相鉴别。大网膜扭转多为右下腹痛,常可在压痛点触及包块,超声表现为腹壁和结肠之间可见卵圆形或扁圆形高回声团块,边界尚清晰。中肠扭转也可出现类似肠套叠短轴上的"同心圆状"改变,但并不出现类似肠套叠长轴上的"套筒"征象,而肠套叠也不会出现螺旋状血管回声。

病例 37

【病史】患者,男性,62 岁。主诉:外院 CT 检查发现肝门部占位性病变 1 月余。现病史:患者于 1 个月前外院诊断支气管炎,行胸部 CT 检查时发现肝门部占位性病变,为求进一步诊治入院。既往史:无外伤史及手术史。

【体格检查】体温 36.8℃,脉搏 70 次 /min,呼吸 18 次 /min,血压 125/70mmHg。神志清楚,气平,全身皮肤黏膜无瘀点瘀斑,全腹平软,未及局部隆起、凹陷,未及蠕动波。无明显压痛及反跳痛,无肌抵抗,未触及包块,脾肋下未触及。移动性浊音(-)。肠鸣音 3 次 /min。双下肢无水肿,神经系统无症状。双侧肾区叩击痛(+),肝区叩击痛(+)。

【实验室检查】血常规及血生化未见明显异常。

【超声表现】见图 37-1。

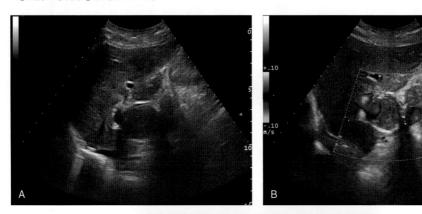

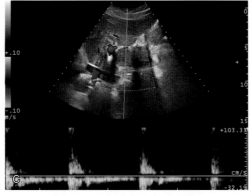

图 37-1　肝动脉瘤超声图像

二维灰阶超声显示肝门处见混合回声区(A);彩色多普勒超声显示无回声区部分充满血流信号(B);频谱多普勒超声显示为动脉频谱(C)。

【超声诊断】肝门处混合性占位性病变(内见动脉频谱),考虑肝动脉瘤伴血栓。

【超声诊断依据】二维灰阶超声可见肝门处混合回声区,CDFI示无回声区内充满血流信号,脉冲多普勒检测到动脉频谱。

【其他影像学检查】腹部CT增强检查(图37-2):肝尾状叶及门静脉前方间隙内类圆形低密度肿块,大小约3.6cm×4.1cm,CT平扫呈不均匀低密度;CT增强后动脉期可见内部椭圆形结节样动脉血管样强化,门脉期及延迟期强化范围未见扩大,伴周围壁强化,与腹腔干发出的肝动脉关系密切。诊断:肝动脉瘤伴瘤内血栓形成。

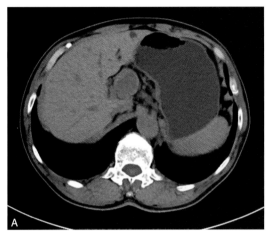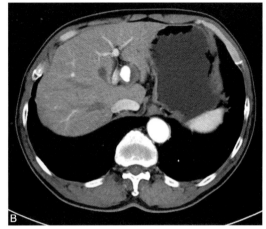

图 37-2　肝动脉瘤 CT 图像

CT 平扫见肝尾状叶及门静脉前方间隙内类圆形不均匀低密度肿块(A);

CT 增强可见内部椭圆形结节样动脉血管样强化(B)。

【手术记录】患者行肝动脉瘤切除术。术中见肝固有动脉近肝门端有一个大小约3.5cm×4.5cm的瘤样肿瘤。动脉夹阻断肝固有动脉,沿肿瘤表面分离,将肿瘤完整切除。

【点评】本例患者为老年男性,主诉为外院CT检查发现肝门部占位性病变1月余,结合超声及CT表现,考虑为肝动脉瘤伴血栓形成。肝动脉瘤是肝动脉及其分支扩张而形成的动脉瘤,发病率在内脏动脉瘤中居第二位。根据病变部位的不同可分为肝外型和肝内型,肝外型累及部位为肝总动脉或肝固有动脉、右肝动脉、左肝动脉。肝内型是创伤所致。本例患者术中见动脉瘤位于肝固有动脉,因此为肝外型肝动脉瘤。肝动脉瘤破裂前临床表现隐匿,多为检查发现。肝动脉瘤一旦破裂将有致命性风险,需要引起临床高度重视。彩色多普勒超声检查在术前可以明确肝动脉瘤的位置、大小、血流信号等信息,使患者得到及时的外科治疗。

病例 38

【病史】患者,女性,66岁,主因"胆囊切除术后反复黑便10余天"入院。既往患者2周前于外院行"胆囊切除+胆管切开取石术",术后出现黑便,外院考虑胆道出血,遂进一步行肝动脉腔内栓塞术。

【实验室检查】红细胞计数 3×10^{12}/L,血红蛋白 90g/L,肝功能未见明显异常。

【超声表现】见图 38-1。

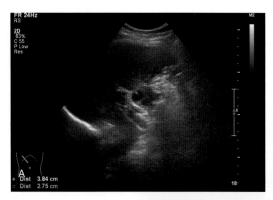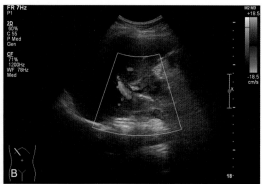

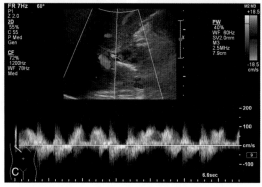

图 38-1　肝动脉假性动脉瘤超声图像

二维灰阶超声(A)肝门处胆囊窝见低回声区,其内见无回声区。彩色多普勒超声(B)无回声区内可见红蓝相间血流信号,与其旁肝动脉延续;脉冲多普勒超声(C)破口处见双向的往 - 返血流。

【超声诊断】肝门处肝动脉假性动脉瘤形成,周围可见血肿。

【超声诊断依据】患者有胆囊切除病史,在肝门处肝动脉旁可探及低回声区及其内的无回声区。多普勒超声显示无回声区有红蓝相间的血流信号,在破口处可见双向的往 - 返血流。

【其他影像学检查】腹部 CT 增强提示胆囊术后缺如,胆囊窝稍高密度影,大小约 3.5cm× 3.0cm,并见少量造影剂积聚,考虑为出血点伴小血肿形成,需注意假性动脉瘤形成(图 38-2)。

【保守治疗后复查】保守治疗 1 周后超声复查,超声图像见图 38-3。

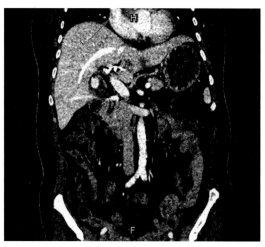

图 38-2　腹部 CT 增强图像

CT 增强检查示胆囊窝稍高密度影,并见少量造影剂积聚(红色箭头所示)。

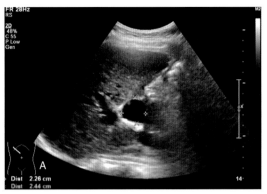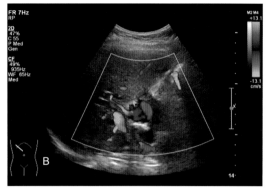

图 38-3　肝动脉假性动脉瘤超声图像

二维灰阶超声(A)肝门处胆囊窝见低回声区,其内见无回声区;

彩色多普勒超声(B)无回声区见红蓝相间血流信号,与其旁肝动脉延续。

【点评】肝动脉假性动脉瘤临床上较为罕见,常由胆道感染、外伤、手术、动脉粥样硬化等原因引起。患者常表现为腹痛、上腹部搏动性肿块或瘤体破裂出血症状,可能出现消化道出血、失血性休克的表现。超声检查是诊断肝动脉假性动脉瘤的常用方法之一,具有便捷、无创、及时等特点。在二维灰阶超声中,肝动脉假性动脉瘤表现为肝动脉旁类圆形无回声肿块,若有血栓则内部为混合回声;在彩色多普勒超声检查中,肝动脉与无回声肿块相通,无回声区内有红蓝相间的血流信号。破口处往 - 返血流是其特征性的诊断依据。超声检查在肝动脉假性动脉瘤的诊断中具有重要作用,能够及时发现该病的存在并作出正确的诊断。

病例 39

【病史】患者,男性,48 岁。慢性肝衰竭肝移植术后 1 周,常规行术后超声监测。生命体征平稳,皮肤巩膜轻度黄疸,手术区干燥无渗出。

【实验室检查】血常规:白细胞计数 29.9 × 10^9/L(升高),中性粒细胞百分率 94.3%(升高)。肝功能:丙氨酸转氨酶 77U/L(升高),天冬氨酸转氨酶 38U/L,碱性磷酸酶 213U/L(升高),谷氨酰转肽酶 98U/L(升高),总胆红素 37.7μmol/L(升高),直接胆红素 26μmol/L(升高),间接胆红素 11.7μmol/L,总蛋白 63.9g/L,白蛋白 33.9g/L(降低),球蛋白 30g/L。

【超声表现】见图 39-1。

【超声诊断】移植肝动脉吻合口狭窄。

【超声诊断依据】① CDFI 显示动脉吻合口处花色血流,提示血流速度较高;②频谱多普勒超声测及 PSV 达 263cm/s;③超声造影显示肝动脉局部充盈狭细。超声造影显示肝动脉吻合口处狭窄,其前方显示一类圆形未增强区,考虑局部血肿。

【其他影像学检查】CTA 见图 39-2。

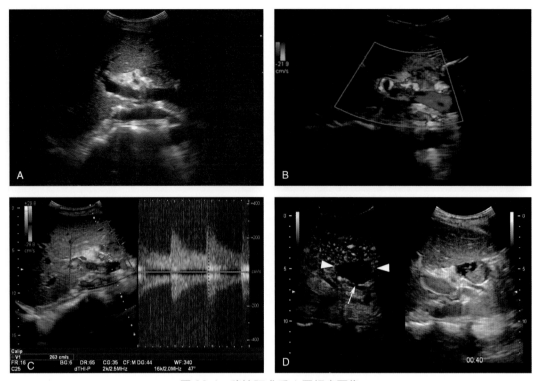

图 39-1　移植肝术后 1 周超声图像

A. 移植肝第一肝门部二维灰阶超声示门静脉主干可显示,肝动脉显示不清晰;B.CDFI 在门静脉主干旁探及花色血流;C. 频谱多普勒超声在花色血流处测及高速动脉血流频谱,PSV 263cm/s;D. 超声造影显示肝动脉吻合口处狭窄(白箭头),其前方显示一类圆形未增强区,白箭头示局部血肿。

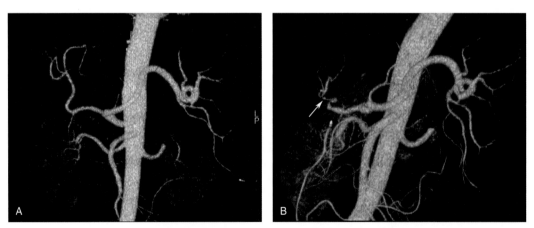

图 39-2　肝移植患者肝动脉的移植前与移植后 CTA 三维重建图像

A. 肝移植术前肝动脉 CTA 三维重建图像;B. 肝移植术后肝动脉 CTA 三维重建图像显示吻合口处狭窄伴节段性变细(白箭头),考虑吻合口狭窄伴血栓形成。

【点评】肝移植术后血管并发症主要有肝动脉狭窄（hepatic artery stenosis, HAS）或肝动脉血栓形成（hepatic artery thrombosis, HAT）、门静脉狭窄或血栓形成、下腔静脉狭窄、肝段梗死、肝动脉假性动脉瘤等。各种并发症既可单独发生，又可同时发生，多出现在术后数月内。

HAS 或 HAT 在肝移植术后较为常见，其发生率占全部并发症的 4%~12%，在儿童肝移植患者中高达 42%，门静脉或下腔静脉的狭窄或血栓形成在临床上少见，下腔静脉狭窄发生率低于 1%。肝移植术后血管内皮细胞损伤、血管细小及吻合不佳是 HAS 及 HAT 发生的主要原因，多发生于血管吻合口处，常在术后 3 个月内出现，是肝移植失败的重要原因之一；如不及时治疗，其病死率高达 50%~58%，早期诊断是成功治疗的关键。肝移植术后血管并发症诊断的金标准是 X 线下的肝动脉造影，但其为创伤性检查，一般不作为首选检查方法。

彩色多普勒超声检查简单无创、可床边检查，是目前肝移植术后血管并发症的首选检查方法。文献报道其诊断肝移植术后血管并发症的灵敏度可达 75%~100%。肝移植术后血管并发症（HAS 或 HAT）的诊断标准如下：①肝内和/或肝外肝动脉无血流信号；②肝内动脉血流异常，阻力指数（resistance index, RI）<0.5，收缩期加速时间（systolic acceleration time, SAT）>0.08 秒，呈低速低阻力型，即小慢波（Tardus-Parvus 样波形）；③局部肝动脉探及高速血流，PSV>2.0m/s。以上三个标准中符合一项即诊断 HAS 或 HAT。同时，出现肝内坏死灶、胆管扩张等相应表现也可辅助诊断。本病例符合标准③。

当存在急性排斥反应、移植早期肝水肿、血容量不足、血流速度缓慢、仪器性能较差等时，不能探测到动脉血流信号，可出现假阳性结果；而闭塞的肝动脉周围形成侧支循环，CDFI 检测到侧支动脉血流时，可出现假阴性结果。对于 HAS 的判断，多普勒超声血流参数指标的特异度并非 100%，如患者有严重的动脉粥样硬化、动静脉瘘、门静脉狭窄或海绵样变，均可引起 RI 降低。由于彩色多普勒超声检查技术本身的不足，如彩色血流信号外溢、运动噪声干扰等，不能准确显示狭窄的部位并判断其程度。

超声造影实时动态地显示动脉期肝外及肝内动脉有无血流灌注，大大提高了移植肝肝动脉的显示率并可直观判断其管腔充盈情况、有无狭窄及闭塞等；在门静脉期及延迟期可继续扫查肝实质，更有利于显示肝脏的梗死灶，为临床提供更多的有用信息。超声造影在显示移植肝 HAS 及 HAT 方面具有较高的准确性，据文献报道，超声造影的应用使近 62.9% 肝移植病例免除了有创性动脉造影的检查。

必须注意的是，超声造影和多普勒超声一样都会受到超声物理特性的限制，如肠气、肋弓、切口等都会干扰超声对肝外动脉的显示，影响结果的准确性。

总之，超声检查可作为肝移植术后血管并发症的主要随访工具，但受操作者主观因素的影响和超声物理特性的局限，不能作为最终确诊手段。

病例 40

【病史】患者，男性，43 岁。肝移植术后 3 天，无特殊不适，行常规超声监测。

【实验室检查】血常规：白细胞计数 6.6×10^9/L，中性粒细胞百分率 66.8%，红细胞计

数 3.13×10^{12}/L(降低),血红蛋白 114g/L(降低),血小板计数 70×10^9/L(降低)。肝功能:丙氨酸转氨酶 119.7U/L(升高),天冬氨酸转氨酶 38U/L,碱性磷酸酶 43.3U/L,谷氨酰转肽酶 55.9U/L(升高),总胆红素 47.7μmol/L(升高),直接胆红素 26.86μmol/L(升高),间接胆红素 20.24μmol/L(升高),总蛋白 64.7g/L,白蛋白 37.5g/L(降低),球蛋白 27.2g/L。

【超声表现】见图 40-1。

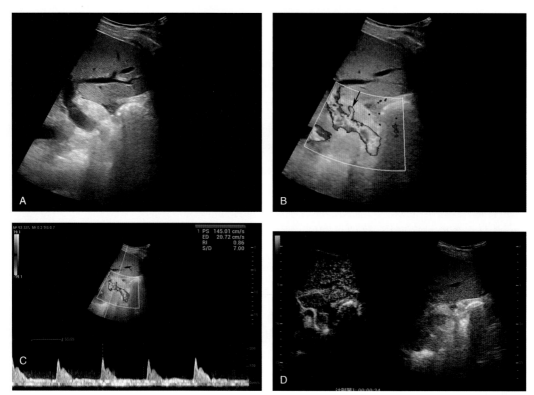

图 40-1　移植肝动脉扭曲超声图像

二维灰阶超声不能显示肝动脉(A);CDFI 显示门静脉主干及前方一小段红色肝动脉(B,黑箭头);频谱多普勒超声探及该段肝动脉的搏动性动脉频谱(C);超声造影显示肝动脉呈扭曲状(D)。

ER40-1

【超声诊断】移植肝动脉扭曲。

【超声诊断依据】CDFI 显示肝动脉呈扭曲状,实时动态超声造影全程显示肝动脉呈反"S"状扭曲。

【其他影像学检查】CTA 图像见图 40-2。

【点评】为防止肝动脉吻合口张力过大,肝移植受体通常会留置较长的肝动脉,但肝动脉留置过长易造成肝门部动脉迂曲折转。这就给二维超声检查带来困扰,经验不丰富的超声医师有可能报告存在动脉栓塞或狭窄。因此,肝移植术后监测非常重要,因为二维灰阶及多普勒超声为断面超声,难以对扭曲的肝动脉进行完整显示。检查时调整探头的方向进行动态扫查,利用超声造影,有利于提高检出率,应用三维超声造影则更有利于完整地显示肝动脉的扭曲形态。

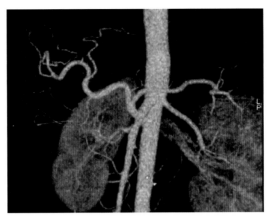

图 40-2　CTA 三维重建图像显示肝动脉呈反 "S" 状

　　超声造影是通过周围静脉注射造影剂和利用超声造影成像新技术,来增强血流和组织回声对比的超声检查法。造影可提高肝动脉、门静脉内血流信号的回声强度,使原来显示不清或只能显示断续状的血流显示完整,增加了诊断肝移植术后血管并发症的灵敏度和特异度。二维灰阶超声造影存在某些局限性:直观性较差,不利于观察小血管的病变;对不在同一平面的多条血管结构不易准确诊断;二维超声为单幅断面图像,不能准确、全面地反映三维空间内的血管分布,对 Z 轴上走行的血管不易显示。

　　在二维超声造影中,通过实时动态地观察可显示肝动脉扭曲,但有时会相互重叠不易显示完整的血管,而且折转形成的角度有时与狭窄也不易区分。三维超声造影或 CTA 三维重建技术不受血管曲率变化影响,通过旋转能显示三个轴上的血管面,区分重叠血管,可清晰地识别二维超声造影中不明确的血管扭曲改变。对于发生在肝动脉扭曲处的狭窄,通过选定不同的区域、改变观察方向、完整显示肝动脉,也可识别这类病变。三维重建技术扩大了移植肝肝动脉的显示范围,可清晰显示立体的肝动脉树状结构,对肝内动脉特别是肝段及亚段动脉分支的显示具有独特优势。

病例 41

　　【病史】患者,女性,70 岁,乙型肝炎肝硬化 10 年余,经颈静脉肝内门体分流(TIPS)术后 3 月余复查。

　　【实验室检查】血常规:白细胞 1.91×10^9/L,红细胞 3.41×10^{13}/L,血红蛋白 83g/L,血小板 73×10^9/L;肝代谢、转氨酶学组合基本正常。

　　【超声表现】见图 41-1。

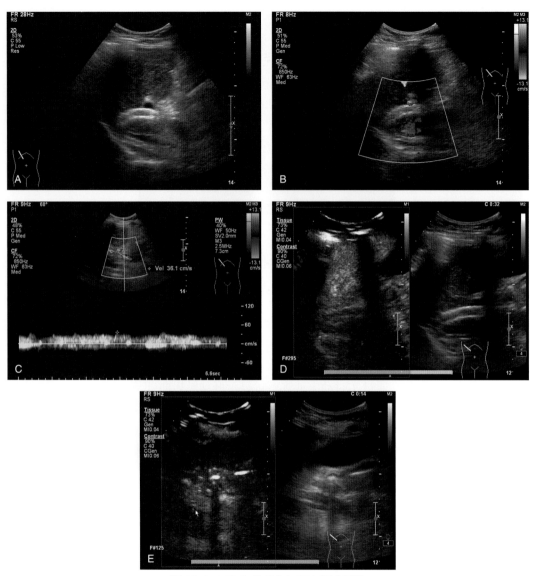

图 41-1　TIPS 术后支架闭塞超声图像

二维灰阶超声(A)门静脉至肝中静脉间可见支架；彩色多普勒超声(B)支架肝静脉段未见血流信号；脉冲多普勒超声(C)门静脉主干端测得血流流速 36.1cm/s；超声造影(D)肝静脉端支架内未见造影剂充盈；超声造影(E)门静脉端可见造影剂充盈。

　　【超声诊断】TIPS 术后，肝静脉端支架内血栓形成，完全闭塞。

　　【超声诊断依据】门静脉至肝中静脉可见高回声支架，肝静脉段未见血流信号，门静脉主干端可见血流信号。超声造影示肝静脉端支架内未见造影剂充盈，门静脉端可见造影剂充盈。

　　【点评】TIPS 术是一种减轻门静脉高压的手术方式，一般经颈静脉入路，在肝静脉穿刺至门静脉，于肝内肝静脉、下腔静脉与门静脉之间放置一个覆膜支架和 / 或裸支架来建立人工分流通道。TIPS 术后，由于血栓或内膜增生等因素，6%~16% 的患者可出现支架堵塞。

因此,手术后需要密切关注支架的情况。超声成像是一种重要的监测手段。二维灰阶超声可用于评估支架的位置、内径;彩色多普勒超声可观察分流道内血流是否通畅、是否有血栓形成或内膜增生等异常情况;频谱多普勒超声则可以测量分流道内的最大血流速度,若分流道内血流速度<50cm/s或>200cm/s,高度提示支架功能障碍,需要进一步检查以明确分流道情况;由于支架后回声衰减,彩色多普勒超声有时难以显示支架内的血流信号,这时可借助超声造影,向分流道内注射造影剂以增强超声图像的对比度,从而更加清晰地显示分流道内的血流信号,判断是否存在分流道狭窄或闭塞。

病例 42

【病史】患者,女性,62岁,黑便1周,既往反复鼻出血、紫癜。入院常规行腹部超声检查。

【超声表现】肝脏超声图像表现见图42-1。

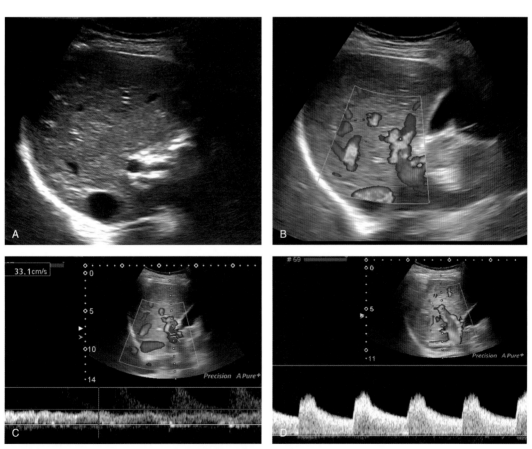

图 42-1　肝脏超声图像

右肋间斜切面二维灰阶超声(A)门静脉不扩张;CDFI及脉冲多普勒(B、C)门静脉可见红蓝相间螺旋形血流信号,门静脉流速正常,门静脉周围可探及动脉血流信号,肝门处肝动脉迂曲扩张(D)。

【超声诊断】肝动脉走行迂曲,结合病史,考虑遗传性出血性毛细血管扩张症可能。

【超声诊断依据】患者老年女性,腹部无自觉症状,门静脉周围可探及迂曲扩张肝动脉,追溯病史,患者有鼻出血及黏膜下出血症状,符合遗传性出血性毛细血管扩张症累及肝脏诊断。

【临床诊断】遗传性出血性毛细血管扩张症。

【点评】遗传性出血性毛细血管扩张症(HHT)是常染色体显性遗传病,病理基础为毛细血管扩张及动静脉瘘形成。患者多有鼻出血或黏膜下出血症状,还可累及肺、脑、胃肠道及肝脏。累及肝脏时超声表现为肝血管扩张,严重者可出现肝内异常分流。本例患者肝动脉迂曲扩张程度较轻,肝内尚未形成动静脉畸形。2000年国际HHT基金科学顾问委员会对临床诊断标准规定如下:①反复发作的自发性鼻出血;②多个特征部位出现毛细血管扩张,如唇、鼻、手指和口腔黏膜等;③内脏受累,如消化道的毛细血管扩张,肺、肝、脑的动静脉畸形;④阳性家族史,直系亲属中有HHT患者。符合3条及以上者可确诊,符合2条者为疑似病例,符合少于2条者暂不考虑HHT。目前HHT尚无特效治疗,仅为对症及支持治疗。

病例 43

【病史】患者,女性,53岁,体检CT发现脾动脉瘤3个月,无不适。无高血压和糖尿病病史。

【实验室检查】血脂略高,甘油三酯1.71mmol/L(正常值0~1.7mmol/L),余无特殊。

【超声表现】二维灰阶超声:左上腹脾脏长轴切面(图43-1A)显示一个26mm×29mm类圆形无回声区,边界清晰,转动探头可见无回声区为椭圆形(图43-1B)。CDFI显示无回声区与脾动脉相通,内见漩涡状的五彩血流信号(图43-1C)。脉冲多普勒测及动脉频谱,PSV 81.55cm/s(图43-1D)。

【超声诊断】脾动脉瘤(近脾门型)。

【超声诊断依据】脾门部无回声区,CDFI提示与血管相通,频谱多普勒超声测及动脉频谱,根据其解剖位置关系,应考虑为脾门处脾动脉瘤可能。

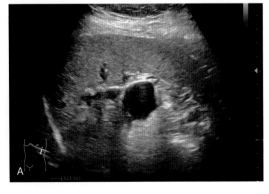
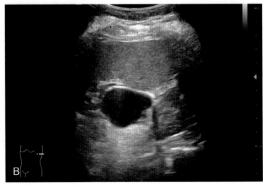

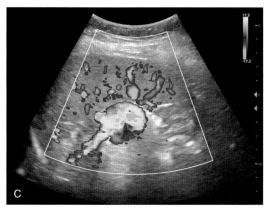
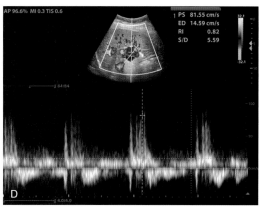

图 43-1 超声图像

A. 右肋间斜切灰阶图像；B. 转动探头 90° 图像；C. CDFI 显示无回声区内可见五彩的搏动性血流信号，与脾动脉相通；D. 脉冲多普勒测及搏动的涡流频谱，频带增宽，频窗消失。

【其他影像学检查】CTA 检查见图 43-2。

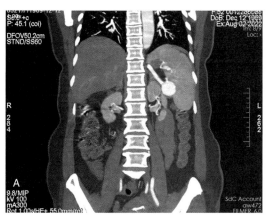
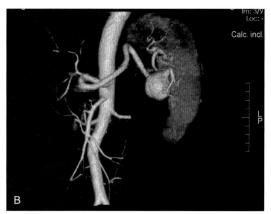

图 43-2 CTA 图像

CTA 显示脾门处与脾动脉相连的团块状增强病灶（A）；三维重建后能更好地显示血管走行（B）。

【点评】

1. **概念**　脾动脉瘤（splenic artery aneurysm）是脾动脉异常扩张后引起的，是内脏动脉瘤中最常见的一种。根据瘤体部位可分为 3 型：瘤体位于脾动脉主干、距离脾脏>5cm 为远离脾门型；瘤体位于脾门处为近脾门型；介于两者之间者为中间型。

2. **病因与病变部位**　脾动脉瘤主要发生于脾动脉远侧三分之一处和近脾门处，大部分都为单发。病因尚不完全清楚，一般认为与动脉壁结构异常和内分泌水平改变有关。主要病因包括动脉粥样硬化、脾动脉纤维肌发育不良、多次妊娠、门静脉高压、急慢性胰腺炎等，其他病因包括医源性损伤、外伤、感染等。

3. **临床表现**　脾动脉瘤绝大多数为单发，起病隐匿，多在体检或影像学检查时发现。如无破裂，多无明显症状，偶有左上腹不适感。一旦出现明显左上腹或左季肋区疼痛、恶心、呕吐等症状，往往提示动脉瘤先兆破裂。

一旦破裂,病死率极高,因此早期诊断极为重要,争取在动脉瘤破裂前及时进行手术或介入治疗。

4. **超声表现** 脾动脉走行部位出现类圆形无回声或低回声区。多普勒超声检查能进一步明确其内是否有血流充盈、是否存在动脉栓塞并测量流速和频谱形态。

5. **其他影像学检查**

(1)CTA 能很好地显示脾动脉瘤的存在,并可对图像进行三维重建,帮助识别瘤体与邻近脏器的关系,为手术提供参考。

(2)MRA 所获图像与血管造影和螺旋 CT 影像相似。

(3)DSA 是诊断内脏动脉瘤的金标准,可明确动脉瘤的确切位置、大小及毗邻关系,有助于判别是否并存其他动脉瘤。此外,其还可用于同期介入治疗。

病例 44

【病史】患者,女性,60 岁。主诉体检发现脾门处占位 1 个月。患者 1 个月前于外院体检时发现脾门处占位,考虑脾动脉瘤可能。既往无外伤史及手术史。

【体格检查】体温 36.5℃,脉搏 68 次 /min,呼吸 20 次 /min,血压 122/75mmHg。神志清楚,呼吸平稳,全身皮肤黏膜无瘀点瘀斑,全腹平软,未及局部隆起、凹陷,未及蠕动波。无明显压痛及反跳痛,无肌抵抗,未触及包块,脾肋下未触及。移动性浊音(–)。肠鸣音 3 次 /min。双下肢无水肿。

【实验室检查】血常规及血清生化指标未见明显异常。

【超声表现】见图 44-1。

【超声诊断】脾门处无回声区,考虑脾动脉瘤。

【超声诊断依据】二维灰阶超声示脾门处可见类圆形无回声区,周边可见环状强回声,CDFI 示无回声区内充满血流信号,频谱多普勒可探及动脉频谱。

【其他影像学检查】胸部 CT 平扫检查(图 44-2):胰腺尾部与脾门交界处见环形高密度影。诊断:胰腺尾部与脾门交界处结节伴环形钙化,考虑动脉瘤可能。

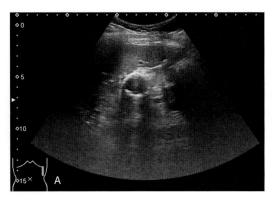
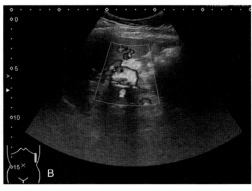

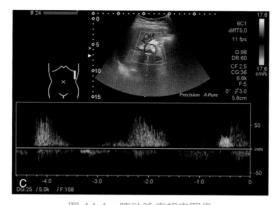

图 44-1　脾动脉瘤超声图像

二维灰阶超声显示脾门处类圆形无回声区,周边可见环状强回声(A);CDFI 显示
无回声区内充满血流信号(B);频谱多普勒可测及动脉频谱(C)。

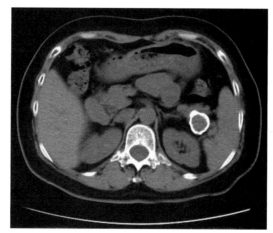

图 44-2　脾动脉瘤 CT 图像

CT 平扫显示胰腺尾部与脾门交界处结节伴环形钙化。

【点评】本例患者为老年女性,主诉为体检发现脾门处占位 1 个月。结合超声及 CT 表现,考虑为脾动脉瘤。脾动脉瘤是脾动脉扩张而形成的。病因有动脉粥样硬化、脾动脉纤维肌发育不良、门静脉高压、外伤、感染等。脾动脉瘤大多为单发,破裂前多无明显临床症状,偶有左上腹不适感。一旦出现明显的左上腹疼痛、恶心、呕吐等症状,往往提示动脉瘤先兆破裂可能,破裂后很快出现休克甚至死亡。脾动脉瘤的治疗方法有开放手术和腔内介入治疗。目前对于瘤体直径<3cm、无症状的脾动脉瘤患者,建议观察;对于瘤体直径>3cm 且伴瘤体明显增大或有临床症状的患者,建议手术治疗。本例患者为体检发现的脾动脉瘤,直径<3cm 且无临床症状,因此采取随访观察的方法,并未给予手术治疗。

彩色多普勒超声能够发现脾动脉瘤的位置、大小、血流情况等信息,为临床制订诊疗方案提供依据,同时有助于术前长期监测和术后的效果评估。

病例 45

【病史】患者，男性，63 岁，发现腹部搏动性肿物 2 月余。患者 2 月余前无意间发现腹部搏动性肿物，搏动频率与心率一致，无腹痛、腹胀、腹泻，无胸闷、心悸，无头晕、头痛。

【体格检查】生命体征平稳，心肺无特殊。腹部平坦，平卧位时脐左上侧可见一搏动性包块，搏动频率与心率一致。全腹软，脐周偏左可触及大小约 6cm×6cm 搏动性肿块，搏动频率 64 次/min，节律与心律同，可扪及震颤。听诊可闻及收缩期吹风样杂音。

【超声表现】脾动脉起始端内径 7.8mm，脾动脉距起始端约 5mm 处出现瘤样扩张，瘤体最大前后径 45.7mm，最大横径 58.8mm，瘤体远端脾动脉内径 9.7mm。彩色多普勒超声示瘤体内血流充盈良好。超声造影示脾动脉于分叉下方 5mm 处出现瘤样扩张，瘤体与脾动脉同时强化（图 45-1）。

【超声诊断】脾动脉瘤。

【超声诊断依据】脾动脉起始段瘤样扩张，瘤体内血流充盈良好。

【病理诊断】符合动脉粥样硬化伴动脉瘤形成。

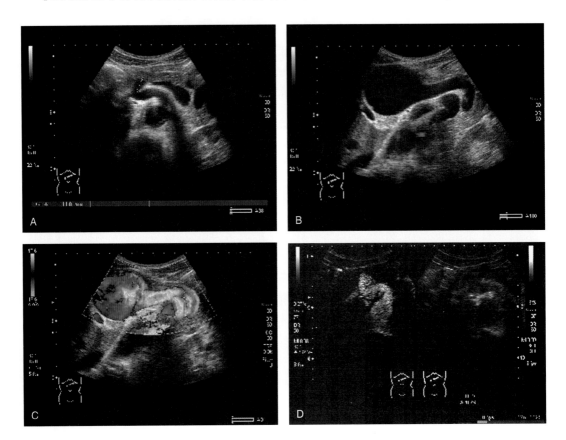

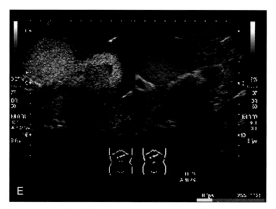

图 45-1　脾动脉瘤超声图像

二维灰阶超声(A、B)脾动脉近起始处出现瘤样扩张；彩色多普勒超声(C)瘤体内血流充盈良好；超声造影(D、E)瘤体内造影剂充盈良好，瘤体与脾动脉同时强化。

【点评】脾动脉瘤是较为常见的内脏动脉瘤，患病率为 0.1%~0.2%。脾动脉瘤一旦破裂病死率较高，因此早期诊断对预防脾动脉瘤破裂至关重要。超声检查在脾动脉瘤的诊断中具有重要作用，其特征为脾动脉局限性扩张，瘤体内充满红蓝相间彩色血流信号。超声造影时瘤体与脾动脉同时强化，强化后病灶边界清晰。此外，超声可检测脾动脉瘤是否伴随出血或栓塞等并发症。但是超声检查在脾动脉瘤诊断中也存在局限性。当患者肥胖或胃肠道气体过多时，超声检查的准确性会受影响。因此，对于疑似脾动脉瘤的患者，若超声检查未能明确诊断，则须行 CTA 或 MRA 检查。

病例 46

【病史】患者，女性，68 岁。因"体检发现脾动脉瘤 4 月余"入院。患者 4 个月前在外院体检时彩色多普勒超声检查提示脾动脉瘤，未予以特殊处理，期间无腹痛、恶心、呕吐等症状，患者为求进一步诊治来本院就诊。

【体格检查】生命体征正常；神志清楚，皮肤、巩膜无明显黄染，心肺未闻及明显异常；腹平，全腹无压痛及肌紧张，肠鸣音可，全腹未触及明显包块，双肾区无叩击痛。

【实验室检查】血细胞分析(五分类)：红细胞计数 4.36×10^{12}/L，血红蛋白 138g/L，血小板计数 169×10^9/L，白细胞计数 6.13×10^9/L，中性粒细胞百分比 77%，总胆红素 9.7μmol/L，直接胆红素 2.7μmol/L，丙氨酸转氨酶 18U/L，天冬氨酸转氨酶 18U/L，白蛋白 51g/L，尿素 5.0mmol/L，肌酐 67μmol/L。

【超声表现】见图 46-1。

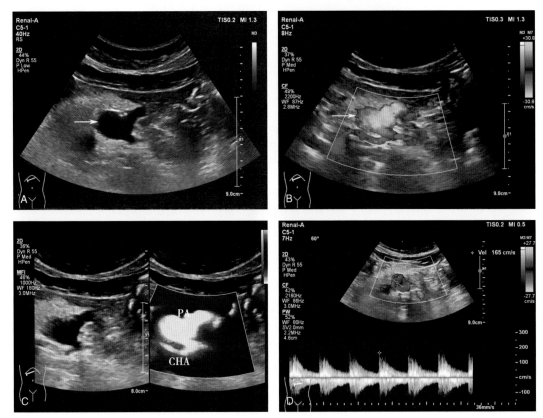

图 46-1　脾动脉瘤超声图像

二维灰阶超声显示脾动脉起始段呈囊袋状向一侧凸出(箭头所示),大小约 2.7cm×2.4cm,瘤壁可见片状强回声斑(A);彩色多普勒超声显示瘤体内血流信号充盈(B,箭头所示);能量多普勒超声显示瘤体内血流信号充盈(C);频谱多普勒超声显示瘤体内探及湍流动脉频谱(D)。

【超声诊断】脾动脉瘤。

【超声诊断依据】脾动脉起始段瘤体大小约 2.7cm×2.4cm,呈囊袋状向一侧凸出,瘤壁可见片状强回声斑块,瘤体内血流信号充盈,可见涡流信号,探及湍流频谱。

【其他影像学检查】见图 46-2。

【手术记录】

　　手术名称:脾动脉瘤栓塞+腹腔干-肝动脉支架植入、球囊扩张术。

　　术中造影:腹主动脉、腹腔干显影可,腹腔干开口于第 12 胸椎椎体平面;肝总动脉、脾动脉显影可,脾动脉走行明显迂曲伴脾动脉开口瘤样扩张,最大直径约 2.8cm,呈偏心性。

　　【点评】临床上内脏动脉瘤较罕见,发病率 0.1%~2%,脾动脉瘤是最常见的内脏动脉瘤,约占所有内脏动脉瘤的 60%。脾动脉扩张或向一侧膨出形成脾动脉瘤。脾动脉瘤好发于中年女性,常为孤立性单发,多发少见,多呈囊状或球状,部分呈纺锤状。常见的病因包括动脉粥样硬化、纤维肌发育不良、门静脉高压、多次妊娠等。脾动脉瘤起病极为隐匿,大部分

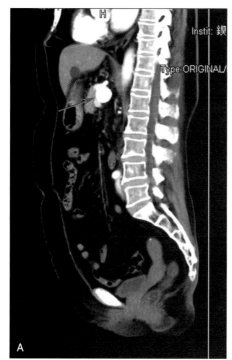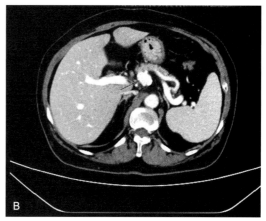

图 46-2　脾动脉瘤 CT 图像

脾动脉起始部动脉瘤,大小约 2.5cm×2.1cm,瘤壁伴钙化(A、B,箭头所示)。

患者常无临床症状,部分患者可在体检时发现。当动脉瘤体较大时患者可出现左上腹疼痛,当压迫腹腔神经丛或刺激胃后壁时可出现恶心、呕吐等消化道症状。瘤体破裂时可表现为突发性腹痛,可放射至背部或肩部。瘤体破裂可能会导致患者发生失血性休克甚至死亡。根据动脉瘤与脾动脉主干的关系,可分为近脾门型、远离脾门型(瘤体距脾门>5cm)和中间型。影像学检查方法包括 US、CTA、DSA、MRA 等。超声检查具有方便快捷、无创、无辐射、实时动态等优点,可作为筛查脾动脉瘤的首选影像学方法。二维灰阶超声可以评估脾动脉瘤的位置、形态、大小、内部回声、是否伴附壁血栓,以及与周围脏器的关系等;彩色多普勒超声可以观察瘤体内血流信号,如果伴附壁血栓则血流信号显示为充盈缺损;频谱多普勒超声可在瘤体内探及动脉频谱,评估其血流动力学变化。本例脾动脉瘤位于脾动脉的起始段,为远离脾门型;瘤体呈囊袋状凸向一侧,呈偏心性扩张的动脉瘤局部凸出侧动脉壁更薄弱,容易发生破裂;瘤体较大约 2.7cm,对于直径>3cm 伴相关症状的脾动脉瘤患者,应积极进行干预以预防动脉瘤破裂的发生。脾动脉瘤的手术治疗方式包括腔内介入治疗、开放手术和腹腔镜手术,目前腔内介入治疗为脾动脉瘤的首选治疗方案,对于病情较复杂的脾动脉瘤患者,建议行开放手术。

病例 47

【病史】患者,女性,67岁。上腹部间断不适一年余,与饮食无关,否认发热、黄疸、消瘦,否认腹痛、腹泻、便秘,否认呕血、黑便、便血等不适,未就医。3周前因症状加重就诊,CT增强显示胰体尾部占位性病变,外科收治入院。高血压病史3年余,服用硝苯地平,血压控制可;糖尿病病史3年余,服用二甲双胍,血糖控制一般。否认手术、外伤、输血史。

【实验室检查】白细胞计数 6.98×10^9/L,血红蛋白 127g/L,血小板计数 193×10^9/L,中性粒细胞百分率 55.4%,血糖 8.9mmol/L(升高),总胆固醇 5.26mmol/L,低密度脂蛋白胆固醇 3.4mmol/L(升高),D-二聚体 1 076.0μg/L(升高)。肿瘤标志物阴性。

【超声表现】胰腺体尾部囊实性肿物见图 47-1。

【超声诊断】胰腺体尾部囊实性肿物,考虑脾动脉假性动脉瘤可能。

【超声诊断依据】常规超声:胰腺体尾部混合回声肿物,边界清晰,无回声区内充满红蓝相间血流信号,边缘见瘘口与脾动脉相通,为往复型频谱,低回声部分内未见明显血流信号。超声造影:动脉期无回声区内见造影剂自瘘口向内快速充填,病变低回声部分动脉期及静脉期均未见明显造影剂显影。

【其他影像学检查】CT 增强检查:胰腺体尾部囊实性异常强化影(图 47-2)。

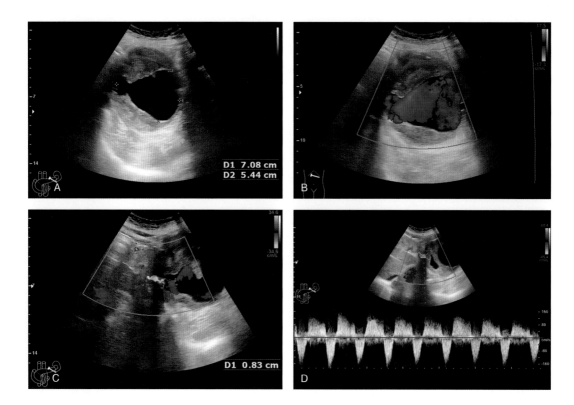

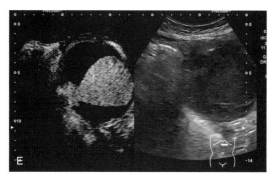

图 47-1 胰腺体尾部肿物超声图像

二维灰阶超声(A)胰腺体尾部巨大混合回声肿物,其内见无回声区,边界清晰;彩色多普勒(B)病变低回声部分内未见明显血流信号,无回声区内见红蓝相间的涡流样血流信号;彩色多普勒(C)病变右前方见一较细瘘口与动脉相通;频谱多普勒(D)瘘口内及无回声区内可探及往复型频谱;超声造影(E)注射声学造影剂13秒后见造影剂进入瘤腔,内见造影剂旋涡样充填,低回声部分始终未见明显强化。

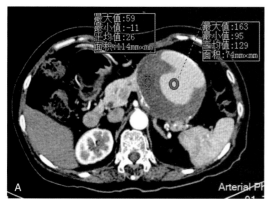
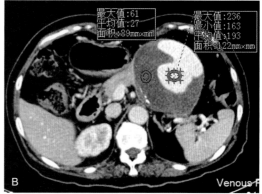
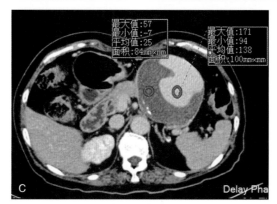

图 47-2 腹部肿物 CT 增强图像

CT 增强(A、B、C)胰腺体尾部囊实性异常强化影,边界规则,壁薄,囊壁及囊内见多发点状及线样钙化;囊内见不规则软组织密度影,密度均匀;三期 CT 值约 26HU、27HU、25HU,明显强化部分三期 CT 值约 129HU、193HU、138HU。

【手术及病理】患者行肿物切除术,术后组织病理提示脾动脉假性动脉瘤。

【点评】脾动脉假性动脉瘤最常见的原因包括外伤、医源性损伤、局部的炎症或感染等。症状、体征及实验室检查缺乏特异性,可能导致诊断延迟。一般来说,所有内脏动脉假性动脉瘤、症状性内脏动脉瘤及许多无症状内脏动脉瘤都需要治疗,以降低破裂相关死亡风险。治疗目标是将动脉瘤囊从体循环隔绝,同时较好地保留远端血流。脾动脉假性动脉瘤具有特征性的灰阶、彩色多普勒及频谱多普勒超声表现,彩色多普勒超声能够对其进行准确有效的诊断。超声造影对血流监测的灵敏度高,能够动态地显示瘤腔灌注的全过程,明确瘘口位置,评估瘘口及瘤腔范围,为临床治疗方式的选择提供重要依据。

病例 48

【病史】患儿,男性,13 天,腹痛伴腹泻、呕吐 2 天。患儿于 2 天前无明显诱因感上腹部疼痛,为阵发性发作,疼痛性质不明。外院腹部 CT 增强检查提示中腹肠系膜扭转,周围脂肪层内密度高;脾大、脾梗死、肠管水肿。遂至本院就诊。

【体格检查】体温 36.8℃,脉搏 108 次 /min,呼吸 19 次 /min,血压 107/79mmHg。神志清楚,稍烦躁,反应可。全身未见青紫、瘀斑,双侧瞳孔直径 3mm,等大等圆,对光反射正常,角膜反射正常,巩膜稍黄染,口唇发绀。胸廓抬高,双肺呼吸音清,未闻及干湿啰音。心律齐,心音有力,各瓣膜区未闻及明显病理性杂音。腹部稍膨隆,未见肠型及蠕动波。中腹部压痛,无反跳痛,无肌抵抗,未触及包块,脾脏轻度肿大。移动性浊音(–),可闻及肠鸣音,3 次 /min。生理反射存在,病理反射未引出,四肢肌张力可。双手杵状指,血块收缩试验<3 秒。

【实验室检查】血气分析 pH 7.29,HCO_3^- 15.8mmol/L,碱剩余 –7.9mmol/L。

【超声表现】脾门处脾静脉扭曲扩张,较宽处内径约 16mm,胰腺段处脾静脉内径 16mm,内见高回声区,大小约 16mm×14mm;CDFI 显示脾静脉内血流可见充盈缺损(图 48-1)。

【超声诊断】考虑为脾静脉扭曲扩张伴栓子形成。

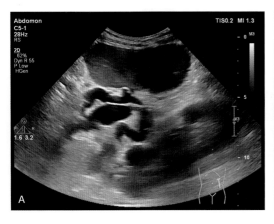
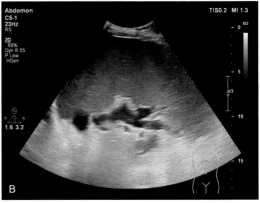

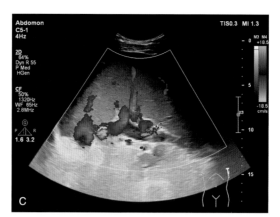

图 48-1 脾静脉栓塞超声图像

脾门处脾静脉扭曲扩张,内见高回声区(A、B);
CDFI 示脾静脉内血流可见充盈缺损(C)。

【超声诊断依据】脾门处脾静脉扭曲扩张内见高回声区,CDFI 示脾静脉内血流可见充盈缺损。

【手术记录】行开腹探查术,术中可见空回肠交接处有一肠管缺血扩张肿胀,颜色呈暗红色,长度约 40cm。缺血坏死肠段及其肠系膜静脉扩张迂曲,伴血栓形成。

【点评】本例男性患儿因腹痛伴腹泻、呕吐 2 天就诊。结合腹部 CT 增强和超声检查,考虑为中腹肠系膜扭转伴脾静脉扭曲扩张及栓子形成。肠系膜扭转导致肠系膜血管受压,造成门静脉主干闭塞,门静脉、脾静脉、肠系膜上静脉及其分支的广泛栓塞。

临床上,脾静脉栓塞通常由慢性胰腺炎、脾脏肿瘤等疾病引起;一般指脾静脉内血栓形成,或外源性疾病压迫脾静脉导致脾静脉管腔部分或完全堵塞而引起的临床疾病,往往不会单一存在,一般伴肠系膜静脉血栓及门静脉血栓。超声是临床筛查及评估的首选方法。超声可以初步诊断临床无症状的脾静脉栓塞,也可用于评估有症状的患者。CT 和 MRI 检查,尤其是门静脉重建,可用于进一步确诊脾静脉栓塞,并且对肠系膜静脉血栓和脾静脉血栓的诊断更具优势。

一般采取溶栓和抗凝治疗,如脾静脉栓塞导致脾梗死,需紧急手术治疗,行剖腹探查脾切除术。

病例 49

【病史】患者,男性,58 岁,高血压、糖尿病 10 余年。

【实验室检查】肌酐 74μmol/L,尿素 7.09mmol/L,尿酸 264μmol/L。

【超声表现】见图 49-1。

【超声诊断】右肾动脉未见明显异常。

【超声诊断依据】右肾动脉管壁未见斑块,管腔内透声好,血流信号充盈良好,未探及高速血流,血流从肾门至肾皮质呈"树枝"状分布。超声造影清晰显示肾动脉走行自然,造影剂显影强度均匀,未见充盈缺损。

【点评】肾动脉狭窄(RAS)是肾动脉最常见的病变,超声是 RAS 筛查的首选影像学检查;但肾动脉管径细、位置深,常规超声难以清晰显示肾动脉的狭窄程度,而通常使用血流动力学参数进行间接评估。主要包括收缩期峰值流速、肾动脉与腹主动脉收缩期峰值流速比值、肾动脉与叶间动脉收缩期峰值流速比值或肾内动脉频谱是否存在小慢波等。因此,常规超声不仅应评估肾动脉主干的血流动力学参数,还应评估肾内的血流情况。

侧腰部冠状切面超声造影有助于肾动脉主干全程显影。侧腰部冠状切面可减少肠道气体的干扰,有助于追踪肾动脉主干全程。此外,超声造影可显著增强血流信号,从而清晰显示血管管腔。因此,侧腰部冠状切面超声造影可对肾动脉主干进行更有效的形态学评估,再结合常规超声的血流动力学参数对肾动脉的间接评估,有助于准确诊断肾动脉病变。

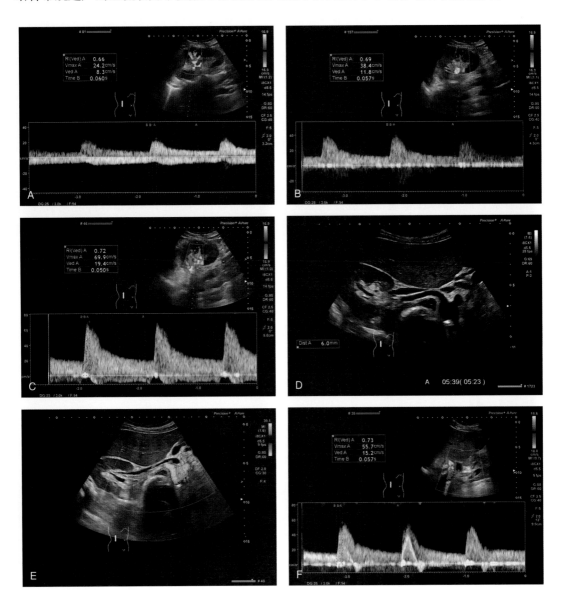

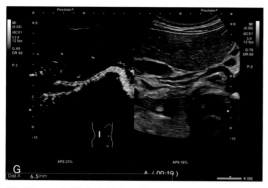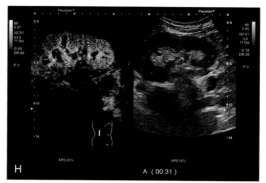

图 49-1　右肾动脉超声图像

脉冲多普勒超声显示叶间动脉频谱,PSV=24.2cm/s,RI=0.66,AT=0.06秒(A);脉冲多普勒超声显示肾内段动脉(下前段)频谱,PSV=38.4cm/s,RI=0.69,AT=0.06秒(B);脉冲多普勒超声显示肾门处肾动脉频谱,PSV=69.9cm/s,RI=0.72,AT=0.05秒(C);侧腰部冠状切面二维灰阶超声显示肾动脉肾外段全程管壁及管腔未见明显异常(D);侧腰部冠状切面彩色多普勒超声显示肾动脉肾外段全程管腔内血流信号充盈良好(E);侧腰部冠状切面脉冲多普勒超声显示肾动脉起始处流速未见增快,PSV=55.7cm/s(F)超声造影显示右肾动脉全程管腔内造影剂充填均匀(G);超声造影条件下,右肾显影(H)。

病例 50

【病史】患者,女性,57岁。1个月前无明显诱因下出现腰背部疼痛不适,阵发性,可自行缓解,当地医院腹部 CT 提示右肾动脉瘤。

【实验室检查】无明显异常。

【超声表现】见图 50-1。

【超声诊断】右肾动脉瘤。

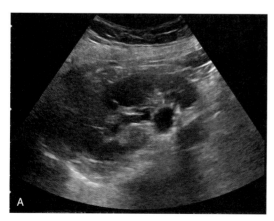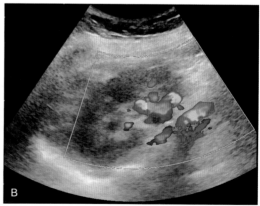

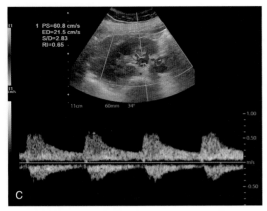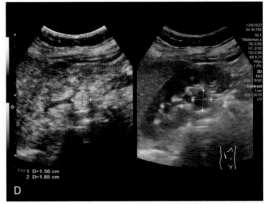

图 50-1　超声图像

A. 二维超声右肾门处无回声区;B. 彩色多普勒显示其内五彩血流;C. 频谱多普勒超声显示双向动脉频谱;
D. 超声造影后无回声区内造影剂填充(红色箭头为动脉瘤所在位置)。

【超声诊断依据】右肾门处可见无回声区,CDFI 探及其内五彩血流信号,与肾动脉相连通,频谱多普勒超声测及双向动脉频谱。

【其他影像学检查】见图 50-2。

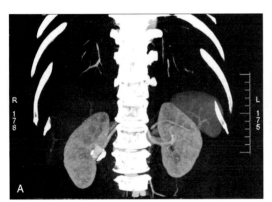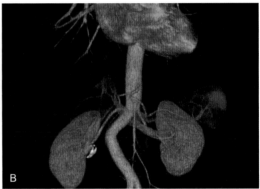

图 50-2　CTA 及三维重建图

A. 冠状面显示右肾门部异常增强病灶,与右肾动脉主干相连通;B. CTA 的三维重建图像。

【点评】肾动脉瘤属于少见且发病隐匿的内脏动脉瘤,占所有内脏动脉瘤的 15%~19%,可发生于任何年龄。国外报道的普通人群年发病率为 0.01%~1%,在进行血管造影的高血压人群中占 2.5%,在纤维肌发育不良人群中则高达 9.2%。肾动脉瘤通常生长缓慢,动脉瘤破裂多发于妊娠期妇女,其破裂可造成严重危害。80% 为单发,右侧多见,占 60%~70%;17% 为肾内型,20% 为双侧同时发生,30% 为多发。

肾动脉瘤大多为肾实质外动脉瘤,约占 85%;其余 15% 为肾实质内动脉瘤。最常发生于肾动脉主干分叉,约占 60%,可能是此处内弹力层的不连续性导致动脉壁薄弱。肾动脉瘤通常较小,75% 直径小于 1cm,90% 直径小于 2cm。2020 年《美国血管外科学会内脏动脉瘤诊疗指南》中,推荐以瘤体最大直径为 3cm 作为无合并症状肾动脉瘤患者的手术临界值。按照形态和部位,肾动脉瘤的分型包括囊状动脉瘤、梭形动脉瘤、肾内动脉瘤,其中以囊状动脉瘤最为常见,约占93%。此外还有少见的夹层动脉瘤和假性动脉瘤。

多普勒超声检查具有无创的优点,CDFI和频谱多普勒超声有利于瘤体内血流的显示和诊断。但受患者肥胖、腹内气体与检查医师经验水平的影响,容易漏诊。CTA和三维重建可以清晰显示瘤体的位置及腔内形态,三维重建可显示瘤体与周围结构的空间位置关系。MRA与CT类似,但对动脉瘤壁钙化的显示不及CT。肾动脉造影是诊断的金标准。

治疗包括手术治疗或腔内治疗。目的是预防破裂或治疗高血压,原则是尽可能保留肾脏,不到万不得已不进行肾脏切除。

病例 51

【病史】患者,女性,66岁。主诉外院体检发现左肾占位性病变1周。患者于1周前外院体检行腹部超声检查时发现左肾占位性病变,为求进一步诊治来本院就诊。既往史:高血压病史10余年,无外伤史及手术史。

【体格检查】体温36.9℃,脉搏72次/min,呼吸18次/min,血压140/92mmHg。神志清楚,呼吸平稳,全身皮肤黏膜无瘀点瘀斑,全腹平软,未及局部隆起、凹陷,未及蠕动波。无明显压痛及反跳痛,无肌抵抗,未触及包块,脾肋下未触及。移动性浊音(−)。双下肢无水肿。

【实验室检查】血常规及血生化未见明显异常。

【超声表现】见图51-1。

【超声诊断】左肾中部囊实性肿块伴周边环状钙化,考虑肾动脉瘤伴血栓形成。

【超声诊断依据】二维灰阶超声可见左肾中部混合回声区,该混合回声区周边见环状强回声;CDFI示无回声区内血流信号充盈,似与肾动脉相延续,脉冲多普勒示无回声区内探及动脉频谱。

【其他影像学检查】见图51-2。

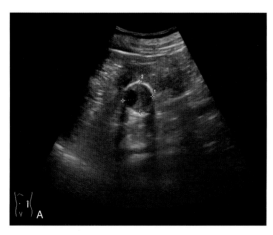
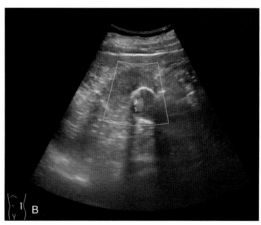

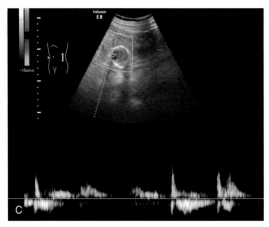

图 51-1　肾动脉瘤超声图像

二维灰阶超声显示左肾中部混合回声区,边界尚清,内部回声不均匀,内可见无回声区,周边见环状强回声(A);CDFI 显示无回声区内血流信号充盈,似与肾动脉相延续,脉冲多普勒超声示无回声区内探及动脉频谱(B、C)。

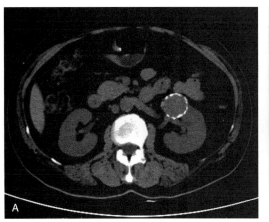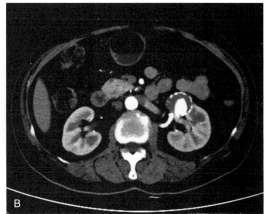

图 51-2　肾动脉瘤 CT 图像

CT 平扫显示左肾门见异常密度肿块,平扫呈等密度,周围见环形钙化(A);
CT 增强显示该结节与左肾动脉相通,内见弧形低密度(B)。

【点评】本例患者为老年女性,主诉为外院体检发现左肾占位性病变 1 周。结合超声及 CT 表现,考虑为肾动脉瘤伴血栓形成。肾动脉瘤是一种临床罕见的肾血管性疾病,约占内脏动脉瘤的 22%,发病率约 0.015%。肾动脉瘤形成的病因主要是肾动脉中层弹性纤维先天性发育不良,其次是后天性疾病如动脉硬化、肌纤维疾病、动脉炎等。大部分肾动脉瘤患者无症状,少数患者可伴高血压、腰部疼痛、血尿、尿路梗阻等临床症状,肾动脉瘤破裂会危及生命,需要引起临床重视。目前肾动脉瘤的治疗方法有开放手术和腔内介入治疗。对于瘤体直径大于 3cm 的肾动脉瘤患者,建议手术治疗。本例患者虽然瘤体直径大于 3cm,但目前无明显临床症状,患者不愿意接受手术治疗,因此临床采取密切随访观察的方法,并未进行手术。彩色多普勒超声能够发现肾动脉瘤的位置、大小、血流情况等信息,为临床制订诊疗方案提供依据,同时有助于术前的长期监测和术后的效果评估。

病例 52

【病史】患者，男性，59 岁，间歇性右侧腰背酸痛 3 年余，呈钝痛，无发热、恶心、呕吐。外院 CT 检查提示右肾动脉瘤。

【超声表现】右肾门动脉末端分出后段动脉起始处囊性扩张，范围 4.9cm×3.8cm，无回声，CDFI 可见血流充盈。超声造影示右肾门动脉内径正常，连续性良好，右肾门动脉末端分出后段动脉起始处动脉瘤内造影剂均匀充盈，未见附壁血栓(图 52-1)。

【超声诊断】右肾动脉瘤(右肾门动脉末端分出后段动脉起始处)。

【超声诊断依据】右肾动脉局限性扩张，瘤体内血流充盈良好。

【术中 DSA 表现】患者行右肾门动脉瘤支架植入＋弹簧圈栓塞术。术中右肾动脉远端右肾门处见一偏心性动脉瘤，直径约 4cm；右肾门以远分支血管显影良好。置入支架后从支架孔眼中进入瘤腔并打入弹簧圈以栓塞瘤腔，再次造影显示远端肾动脉分支显示良好，瘤腔内血流消失(图 52-2)。

【术后超声表现】术后超声复查示右肾门局部见强回声支架影，后方伴声影，范围约 3.7cm×2.5cm，超声造影示右肾门动脉瘤腔内未见造影剂信号(图 52-3)。

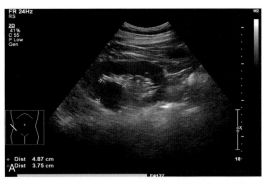

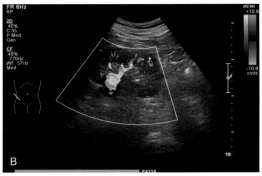

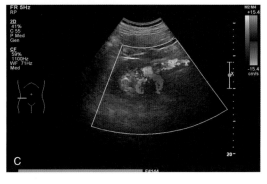

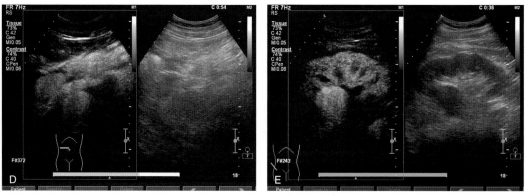

图 52-1　右肾动脉瘤超声图像

二维灰阶超声（A）右肾门处见椭圆形无回声区；CDFI（B、C）无回声区可见血流信号充盈并与肾动脉相连续；超声造影（D、E）右肾门动脉内径正常，右肾门动脉末端分出后段动脉起始处膨大，瘤体内造影均匀充盈。

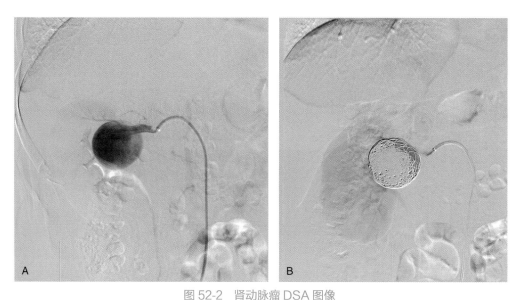

图 52-2　肾动脉瘤 DSA 图像

A. 血管造影示右肾动脉远端右肾门处见一偏心性动脉瘤，右肾门以远分支血管显影良好；
B. 弹簧圈栓塞瘤腔，瘤腔内血流消失，远端肾动脉分支显示良好。

【点评】肾动脉瘤是指肾动脉局部扩张并形成的动脉瘤，多为先天性或炎症性，也可由创伤或动脉硬化性病变导致。肾动脉瘤的主要危害在于可能导致破裂出血和肾功能不全等严重后果。因此，早期诊断和治疗非常重要。超声在肾动脉瘤的诊断中具有很高的灵敏度和特异度，其可以直接观察肾动脉瘤的形态和位置，并能检测肾动脉局限性扩张和内部的血流情况。超声造影可以显示肾动脉及其分支，以及肾动脉瘤与其周围组织的血流灌注情况，可提高超声诊断肾动脉瘤的灵敏度。超声造影时肾动脉依序显影，瘤体与肾动脉同时强化，强化后病灶边界清晰。超声在肾动脉瘤诊断方面有一定局限性，可能不易检测到较小的肾动脉瘤和深部的病变。因此，对于疑似肾动脉瘤的患者，如果超声检查结果不确定，可能需要进一步行 CTA 等影像学检查以获得更准确的诊断。

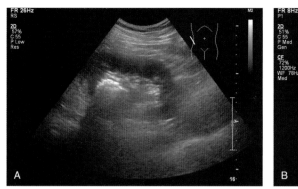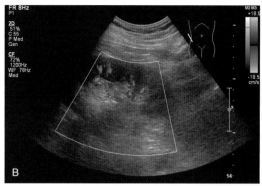
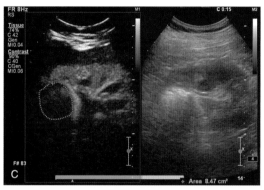
图 52-3　右肾动脉瘤弹簧圈栓塞术后超声图像
二维灰阶超声（A）右肾门局部见强回声支架影，后方伴声影；CDFI（B）病变未见血流信号；
超声造影（C）右肾门动脉瘤腔内未见造影剂信号。

　　肾动脉瘤的介入治疗方式包括支架隔绝、腔内栓塞和支架辅助栓塞。支架隔绝是将支架置于瘤体基底处，将瘤体与肾动脉隔离。腔内栓塞是通过导管将栓塞物注入肾动脉瘤，堵塞瘤内的血管，以达到栓塞瘤体的目的。支架辅助栓塞是将支架置于瘤体基底处并延伸至肾动脉远端分支，通过支架网孔向瘤腔内填充弹簧圈以栓塞瘤体。超声在肾动脉瘤的术后随访中有重要作用。术后定期进行超声检查可以观察瘤体的变化情况，评估手术治疗的效果，及时发现并处理并发症。

病例 53

　　【病史】患者，女性，45 岁。患者于 2013 年体检时发现右肾动脉瘤，无腹胀、恶心、呕吐、腹痛、腹泻等不适。2013 年于外院行肾动脉瘤弹簧圈栓塞术，其后每年规律复查。2017年 1 月无明显诱因出现右肾区隐痛不适感，无腹胀、恶心、呕吐、头晕、头痛等不适，遂于外院再次行肾动脉瘤栓塞术。2018 年底于本院超声检查发现右肾动脉瘤仍存在，2019 年初在本院行右肾动脉瘤切除术、人工补片成形术。患者起病以来精神、食欲、睡眠可，二便如常，近期体重未见明显变化。否认肝炎、结核、疟疾病史，否认高血压、糖尿病、心脏、脑血管等病史。否认家族性遗传病史。

【体格检查】体温 36.5℃,脉搏 80 次 /min,呼吸 18 次 /min,血压 137/84mmHg。身高 162cm,体重 55kg。发育正常、营养良好,正常面容,表情自如,自主体位,神志清楚,查体合作。全身皮肤黏膜无黄染,弹性正常,无皮疹,无皮下出血,毛发分布正常。无水肿,无皮下结节、瘢痕,无肝掌,无蜘蛛痣。全身浅表淋巴结无肿大。腹平坦,无腹壁静脉曲张,腹部柔软,无压痛、反跳痛,腹部未触及无包块。肝脾肋下未触及,墨菲征阴性,肾区无叩击痛,移动性浊音(–)。肠鸣音正常,4 次 /min。

【实验室检查】D- 二聚体定量 788.0μg/L(参考范围<255μg/L),余无特殊。

【超声表现】

1. 2018 年底超声检查见图 53-1。

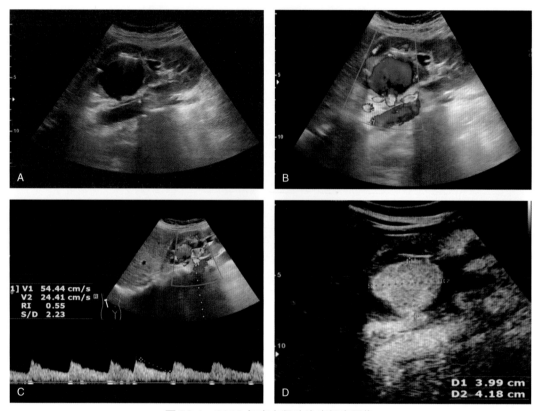

图 53-1　2018 年底右肾动脉瘤超声图像

肾脏上极可见无回声区,范围约 4.2cm×3.9cm(A);其内可见血流信号充填(B);肾动脉主干与该类圆形无回声区相通,可测得肾动脉频谱(C);超声造影显示无回声区内见来源于肾动脉主干的造影剂显影(D)。

2. 2022 年术后超声检查见图 53-2。

【超声诊断】2018 年底超声:右肾动脉瘤栓塞术后,右肾上极动脉瘤。2022 年术后超声:右肾动脉瘤切除术 + 人工补片成形术,补片处肾动脉管径略增宽;右肾上极肾实质明显变薄,考虑肾梗死。

【超声诊断依据】无回声区与肾动脉主干相通,无回声区内可见血流信号,超声造影可见来源于肾动脉主干的造影剂显影。肾皮质灌注可见右肾上极肾实质菲薄,考虑肾梗死。

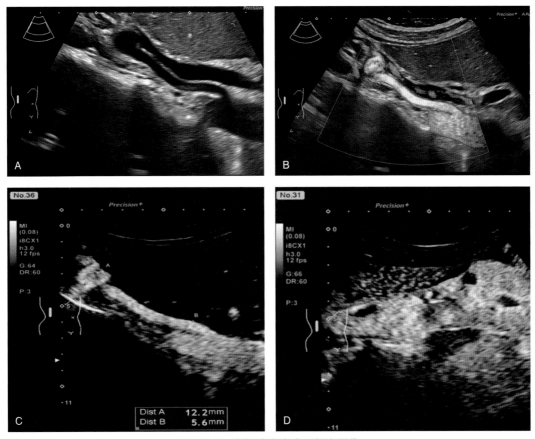

图 53-2 右肾动脉瘤术后超声图像

右肾动脉主干远端管腔局限性增宽,较宽处约 1.2cm,其近心端管径约 0.6cm(A);管腔内血流信号充盈(B);超声造影显示右肾动脉瘤切除术+人工补片成形术后,右肾动脉主干远端管腔局限性增宽(C);右肾皮质灌注显示右肾上极肾实质明显变薄(D)。

【其他影像学检查】2018 年底 CTA 检查见图 53-3。

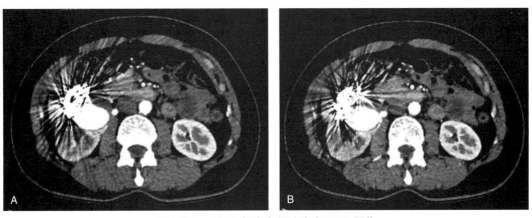

图 53-3　2018 年底右肾动脉瘤 CTA 图像

动脉瘤处造影剂源自右肾动脉主干(A 和 B 图为不同平面)。

【手术记录】穿刺右侧股动脉成功后,植入 4F 鞘管,经鞘管置入 4F 取栓导管,在导丝配合下将取栓导管球囊部植入右肾动脉开口处,固定待用。经外周静脉推注 40mg 肝素行全身肝素化。右肾静脉套带备用,阻断右肾静脉近下腔静脉处,切开右肾静脉,经取栓导管推注脏器保护液行灌注,灌注 400ml 后停止灌注。阻断右肾动脉,切开右肾动脉瘤,去除血栓及弹簧圈。找到右肾动脉主干管腔,取人工补片行成形术。缝合完毕后开放肾动脉及肾静脉。造影显示右肾动脉出现狭窄,行球囊扩张术,扩张完毕,狭窄处可恢复正常管径,瘤壁包裹。检查无出血后放置引流管,依次关腹,术毕。

【点评】肾动脉病变大多为肾动脉狭窄,且大多发生于肾动脉起始处。该病例是较为少见的肾动脉瘤,且病变位置靠近肾脏内部,二维灰阶超声检查时需要与肾囊肿相鉴别,CDFI 可显示无回声区内部的血流信号以进行区分。超声造影可直观地显示来源于肾动脉主干的造影剂充填,从而明确肾动脉瘤的诊断;此外,肾皮质灌注可以较为灵敏地显示肾梗死的位置及范围,为临床提供更多的信息。

病例 54

【病史】患者,女性,57 岁,异体肾移植术后 2 年,复查发现移植肾动脉瘤 4 个月。

【实验室检查】血常规及血生化均未见明显异常。

【超声表现】见图 54-1。

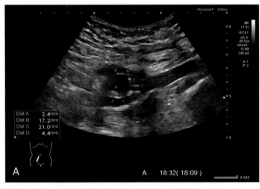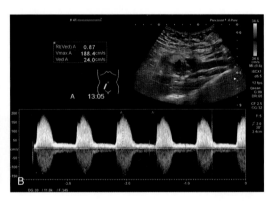

图 54-1　移植肾动脉起始处超声图像

二维灰阶超声可见移植肾肾动脉起始处瘤样扩张,范围约 17.2mm × 21.0mm,附壁可见低回声,厚度约 4.4mm,吻合口处瘤颈内径约 2.4mm(A);频谱多普勒超声图像可见吻合口处瘤颈内探测到入瘤方向高阻动脉血流信号,PSV 约 188cm/s,RI 约 0.87(B)。

ER54-1

超声造影表现见图 54-2。

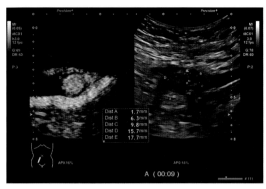

图 54-2　移植肾动脉起始处超声造影图像
移植肾动脉两处声束呈瘤样增宽,近端瘤腔大小约
1.0cm×0.6cm,远端瘤腔大小约 1.8cm×1.6cm。

ER54-2

【超声诊断】移植肾动脉近段多发瘤样膨出,较大瘤腔内伴附壁血栓;移植肾动脉吻合口未见狭窄。

【点评】超声检查能够及时发现移植肾动脉起始段瘤样扩张,瘤体两端均与肾动脉主干血流相交通。同时瘤体内低回声提示瘤内血栓形成,为临床及时采取治疗措施起到了提示作用。

病例 55

【病史】患者,男性,80 岁,高血压 20 年余,近日血压 155/95mmHg。

【超声表现】双肾大小、形态正常,肾实质回声均匀,肾内段动脉及叶间动脉血流充盈良好,频谱多普勒超声各参数正常。左肾动脉起始处可见局限性强回声斑块,大小约 8.3mm×2.6mm,该处血流束略变细,PSV 约 88cm/s,余肾动脉肾外段血流充盈良好(图 55-1)。超声造影示左肾动脉起始斑块处造影剂充盈缺损,余肾动脉肾外段管腔造影剂充盈良好,声束未见明显狭窄,声束宽约 6.4mm(图 55-2)。

【超声诊断】左肾动脉起始处斑块,管腔未见明显狭窄。

【超声诊断依据】常规二维灰阶超声于肾动脉开口切面清晰地显示了斑块形态及大小,彩色及频谱多普勒超声显示局部彩色血流信号充盈情况,并测定局部流速在正常范围。超声造影显示肾动脉肾外段造影剂充盈良好,斑块处局部管腔造影剂声束未见明显狭窄。

【点评】动脉粥样硬化斑块导致管腔狭窄是肾动脉狭窄的最常见病因,在适当的体位及扫查切面基础上,清晰显示斑块及管腔血流充盈情况,对明确诊断至关重要。超声造影能够增强肾动脉肾外段血流显示,熟练操作时可动态、清晰地呈现动脉全程走行,观察或测量声束有无狭窄。结合彩色及频谱多普勒超声可以显示可疑狭窄处血流频谱参数特征,如 PSV 加快、肾内动脉频谱加速时间延长等改变,常规超声结合超声造影可以显著提高肾动脉狭窄诊断的准确率。

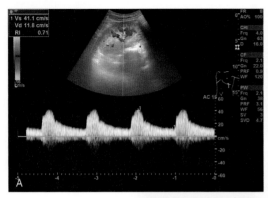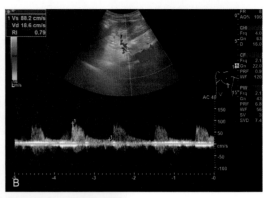

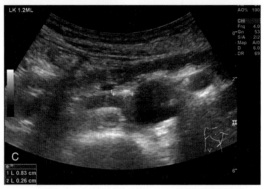

图 55-1　肾动脉斑块及血流超声图像

左肾内动脉及肾动脉开口处可见彩色血流,频谱多普勒超声参数正常(A、B);
肾动脉开口处可见强回声斑块(C)。

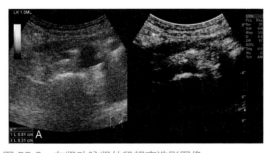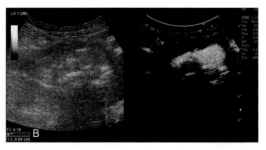

图 55-2　左肾动脉肾外段超声造影图像

超声造影 15 秒肾动脉开口处可见斑块,管腔造影剂开始充盈(A);超声造影 18 秒肾动脉肾外段造影剂充盈良好,肾动脉开口斑块处声束未见明显狭窄(B)。

病例 56

【病史】患者,女性,33 岁,肾移植术后 7 月余,肌酐升高 3 月余,返院复查。

【实验室检查】血肌酐 150μmol/L。

【超声表现】见图 56-1。

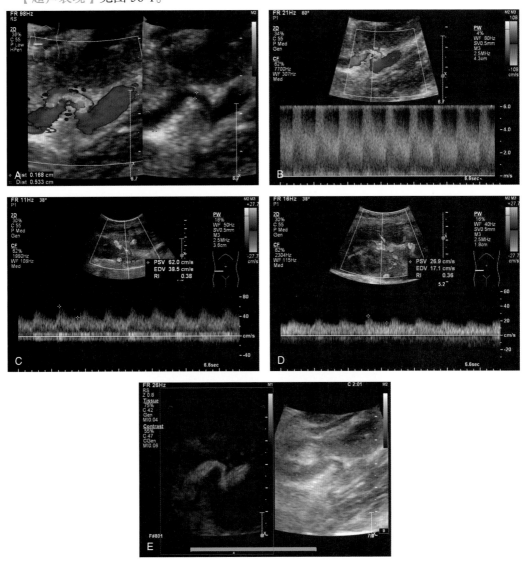

图 56-1　移植肾动脉狭窄超声图像

二维灰阶和彩色多普勒超声(A)移植肾动脉近吻合口端主干局部狭窄,局部稍迂曲,局部可见五彩镶嵌样血流信号;脉冲多普勒超声(B)狭窄处 PSV>600cm/s;脉冲多普勒超声(C、D)肾段动脉 PSV62cm/s,RI=0.38,叶间动脉 PSV 约 27cm/s,RI=0.36,加速时间稍延长;超声造影(E)移植肾动脉近吻合口端主干局部变细。

【超声诊断】移植肾动脉近吻合口端主干局部狭窄,建议行 CTA 检查。移植肾内动脉流速稍低,RI 减低。

【超声诊断依据】二维灰阶超声显示移植肾动脉近吻合口端局部狭窄,彩色多普勒超声局部可见五彩镶嵌样血流信号,局部流速增快,超出频谱多普勒超声测量范围。超声造影示移植肾动脉近吻合口端主干局部变细。

【其他影像学检查】下腹部 CTA 增强检查:移植肾动脉起始段重度狭窄(图 56-2)。

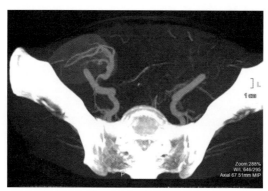

图 56-2　移植肾动脉狭窄 CTA 图像
红色箭头处为 CTA 所示移植肾肾动脉狭窄处。

【术中造影】行对侧髂外动脉插管并造影,可见移植肾动脉起始段明显狭窄。用球囊扩张后于狭窄处置入 6mm×24mm 支架,并成形狭窄肾动脉,再次造影见支架位置和膨胀良好,血流通畅(图 56-3)。

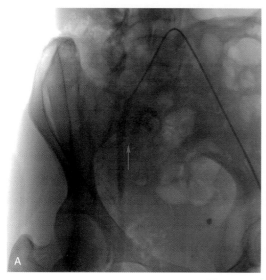 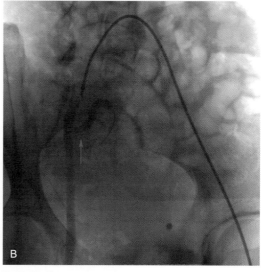

图 56-3　血管造影图像
移植肾动脉造影示移植肾动脉起始段明显狭窄(A);置入支架后再次造影见支架位置和膨胀良好,
血流通畅(B)。红色箭头处为 DSA 所示移植肾肾动脉狭窄处。

【术后超声表现】移植肾位于右侧髂腰部,大小为 11.0cm×4.2cm,肾实质厚度 1.5cm。回声正常,肾皮质和肾髓质分界清楚,肾乳头回声正常,集合系统正常。移植肾动脉起始段可见支架回声,大小约 2.0cm×0.6cm。支架内血流通畅,PSV 151.8cm/s,RI=0.68;肾段动脉 PSV 70.5cm/s,RI=0.66;叶间动脉 PSV51.9cm/s,RI=0.62(图 56-4)。

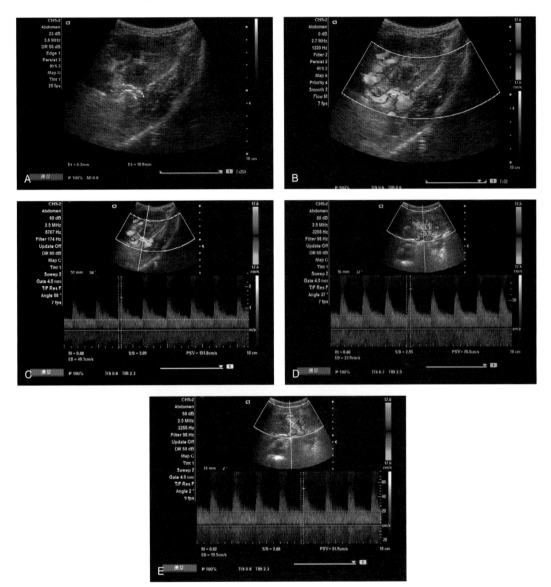

图 56-4 移植肾动脉狭窄支架植入术后超声图像

二维灰阶超声(A)移植肾动脉起始段可见支架回声。彩色多普勒及脉冲多普勒超声(B、C)支架内血流通畅,PSV 151.8cm/s,RI=0.68;脉冲多普勒超声(D、E)肾段动脉 PSV 70.5cm/s,RI=0.66;叶间动脉 PSV51.9cm/s,RI=0.62。

【点评】移植肾动脉狭窄是肾移植术后最常见的血管并发症,发病率为 1%~23%,多发生在吻合处或在近供体侧,常在术后 2 年内发生,可导致顽固性高血压和移植肾功能损害。彩色多普勒和频谱多普勒超声是诊断移植肾动脉狭窄的常用方法。彩色多普勒超声可见狭窄处局部五彩镶嵌样血流信号,频谱多普勒超声可探及高速血流频谱。有研究认为肾动脉流速>2.5m/s、肾动脉峰值流速与髂外动脉峰值流速比值>1.8、肾动脉峰值流速与髂内动脉峰值流速比值>5 及肾动脉下游动脉加速时间延长（叶间动脉加速时间阈值为 0.08~1.00 秒）高度提示肾动脉狭窄。值得注意的是，肾动脉峰值流速受多种因素影响，无准确阈值。叶间动脉加速时间延长仅在狭窄程度>80% 时才具有较好的灵敏度。因此，移植肾动脉狭窄的超声诊断需要综合多方面考虑。此外，在围手术期，动脉痉挛、水肿可导致局部血管狭窄，此时诊断肾动脉狭窄需谨慎。超声造影能增强移植肾动脉血流显示，可清晰地显示肾动脉狭窄段并精确测量其内径，可作为超声诊断移植肾动脉狭窄的补充手段。移植肾动脉狭窄的治疗方法主要是血管介入治疗，包括球囊扩张术和血管内支架植入术。超声在移植肾动脉狭窄介入治疗后的随访复查中也起着重要作用。随访时可通过超声来观察治疗效果，包括血管通畅情况、血流动力学状态和移植肾血流灌注情况等。

病例 57

【病史】患者，男性，40 岁，肾移植术后 3 月余，返院复查。
【实验室检查】血肌酐 189μmol/L。
【超声表现】见图 57-1。

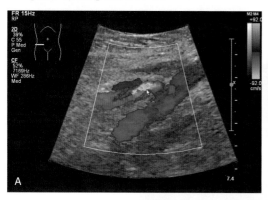
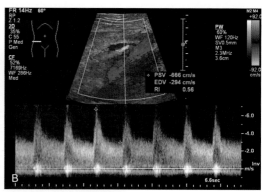
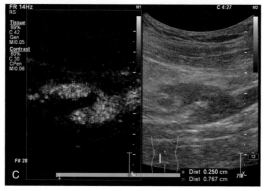

图 57-1　移植肾动脉狭窄超声图像

彩色多普勒超声（A）移植肾吻合口 - 起始段血流束变细、呈五彩镶嵌样血流信号；脉冲多普勒超声（B）狭窄处 PSV 696cm/s；超声造影（C）移植肾动脉起始段充盈缺损，最窄处 0.25cm，狭窄以远肾门动脉扩张。

【超声诊断】移植肾动脉起始段狭窄。

【超声诊断依据】彩色多普勒超声显示局部可见五彩镶嵌样血流信号,局部流速增快。超声造影显示起始段充盈缺损,局部管腔狭窄。

【点评】在移植肾动脉狭窄中,超声诊断是一种重要的无创检查方法,包括二维灰阶超声、彩色多普勒超声、频谱多普勒超声和超声造影。二维灰阶超声可用于观察肾脏的大小、形态和回声,但难以显示肾动脉狭窄处。彩色多普勒超声能够显示狭窄处的局部五彩镶嵌样血流信号,能够观察移植肾动脉狭窄病灶的位置和范围,但是受多种因素影响,其诊断的准确度有限。频谱多普勒超声可探测高速血流频谱,对于评估狭窄的程度和术后血流重建的情况具有重要意义,但受血管痉挛、水肿等因素的影响,可能会出现假阳性结果。超声造影通过注射超声造影剂,可增强移植肾血流显示,清晰地显示肾动脉狭窄段并精确测量其内径,是评估移植肾动脉狭窄的重要补充手段。

病例 58

【病史】患者,女性,71 岁。因"多食、多饮 17 年,双手麻木及双腿乏力 1 月余"来诊。高血压病史 17 年,长期服用药物降压治疗,血压控制在 120/80mmHg,1 个月前无明显诱因下血压升高至 240/112mmHg,调整抗高血压药,目前血压控制在(140~150)/(80~90)mmHg;血脂异常 10 余年,长期口服药物治疗;1 个月前发现轻度脂肪肝、脑动脉硬化。

【体格检查】体温 36.0℃,脉搏 78 次 /min,呼吸 18 次 /min,血压 115/70mmHg。余未见异常。

【实验室检查】血常规及血生化未见明显异常。

【超声表现】见图 58-1。

【超声诊断】双肾动脉起始段硬化斑块,左肾动脉起始段局限性狭窄(轻度)。

【点评】动脉粥样硬化斑块是导致肾动脉狭窄的最常见病因,病变最常发生于肾动脉起始段,通过二维灰阶超声清晰显示肾动脉起始段并观察有无斑块,通过彩色多普勒超声判断管腔内血流充盈情况,再结合脉冲多普勒超声测定是否有高速血流来判断肾动脉起始段管

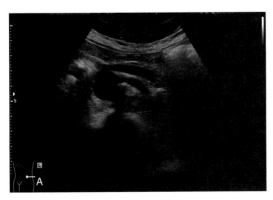
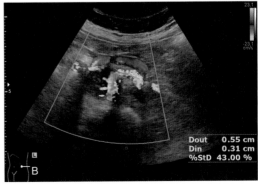

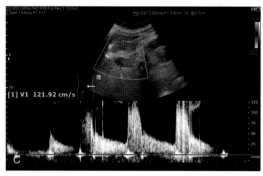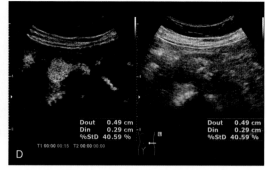

图 58-1　左肾动脉起始处轻度狭窄超声图像

二维灰阶和彩色多普勒超声（A、B）左肾动脉起始段可见强回声斑块,该处血流呈花色；脉冲多普勒超声（C）狭窄处流速增快,PSV 约 122cm/s；超声造影（D）左肾动脉起始段局部管腔变细。

腔是否狭窄及狭窄程度。超声造影能够更清晰显示肾动脉全程,观察及测量造影剂声束即可判断肾动脉管腔有无狭窄。常规超声联合超声造影可以显著提高肾动脉狭窄超声诊断的准确率。

病例 59

【病史】患者,女性,79 岁。确诊高血压、高脂血症及冠心病多年。1 个月前因"肾动脉超声提示双侧主肾动脉起始段狭窄可能"来诊。

【体格检查】体温 36.0℃,脉搏 78 次 /min,呼吸 18 次 /min,血压 115/70mmHg。余未见异常。

【实验室检查】血常规及血生化未见明显异常。

【超声表现】

1. 右肾动脉近段管壁可见强回声及低回声（图 59-1A、B）,斑块处血流充盈缺损,局部管腔变窄（图 59-1C）,峰值流速增高,PSV 约 154.5cm/s（图 59-1D）。腹主动脉 PSV 约 54.5cm/s。超声造影：低回声斑块显示更加清晰（图 59-1E）；右肾动脉近段管腔轻 - 中度狭窄,测量直径狭窄率约 52.5%、39.0%（图 59-1F、G）。

2. 左肾动脉近段管壁可见强回声及低回声（图 59-2A）,斑块处血流充盈缺损,局部管腔变窄（图 59-2B）,峰值流速增高,PSV 约 210.5cm/s（图 59-2C）。腹主动脉 PSV 约 54.5cm/s。超声造影示左肾动脉近段最窄处声束宽约 1.5mm,远端正常管腔声束宽约 4.4mm,直径狭窄率约 66%（图 59-2D）。

【超声诊断】双肾动脉近段硬化斑块,管腔局限性狭窄（左侧中度,右侧轻 - 中度）,双肾动脉血流阻力指数增高。

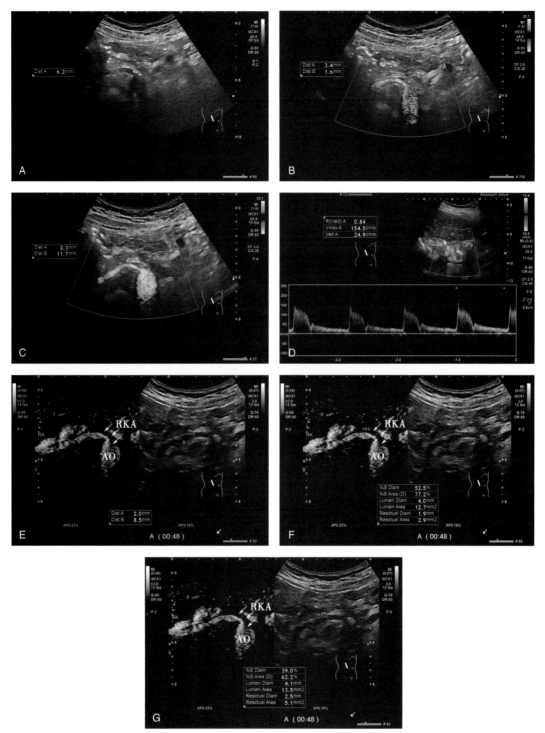

图 59-1　右肾动脉近段狭窄超声图像

二维灰阶超声和彩色多普勒（A、B、C）示右肾动脉近段强回声及低回声斑块,该处血流束变细;脉冲多普勒（D）狭窄处流速增快,PSV 约 154.5cm/s;超声造影（E、F、G）低回声斑块显示更加清晰,右肾动脉近段局部管腔变细。

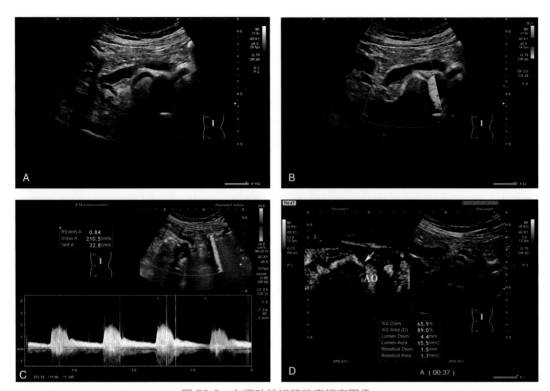

图 59-2　左肾动脉近段狭窄超声图像

二维灰阶和彩色多普勒超声（A、B）左肾动脉近段强回声及低回声斑块，该处血流束变细；脉冲多普勒超声（C）狭窄处流速增快，峰值流速约 210.5cm/s；超声造影（D）左肾动脉近段局部管腔变细。

【其他影像学检查】肾动态显像：腹主动脉显影后 3 秒双肾显影，2 分钟双肾显影清晰，位置、大小及形态大致正常，肾皮质放射性摄取稍减低，分布尚均匀。4 分钟起显像剂开始进入双肾集合系统，随后肾皮质放射性逐渐下降，至 20 分钟时双肾皮质放射性明显减低，但双肾盂内见少量显像剂滞留。活动后大部分排出。肾血流图：双肾血流灌注减低。肾图：双肾峰时稍后延，峰值稍减低、排泄延缓。分肾肾小球滤过率（GFR）：左肾 30.1ml/min，右肾 25.6ml/min。

检查意见：双肾形态、大小及位置大致正常；双肾小球滤过功能稍减低；双侧上尿路引流尚通畅。

【点评】肾动脉狭窄的最常见病因是动脉粥样硬化斑块，最常发生于肾动脉起始段。通过二维灰阶超声、彩色多普勒超声观察有无斑块及管腔内血流充盈情况，结合脉冲多普勒超声测定是否有高速血流来判断肾动脉管腔是否狭窄。但是二维灰阶超声对于一些低回声斑块显示困难，本例中，通过彩色多普勒超声显示了二维灰阶超声不易看到的低回声斑块，超声造影进一步清晰显示了斑块的轮廓，有助于更准确地测量斑块的大小及局部管腔的狭窄程度。所以，要将二维灰阶超声、彩色多普勒超声、脉冲多普勒超声及超声造影相结合，从而对肾动脉有无狭窄及狭窄程度作出较为准确的判断。本例患者右侧主肾动脉管腔既有轻度狭窄，又有中度狭窄，是一个不均匀狭窄，超声造影可以清晰显示右侧主肾动脉全程，从而更好地评估肾动脉狭窄程度。

病例 60

【病史】患者,男性,76 岁。发现血压升高 4 月余,曾于外院就诊,调整抗高血压药治疗,并行检查,超声检查可见双肾动脉狭窄,未行手术治疗,为求进一步治疗来本院就诊。既往有冠心病史 20 余年,2003 年行冠状动脉支架植入术。高血压病史 30 余年,口服硝苯地平、酒石酸美托洛尔等药物,自诉血压控制可。

【体格检查】体温 36.0℃,脉搏 80 次 /min,呼吸 18 次 /min,血压 180/80mmHg。余未见异常。

【实验室检查】血常规及血生化未见明显异常。

【超声表现】

1. 二维灰阶超声及 CDFI 见图 60-1。

2. 超声造影示双肾动脉起始段声束局限性变细,右侧较窄处声束宽约 2.4mm,正常段内径约 6.9mm,直径狭窄率约 65%(图 60-2A);左侧较窄处声束宽约 2.5mm,正常段内径约 7.3mm,直径狭窄率约 66%(图 60-2B)。

【超声诊断】双肾动脉起始处硬化斑块,管腔局限性狭窄(中 - 重度)。

【其他影像学检查】CTA 结果见图 60-3。

【手术记录】患者行肾动脉支架植入术(图 60-4)。

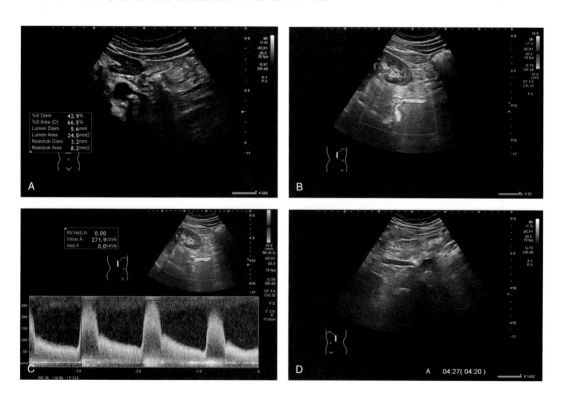

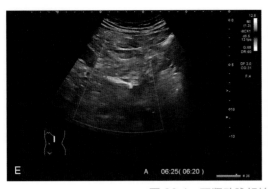
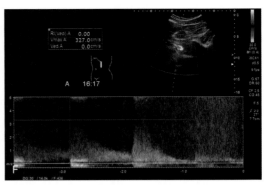

图 60-1　双肾动脉起始处斑块及狭窄超声图像

右肾动脉起始处斑块,局部血流呈花色、流速增快(A~C);左肾动脉起始处斑块,

局部血流呈花色、流速增快(D~F)。

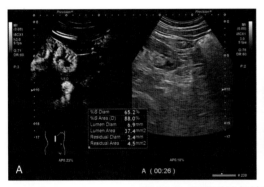
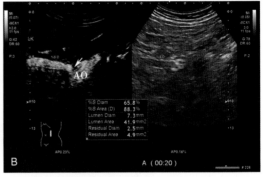

图 60-2　双肾动脉起始处管腔狭窄超声造影图像

右肾动脉起始段中 - 重度狭窄(A);左肾动脉起始段管腔中 - 重度狭窄(B)。

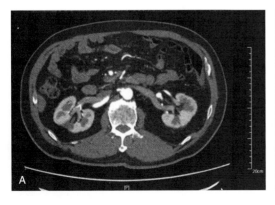
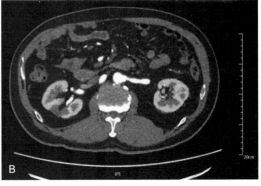

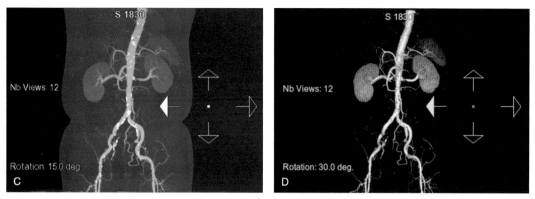

图 60-3　双肾动脉起始段狭窄 CTA 图像

右肾动脉、左肾动脉起始段管壁非钙化斑块，管腔重度狭窄（A、B）；

三维重建示双肾动脉起始段管腔重度狭窄（C、D）。

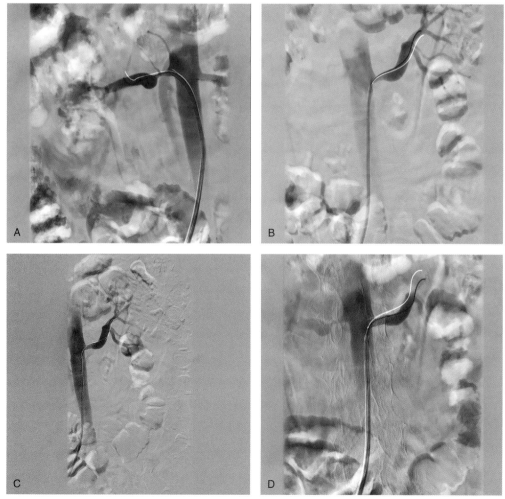

图 60-4　双肾动脉起始段狭窄术中 DSA 图像

术中 DSA 示右肾动脉起始处重度狭窄（A）；术中 DSA 示左肾动脉起始处重度狭窄（B）；支架植入后
右肾动脉狭窄段已基本扩至正常（C）；支架植入后左肾动脉狭窄段已基本扩至正常（D）。

【术后超声表现】

1. 二维灰阶超声及 CDFI 表现见图 60-5。

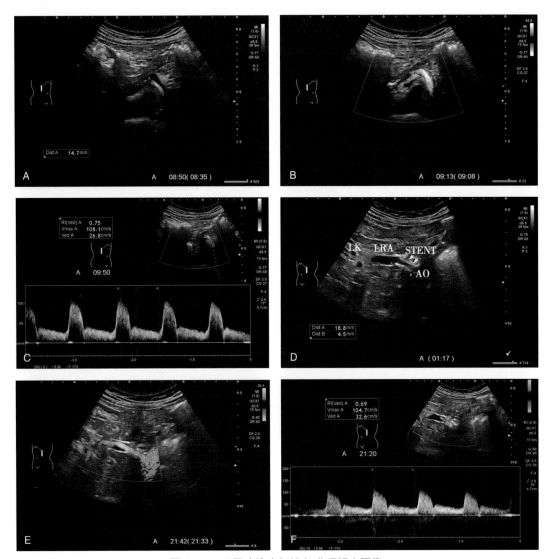

图 60-5　双肾动脉支架植入术后超声图像

右肾动脉近段可见支架样回声,支架内血流通畅,血流频谱未见异常(A~C);
左肾动脉近段可见支架样回声,支架内血流通畅,血流频谱未见异常(D~F)。

2. 超声造影表现见图 60-6。

【术后超声诊断】双肾动脉支架植入术后,支架内血流通畅。

【点评】肾动脉狭窄(renal artery stenosis,RAS)在老年人群中相当常见。在 65 岁及以上老年人中 RAS 患病率约为 7%,在糖尿病和继发性高血压等人群中达 20%;RAS 不仅可致继发性高血压,当严重到一定程度时还可引起肾动脉血流动力学异常,导致肾血流灌注减退等肾功能改变,部分轻中度 RAS 患者早期即可出现肾功能减退。常规超声结合超声造影检查可以提高超声对 RAS 的诊断价值。超声造影安全性高,无肝肾毒性,尤其适用于对碘造影剂过敏及肝肾功能不全患者的诊断及治疗随访。

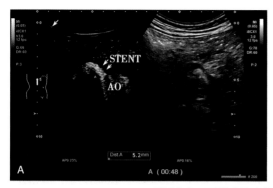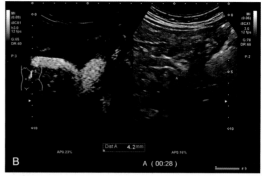

图 60-6　双肾动脉支架植入术后超声造影图像

右肾动脉支架内造影剂充盈良好（A）；左肾动脉支架内造影剂充盈良好（B）。

病例 61

【病史】患者，男性，56岁，血压升高29年，近日血压178/107mmHg。

【实验室检查】血常规及血生化未见明显异常。

【术前超声表现】双肾大小、形态正常，肾实质回声均匀，肾内血流频谱未见明显异常。右肾动脉起始段可见局限性低回声斑块，大小约7.0mm×2.5mm，该处管腔血流显著变细呈花色，PSV约296cm/s，余肾动脉肾外段血流充盈良好（图61-1A、B）。超声造影示右肾动脉起始段造影剂局部充盈缺损，声束直径狭窄比约70%，余肾动脉肾外段管腔造影剂充盈良好（图61-1C）。测定双肾实质造影剂灌注时间-强度曲线及参数，右肾造影剂灌注峰值强度（peak intensity，PI）为92.7dB，达峰时间（time to peak，TTP）为22.1秒，曲线下面积（area under curve，AUC）为3 959（dB·s），左肾造影剂灌注 PI 为122.8dB，TTP 为20.1秒，AUC 为8 078.6（dB·s）（图61-1D、E）。

【超声诊断】右肾动脉起始段重度狭窄。

【超声诊断依据】常规超声于肾动脉起始段借助血流信号局部充盈缺损显示了低回声斑块形态大小；彩色及频谱多普勒显示局部管腔彩色血流信号显著变细呈花色，提示存在狭窄，PSV 显著增快。进一步超声造影显示肾动脉起始段造影剂声束重度狭窄。

【术后超声表现】术中患者行右肾动脉造影证实起始段狭窄达80%（图61-2），长度范围约1cm，遂以药物球囊扩张狭窄段，造影显示狭窄段基本扩至正常。4个月后超声复查，右肾动脉起始段管腔血流束略变细，PSV 正常约105cm/s（图61-3A、B）。超声造影示右肾动脉起始段造影剂声束未见明显狭窄（图61-3C），右肾实质造影剂灌注时间-强度曲线参数显示术后 PI 增高为128.3dB，AUC 增大为7540.4（dB·s），TTP 缩短为16.2秒（图61-3D）。

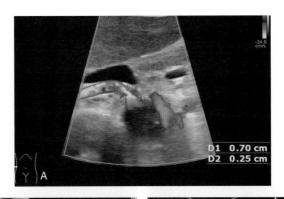

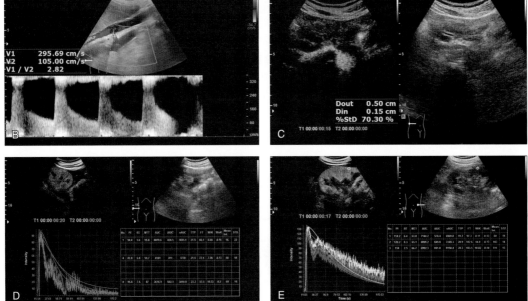

图 61-1　右肾动脉起始处重度狭窄超声图像

右肾动脉起始段斑块,管腔见花色血流,局部流速显著增快(A、B);超声造影示该处管腔狭窄达 70%(C);右肾及左肾实质造影剂灌注时间 - 强度曲线及参数(D、E)。

ER61-1

【点评】动脉粥样硬化斑块导致管腔狭窄是肾动脉狭窄的最常见病因,病变最常发生于肾动脉起始段。因此,在适当体位及扫查切面基础上,力争清晰显示肾动脉起始段,观察管腔内血流充盈情况,测定血流速度,进一步超声造影能够增强肾动脉全程显示,观察及测量造影剂声束即可判断肾动脉管腔有无狭窄。结合彩色及频谱多普勒超声显示可疑狭窄处血流频谱特征,如重度狭窄可致管腔局部 PSV 显著增快,肾内血流频谱呈小慢波等改变。常规超声联合超声造影可以显著提高肾动脉狭窄超声诊断准确率。

另外,肾实质超声造影微血流灌注时间 - 强度曲线可以半定量反映取样区的血流灌注特征。既往研究显示,其可作为评估肾脏病理生理改变的敏感指标,肾皮质血流灌注与肾动脉狭窄患者预后也明显相关。肾动脉重度狭窄患侧肾实质时间 - 强度曲线参数中,TTP往往延长,PI 及 AUC 减低,与核素肾功能动态显像测定的肾小球滤过率具有一定相关性,

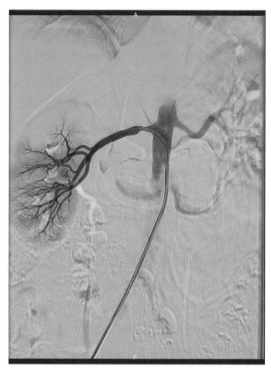

图 61-2　右肾动脉术中 DSA 图像

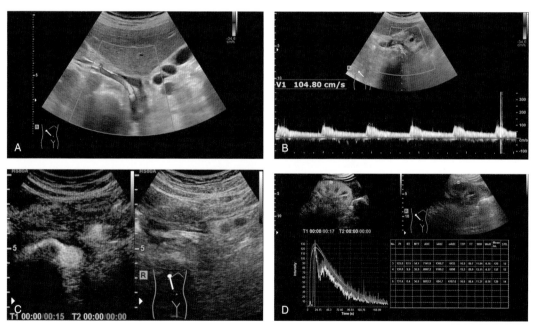

图 61-3　球囊扩张术后超声图像

右肾动脉起始段管腔血流充盈尚可,局部流速正常(A、B);超声造影示右肾动脉起始段
管腔未见明显狭窄(C);右肾实质造影剂灌注时间 - 强度曲线及参数(D)。

ER61-2

且常早于血肌酐值等生化指标改变。其中,多数研究认为 AUC 变化的特异性更高。患者行球囊扩张或支架植入等血管成形术后,随着肾脏缺血的改善,时间 - 强度曲线参数也发生相应改变。本例患者肾动脉重度狭窄行球囊扩张术后,肾实质造影剂灌注时间 - 强度曲线参数 PI 及 AUC 增高,TTP 缩短,提示肾实质血流灌注量增加。肾脏实质造影剂血流灌注时间 - 强度曲线参数不仅与肾动脉有无狭窄、狭窄范围及程度有关,还与心肾功能状态、微小血管病变及间质纤维化等诸多因素相关,因而在规范性检查操作的基础上,其临床应用有待进一步深入研究。

病例 62

【病史】患者,56 岁,男性。血压升高 8 年,血肌酐升高 1 年余,左肾动脉狭窄 1 个月,行左肾动脉球囊扩张支架植入术。

【实验室检查】术前:肌酐 119μmol/L(升高),尿酸 548μmol/L(升高),尿素 7.94μmol/L。术后:肌酐 94μmol/L,尿酸 247μmol/L,尿素 6.06μmol/L。

【超声表现】术前:双肾大小形态未见明显异常。左肾动脉起始段见散在强回声斑块,大者约 4.6mm × 3.5mm(图 62-1A);斑块处血流呈花色,流速增高,PSV 约 297cm/s(图 62-1B)。右肾动脉近段管径未见明显狭窄或扩张,血流充盈良好,血流 PSV 约 102cm/s。双肾内各段动脉及叶间动脉显示清晰,血流从肾门至肾皮质呈“树枝”状分布,可达包膜下。

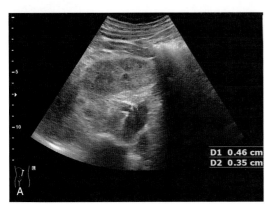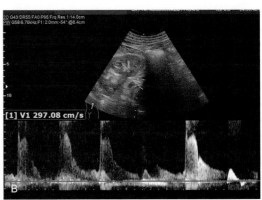

图 62-1 左肾动脉支架植入术前超声图像
二维灰阶超声示左侧主肾动脉起始处管壁高回声斑块(A);该处血流速度加快(B)。

术后:双肾大小、形态未见明显异常。左肾动脉起始段支架植入术后,管腔内可见支架样回声(图 62-2A),长约 20mm,支架内血流通畅,血流束稍细(图 62-2B),血流频谱及血流动力学参数未见明显异常,支架内血流 PSV 约 92cm/s(图 62-2C)。右肾动脉近段管径未见明显狭窄或扩张,血流充盈良好,血流 PSV 约 96cm/s。双肾内各段动脉及叶间动脉显示清晰,血流从肾门至肾皮质呈“树枝”状分布,可达包膜下。

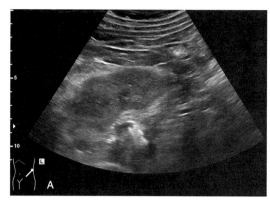
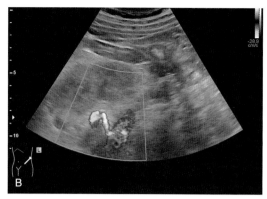
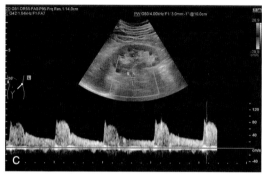

图 62-2　左肾动脉支架植入术后超声图像

左侧主肾动脉起始段管腔内见支架样回声（A）；支架内血流充盈良好（B）；血流速度不快（C）。

【超声造影表现】

术前：双侧主肾动脉、段动脉、叶间动脉及弓形动脉依次显影，直至肾皮质及肾髓质。右肾动脉起始段声束宽 5.1mm，左肾动脉起始段狭窄处声束宽约 2.6mm，正常段声束宽约 8.5mm，管腔直径狭窄率约 69%（图 62-3）。

术后：双侧主肾动脉、段动脉、叶间动脉及弓形动脉依次显影，直至肾皮质及肾髓质。右肾动脉起始段声束宽约 5.5mm，左主肾动脉支架内造影剂充盈良好，管腔未见明显狭窄（图 62-4）。

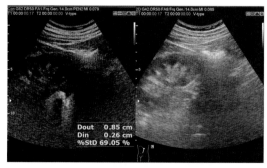
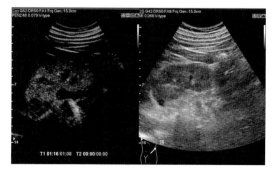

图 62-3　支架术前左肾动脉起始处超声造影图像　　图 62-4　支架术后左肾动脉起始处超声造影图像

【超声诊断】术前：左肾动脉起始段硬化斑块伴局限性狭窄（中 - 重度）。术后：左侧主肾动脉支架植入术后，支架内血流通畅。

【其他影像学检查】术前：肾动脉 DSA 提示左肾动脉起始段狭窄约 90%；核医学肾动态显像：左肾血流灌注减低，右肾血流灌注稍减低，左肾 GFR 14.2ml/min，右肾 GFR 31.5ml/min。术后：造影显示狭窄段造影剂正常通过；核医学肾动态显像：左肾血流灌注减低，右肾血流灌注大致正常，左肾 GFR 22.4ml/min，右肾 GFR 32.1ml/min。

【临床诊断】慢性肾脏病（CKD）2 期，缺血性肾病，左肾动脉狭窄，高血压 3 级（很高危）。

【点评】常规二维灰阶超声、彩色多普勒超声结合超声造影检查可全面准确地评估肾动脉狭窄情况。相较于 CTA、DSA 等损害肾功能的影像学检查手段，超声造影可在术后随访中发挥重要作用。

病例 63

【病史】患者，男性，78 岁，高血压 10 余年，伴肾功能不全。

【实验室检查】肌酐 117μmol/L，尿素 10.05mmol/L，尿酸 139μmol/L。

【超声表现】

1. **左肾动脉超声图像** 腹主动脉发出三支动脉血管汇入左肾，血流频谱均呈肾动脉频谱；超声造影清晰显示三支动脉血管走行，最终汇入左肾，见图 63-1。

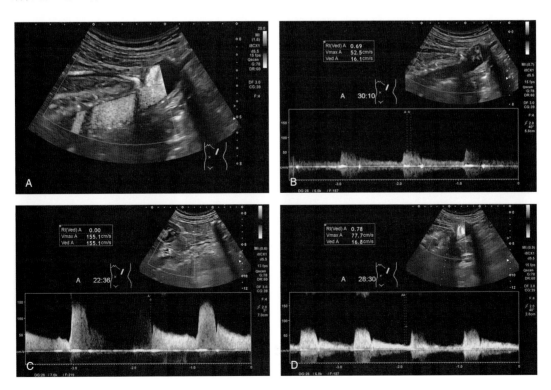

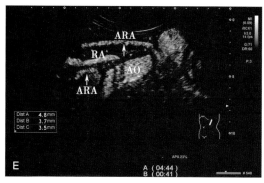
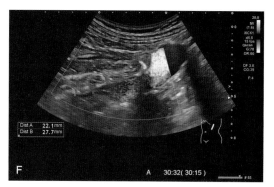

图 63-1　左肾动脉超声图像

AO，腹主动脉；RA，肾动脉；ARA，副肾动脉。箭头所示位置为两条副肾动脉。

2. 右肾动脉超声图像　腹主动脉发出两支动脉血管汇入右肾，血流频谱均呈肾动脉频谱；超声造影清晰显示两支动脉血管走行，最终汇入右肾，见图 63-2。

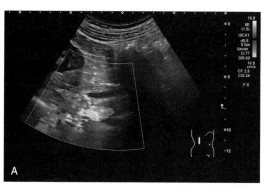
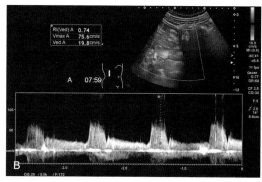
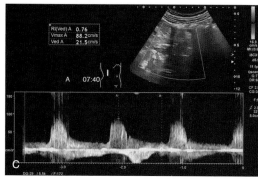
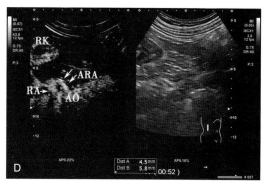

图 63-2　右肾动脉超声图像

AO，腹主动脉；RA，肾动脉；ARA，副肾动脉；RK，右肾。箭头所示位置为副肾动脉。

【超声诊断】左肾副肾动脉 2 支；右肾副肾动脉 1 支。

【超声诊断依据】腹主动脉发出三支动脉汇入左肾，血流频谱均呈肾动脉血流频谱，超声造影清晰显示血管走行，动态追踪显示血管均汇入左肾；腹主动脉发出两支动脉汇入右肾,血流频谱均呈肾动脉血流频谱,超声造影清晰显示血管走行,动态追踪显示血管均汇入右肾。超声造影可清晰显示血管管腔,测量血管内径,较粗者为主肾动脉,其余稍细者均为副肾动脉。

【点评】本病例为多支副肾动脉,左肾副肾动脉 2 支,右肾副肾动脉 1 支,属于副肾动脉 3 支型,相对少见。韩帅红等 211 例观察对象中,共发现 297 支副肾动脉,其中,1 支型占 67.77%、2 支型占 24.17%、3 支型占 7.58%、4 支及以上型占 0.47%。副肾动脉由于本身管腔细,二维灰阶超声受气体干扰显示欠清晰;彩色多普勒超声受角度依赖、血流外溢等因素影响,对管腔内径的测量不准确;频谱多普勒超声由于角度依赖或取样容积小,测定会有偏差。常规超声可以发现副肾动脉,但显示清晰度不够,容易漏诊。而超声造影由于超声造影剂被视为血管示踪剂,可以清晰显示血管管腔,并且可实时动态地追踪血管走行。本病例就是超声造影动态追踪下发现腹主动脉发出多支血管且最终均汇入肾脏,进而明确副肾动脉的诊断。尤其是左肾动脉下支副肾动脉与主肾动脉间距较远,超声造影就体现出了明显的诊断优势。总之,超声造影可以提高副肾动脉的诊断检出率。

病例 64

【病史】患者,男性,71 岁,高血压控制不佳 2 个月,行肾动脉超声造影检查。

【超声表现】左肾动脉超声图像:腹主动脉发出两支动脉血管,血流频谱为肾动脉频谱;彩色多普勒超声因血流外溢,血管走行显示不清晰;超声造影可清晰显示两支动脉血管交叉走行,并最终汇入左肾(图 64-1)。

【超声诊断】左肾副肾动脉 1 支,与主肾动脉交叉走行。

【超声诊断依据】腹主动脉发出两支动脉,血流频谱均呈肾动脉血流频谱,下游肾动脉起始处可见斑块,流速稍增高,上游肾动脉管径细,初步考虑为副肾动脉。彩色多普勒超声因血流外溢,无法清晰显示管腔走行。超声造影后,两支血管清晰显影,动态追踪血管近段及中远段,可见两支血管交叉走行并最终汇入左肾。

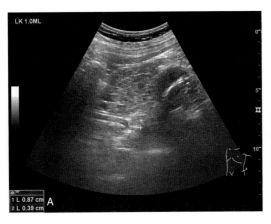
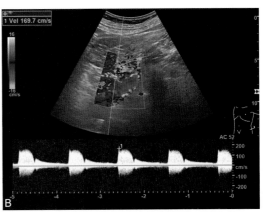

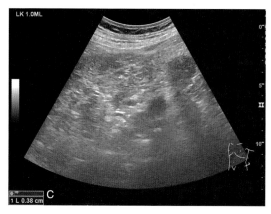
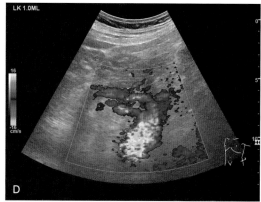

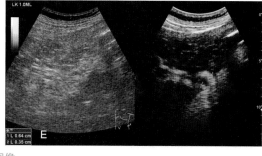

图 64-1　左肾动脉超声图像

A.主肾动脉起始处;B.主肾动脉起始处频谱;C.副肾动脉起始处;D.主肾动脉和副肾动脉起始处彩色图像;E.主肾动脉和副肾动脉起始处超声造影图像。

【其他影像学检查】患者腹部 CTA 检查显示副肾动脉自主肾动脉上游发出后与主肾动脉交叉走行并汇入肾门(图 64-2)。

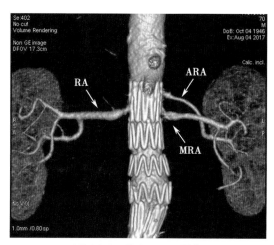

图 64-2　腹部 CTA 图像

RA,腹主动脉;MRA,主肾动脉;ARA,副肾动脉。

【点评】本病例主要特征是通过超声造影可以清晰显示副肾动脉解剖走行。随着肾移植手术越来越多,副肾动脉的解剖也开始受到关注。由于副肾动脉是终末供血动脉,如果术中误伤,会导致局部缺血坏死。多支副肾动脉会延长手术时间,加大肾移植手术难度。文献报道,副肾动脉入肾位置可分为三种:77.44% 经肾门入肾,15.49% 经肾门上方直接入肾,7.07% 经肾门下方直接入肾。因此,术前如果可以对副肾动脉作出准确诊断,包括支数及解剖走行,则可做到精准医疗,降低术中并发症的发生,提高患者手术疗效。超声造影具有无创、无辐射、实时动态的优势,可以提高副肾动脉诊断准确率,并提供更多影像评估信息。

【参考文献】

[1] 韩帅红,贾杰东,张彬,等.精准医疗需求下副肾动脉的 CT 解剖特征研究.中华腔镜泌尿外科杂志(电子版),2020,14(5):339-342.

病例 65

【病史】患者,男性,65 岁,高血压升高 2 年,糖尿病 23 年,有糖尿病视网膜病变、糖尿病大血管病变。

【实验室检查】血生化:肌酐 137μmol/L,尿素 16.54mmol/L,尿酸 600μmol/L。尿常规:蛋白质 0.5g/L,葡萄糖 28mmol/L;24 小时尿蛋白定量 0.7g/24h。

【超声表现】右肾动脉超声图像:腹主动脉发出两支动脉血管,较粗的为主肾动脉,稍细的为副肾动脉。副肾动脉血流频谱显示血流流速增高,管腔狭窄,超声造影进一步清晰显示副肾动脉管腔,明确狭窄程度(图 65-1)。主肾动脉起始处血流束变细,流速增高,超声造影清晰显示主肾动脉管腔,明确狭窄程度(图 65-2)。

【超声诊断】右侧副肾动脉伴管腔轻度狭窄,右侧主肾动脉管腔重度狭窄。

【超声诊断依据】腹主动脉发出两支肾动脉汇入右肾,血流频谱均呈肾动脉血流频谱。右侧副肾动脉二维灰阶超声可见管径细,CDFI 见五彩镶嵌血流信号,血流频谱流速增高;超声造影清晰显示管腔,测定直径狭窄率<50%,因此诊断为右侧副肾动脉伴管腔轻度狭窄。右侧主肾动脉起始处血流束变细,流速增高;超声造影清晰显示管腔,直径狭窄率>70%,因此诊断右侧主肾动脉管腔重度狭窄。

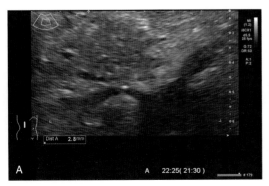
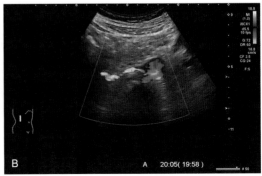

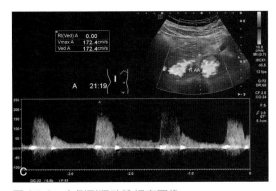
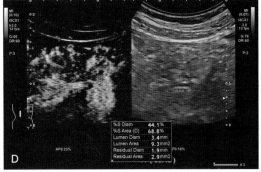

图 65-1　右侧副肾动脉超声图像

A. 右侧副肾动脉二维图像；B. 右侧副肾动脉彩色血流图像；C. 右侧副肾动脉起始处流速；D. 右侧副肾动脉超声造影图像。

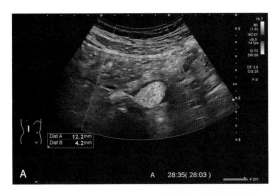
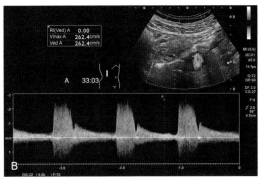
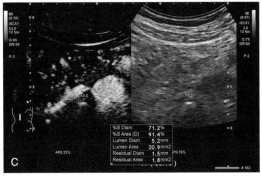

图 65-2　右侧主肾动脉超声图像

A. 右侧主肾动脉起始处；B. 右侧主肾动脉起始处频谱；C. 右侧主肾动脉起始处超声造影图像。

【其他影像学检查】患者腹部 CTA 检查显示副肾动脉起始处管腔轻度狭窄，主肾动脉起始处管腔重度狭窄（图 65-3）。腹部 CTA 和超声造影对比见图 65-4。

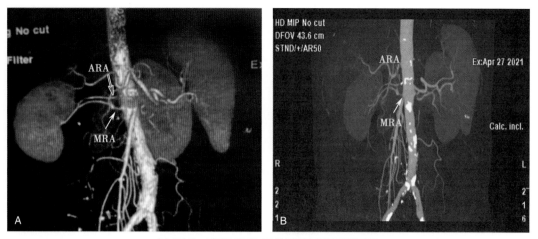

图 65-3　腹部 CTA 三维重建图及冠状面图

ARA，副肾动脉；MRA，主肾动脉；红色箭头为副肾动脉起始处；白色箭头为主肾动脉起始处。

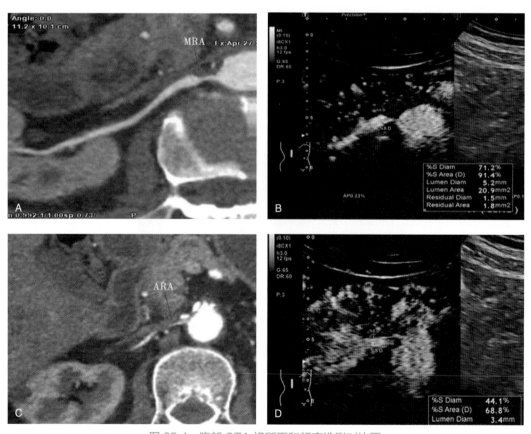

图 65-4　腹部 CTA 横断面和超声造影对比图

A. 腹部 CTA 横断面显示主肾动脉，红色箭头为主肾动脉起始处；B. 超声造影显示主肾动脉；C. 腹部 CTA 横断面显示副肾动脉，红色箭头为副肾动脉起始处；D. 超声造影显示副肾动脉。ARA，副肾动脉；MRA，主肾动脉。

【点评】本病例通过常规超声结合超声造影诊断副肾动脉狭窄。副肾动脉本身由于管径细，二维灰阶超声容易受肠气干扰，管径显示欠清；CDFI 容易有血流信号外溢，对于狭窄程度的判断不准确;频谱多普勒超声测定血流速度时容易受角度、取样容积小影响,测值有偏差,因此常规超声在准确诊断副肾动脉狭窄程度方面有一定的难度和挑战。但常规超声检查方法可以发现副肾动脉狭窄的端倪,然后再通过超声造影清晰显示副肾动脉管腔来准确评估管腔狭窄程度。本病例超声造影结果和腹部CTA比较结果一致。

病例 66

【病史】患者,男性,47岁,血压升高2年余,肌酐升高1年余。

【实验室检查】肌酐130μmol/L(升高),尿酸333μmol/L,尿素6.37μmol/L。

【超声表现】右肾体积小,大小约7.5cm×3.7cm,肾实质厚度0.9cm(图66-1A);左肾大小10.4cm×4.7cm,肾实质厚度1.3cm。双肾动脉开口处管腔内未见明显异常回声,血流束未见狭窄(图66-1B)。腹主动脉可见两支肾动脉发出至右肾,主肾动脉起始处PSV约60.0cm/s(图66-1C),副肾动脉起始处PSV约72.5cm/s,左肾动脉起始处PSV约91.3cm/s。

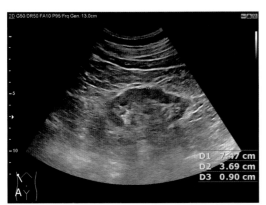
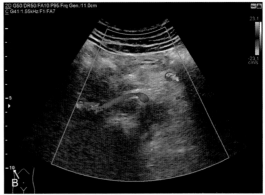
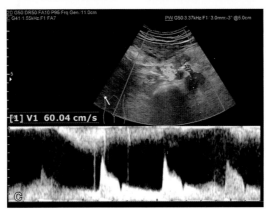

图66-1 右肾及右肾动脉主干超声图像

患者右肾体积小(A);右侧主肾动脉血流充盈良好(B);主肾动脉起始处血流速度正常(C)。

超声造影表现：双侧主肾动脉、段动脉、叶间动脉及弓形动脉依次显影，双肾动脉主干造影剂充盈良好，腹主动脉可见两支肾动脉发出至右肾（图66-2A），右侧主肾动脉声束宽约3.7mm（图66-2B），副肾动脉声束宽约2.3mm（图66-2C），管腔未见狭窄；左肾动脉主干声束宽约5.6mm，管腔未见狭窄。

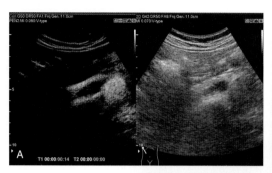
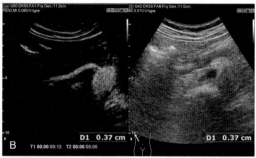
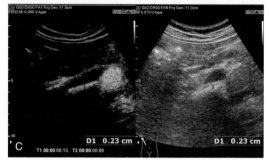

图 66-2　腹主动脉发出两支肾动脉至右肾
超声造影示两支肾动脉自腹主动脉发出（A）；主肾动脉声束宽约 3.7mm（B）；
副肾动脉声束宽约 2.3mm（C）。

【超声诊断】右肾体积小；右肾副肾动脉，主肾动脉管径稍细；双肾动脉管腔未见狭窄。

【其他影像学检查】核医学肾动态显像：左肾血流灌注稍减低，右肾血流灌注明显减低，左肾 GFR 26.1ml/min，右肾 GFR 8.29ml/min。

【临床诊断】慢性肾脏病 3 期；高血压 3 级（很高危）。

【点评】副肾动脉是肾脏供血动脉中最为常见的解剖变异。肾动脉超声造影检查可以观察副肾动脉的位置、支数，并清晰显示副肾动脉管径。此外，多普勒超声检查提供的副肾动脉血流动力学信息具有其他影像学检查不能替代的独特优势，可以帮助判断副肾动脉有无狭窄。

病例 67

【病史】患者，男性，67 岁，2015 年于外院发现右肾动脉狭窄，左肾萎缩，行药物保守治疗。2022 年为行进一步诊治入院。

【实验室检查】总胆固醇 4.87mmol/L、甘油三酯 1.6mmol/L、葡萄糖 5.2mmol/L、肌酐 112μmol/L、肾素 52ng/L、血管紧张素 Ⅱ 89.7ng/L、醛固酮 228.3ng/L。

【超声表现】右肾动脉起始段向足侧走行,与腹主动脉夹角约 50°,管腔内可见弥漫低回声,血流呈花色,PSV 约 363.2cm/s;注入超声造影剂后,右肾动脉起始段直径狭窄约 70.9%;超声造影提示右肾动脉起始段局限性重度狭窄(图 67-1~图 67-4)。右肾动脉支架植入术后,支架内血流通畅,流速未见增快;注入超声造影剂后,声束均匀,未见再狭窄;DSA 证实支架植入后,未见残余狭窄(图 67-5、图 67-6)。

【超声诊断】超声造影示右肾动脉起始段向足侧走行,与腹主动脉夹角约 50°。右肾动脉起始段局限性重度狭窄。

【超声诊断依据】冠状切面显示右肾动脉主干全程,测量起始段与腹主动脉夹角,证实起始段向足侧走行;管腔内透声差,流速明显增快,PSV 363.2cm/s;注入造影剂后测量直径狭窄约 70.9%,诊断为右肾动脉起始段局限性重度狭窄。

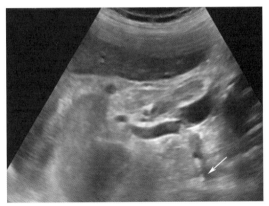

图 67-1　右肾动脉起始段二维超声图像
二维超声可见肾动脉起始段管腔内透声差。

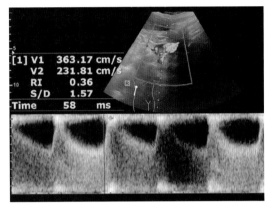

图 67-2　右肾动脉起始段血流
频谱多普勒示狭窄处流速明显增快,PSV 为 363.2cm/s。

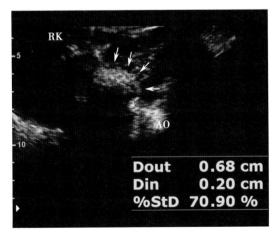

图 67-3　右肾动脉起始段超声造影图像
注入造影剂后,显示起始段声束稀疏,直径狭窄约 70.9%。RK,右肾;AO,腹主动脉;箭头所示为右肾动脉起始段。

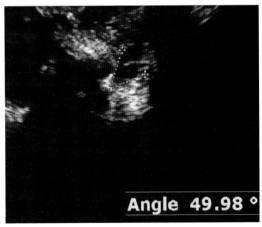

图 67-4　右肾动脉起始段走行超声造影图像
冠状切面显示右肾动脉全程,起始段向足侧、与腹主动脉夹角约 50° 发出。

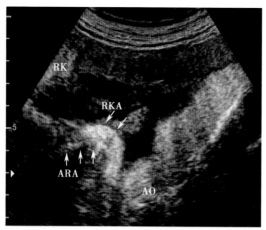

图 67-5　支架植入术后超声造影图像

注入造影剂后,显示起始段支架内声束均匀,未见残余狭窄。

RK,右肾;RKA,右肾动脉;AO,腹主动脉;ARA,副肾动脉。

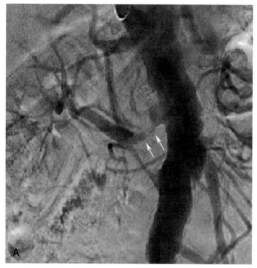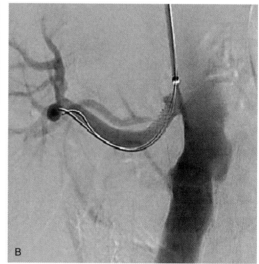

图 67-6　右肾动脉支架植入前后 DSA 图像

术前证实右肾动脉向足侧发出,合并重度局限性狭窄(A);支架植入术后,

血流通畅,狭窄解除(B)。箭头所示为右肾动脉起始段。

【其他影像学检查】术前肾动态显像:右肾血流灌注减低,左肾血流灌注严重受损,右肾峰值减低,峰时大致正常,左肾图呈低水平延长线型曲线。分肾 GFR:左肾 3.39ml/min,右肾 20.7ml/min。

【手术过程】行右肾动脉球囊扩张、支架植入术,逆行穿刺左侧肱动脉成功,置入 6F 鞘管;经外周静脉推注 45mg 肝素进行全身肝素化,经鞘管输入猪尾导管及导丝,在导丝配合下,将猪尾导管头端置于肾动脉水平。造影可见左肾动脉主干纤细,远端肾内血管稀疏、纤细,右肾动脉起始段重度狭窄,沿导丝送入 4mm 球囊进行扩张,再送入 7mm×19mm 支架。术后见右肾动脉显影良好。

【点评】粥样硬化性狭窄是最常见的肾动脉狭窄类型。经皮肾动脉内支架术为重度肾动脉狭窄的首选治疗方法。目前国内外常采用股动脉入路行肾动脉支架植入术,但一些患者存在肾动脉与腹主动脉的成角锐利、腹主动脉迂曲或股动脉病变,不适合采用股动脉入路,此时上肢动脉肱动脉入路成为一种更好的选择。所以肾动脉支架植入前,全面评价手术入路至关重要。本病例肾动脉起始段与腹主动脉夹角锐利,在外院行支架植入术未成功,遂入本院行进一步诊治。术前超声造影提示肾动脉与腹主动脉夹角较小,临床医师采用肱动脉入路,顺利置入支架解除狭窄。

超声造影采用改良切面,清晰显示肾动脉开口及全程走行,获取肾动脉与腹主动脉夹角更加简便,成为肾动脉支架植入术前、手术入路选择的可靠检查手段。

病例 68

【病史】患者,女性,18 岁。血压升高 5 月余,最高达 190/130mmHg。外院 DSA 提示右肾动脉主干起始段闭塞,可见腰动脉侧支循环,肾动脉尝试开通未果。为进一步诊治入住本院。

【实验室检查】肌酐 54μmol/L,尿素 4.19mmol/L,尿酸 164μmol/L,血清钾 4mmol/L,血清钙 2.24mmol/L,血清钠 137.8mmol/L。肾图左肾 GFR 88.9ml/min,右肾 GFR 32.3ml/min。

【超声表现】右肾大小约 9.6cm×2.9cm,实质厚度约 1.1cm,左肾大小约 10.2cm×5.2cm,实质厚度约 1.5cm;右肾动脉主干中段血流呈花色,流速增快,PSV 增快约 238.5cm/s,肾内血流加速时间延长,呈狭窄后小慢波改变;进入超声造影检查模式后,右肾动脉距离起始处 1.7cm 处声束局限性变细,直径狭窄约 61%,提示右肾动脉主干局限性中 - 重度狭窄(图 68-1~ 图 68-6)。

右肾动脉球囊扩张术后,肾动脉主干中段血流通畅,流速约 150cm/s,注入造影剂后,声束均匀,造影剂充盈良好(图 68-7、图 68-8)。

右肾动脉主干中段球囊扩张前,DSA 证实为局限性重度狭窄,球囊扩张术后,狭窄基本解除(图 68-9)。

【超声诊断】右肾动脉中段局限性狭窄(中 - 重度),考虑纤维肌发育不良所致。

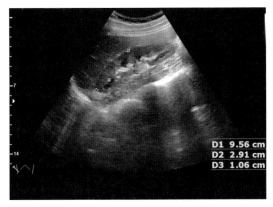

图 68-1　右肾二维超声图像
二维超声示右肾体积稍小。

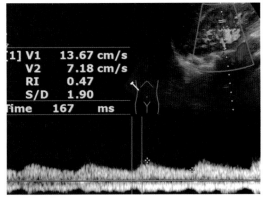

图 68-2　右肾内段动脉血流
右肾内段动脉频谱呈狭窄后小慢波改变。

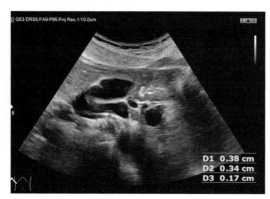

图 68-3　右肾动脉主干二维超声图像

局部放大，右肾动脉主干纤细，

内径 0.34~0.38cm。

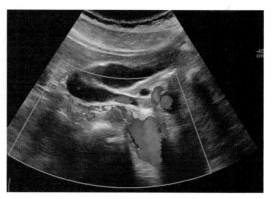

图 68-4　右肾动脉主干彩色多普勒超声图像

彩色多普勒超声示右肾动脉主干起始处血流

充盈尚可，中段呈花色血流。

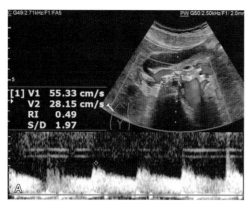

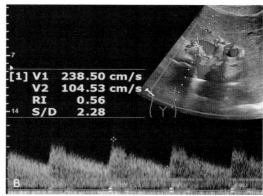

图 68-5　右肾动脉主干起始处、中段血流

右肾动脉起始处流速正常，PSV=55.3cm/s（A）；右肾动脉中段流速增快，PSV=238.5cm/s（B）。

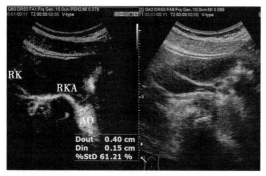

图 68-6　右肾动脉主干超声造影图像

动脉期观察右肾动脉主干纤细，开口处造影剂声束
充盈良好，距开口处约 1.7cm 处造影剂充盈缺损，管
腔局限性中 - 重度狭窄。

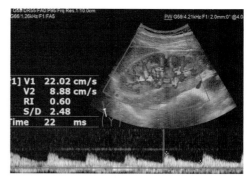

图 68-7　右肾动脉主干球囊扩张术后，

肾内段动脉及主干中段血流

肾动脉主干球囊扩张术后，肾内段动脉

血流频谱恢复正常。

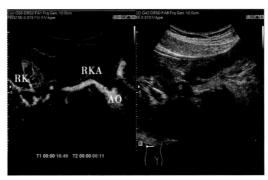

图 68-8　右肾动脉主干球囊扩张术后超声造影图像
注入造影剂后,肾动脉主干造影剂充盈良好。
RK,右肾;RKA,右肾动脉;AO,腹主动脉。

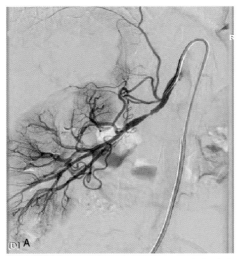
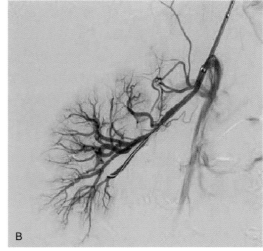

图 68-9　右肾动脉球囊扩张术前后 DSA 图像
术前 DSA 证实右肾动脉中段局限性重度狭窄(A);球囊扩张术后,狭窄基本解除(B)。

【超声诊断依据】该患者为青年女性,超声造影检查提示肾动脉中段局限性重度狭窄,未见明显动脉粥样硬化斑块及外中膜均匀向心增厚,且实验室检查阴性,首先考虑肾动脉纤维肌发育不良(局灶型)。

【其他影像学检查】CTA 提示右肾动脉中段局灶型重度狭窄(图 68-10)。

【诊疗过程】术中 DSA 示右肾动脉近中段局灶型重度狭窄,狭窄程度约 80%,肾实质显影可。病变部位经导丝置入 3mm×20mm 球囊,定位于病变部位扩张 3 分钟;撤出球囊后,再次造影显示右肾动脉通畅,狭窄消失,管壁光滑,无明显夹层,肾实质灌注好。

【点评】纤维肌发育不良是一种非动脉粥样硬化、非炎症性血管疾病。主要累及中

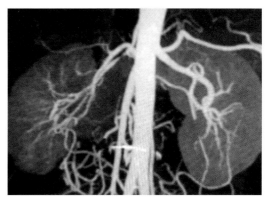

图 68-10　腹部 CTA 图像
CTA 提示右肾动脉中段局灶型重度狭窄。

小动脉,主要包括肾动脉、颈、椎动脉、颅内动脉、髂动脉及肠系膜动脉等,偶尔也可累及冠状动脉,其中最常累及肾动脉。从形态上主要划分为两类:局灶型与多灶型,本病即为局灶型纤维肌发育不良。临床主要表现为高血压,典型的可出现高肾素、低钾血症及醛固酮增多症。肾动脉球囊扩张术可作为其首选治疗方法。由于超声具有无创、实时动态等优点,因此肾动脉超声检查可作为首选筛查手段,并应用于术后随访评估。

对于纤维肌发育不良,超声造影的优势及检查思路:以常规超声检查为基础,着重识别小慢波,追踪肾动脉主干,精准取样及测定血流频谱,筛查可疑病变及部位。超声造影可以动态、增强观察动脉全程,能更准确、直观地显示肾动脉狭窄,提高诊断准确率。

病例 69

【病史】患者,男性,因“1 天前突发右侧脐旁疼痛 6 小时”来院就诊,肾区绞痛持续加重,外院腹主动脉造影提示右肾动脉夹层。2022 年 3 月 30 日就诊本院,CTA 提示右肾动脉夹层伴肾梗死,术行超声造影完善术前检查。

【实验室检查】肌酐 84μmol/L,尿素 5.42mmol/L,尿酸 296μmol/L,乳酸脱氢酶 1104U/L。

【超声表现】右肾动脉主干内径约 6.7mm,自起始段至肾门处管腔内可见线样高回声;管腔血流呈双腔,假腔内血流流速 60cm/s,真腔血流呈细束,可见花色血流信号;近肾门处流速约 238.46cm/s,并延续至肾内部分段动脉;进入超声造影检查模式后,右肾上部及后部肾实质内造影剂显影显著减低至充盈缺损(图 69-1~ 图 69-5)。右肾动脉支架植入术后,支架内血流通畅,流速未见明显增快。注入造影剂后,支架内声束均匀,造影剂充盈良好(图 69-6)。

【超声诊断】2020 年 4 月 2 日术前超声造影检查:右肾动脉夹层,累及部分段动脉;右肾上部及后部实质造影剂灌注显著减低至缺损。

2020 年 4 月 7 日术后超声造影复查:右肾动脉夹层支架植入术后,支架内血流通畅;右肾上部及后部实质造影剂灌注减低至缺损,较术前变化不明显。

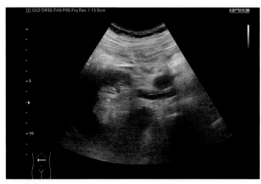

图 69-1　右肾动脉主干夹层二维超声图像
二维超声示管腔内可见分离内膜片,
呈线状高回声。

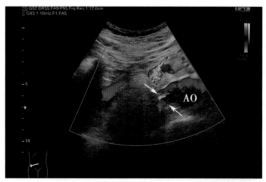

图 69-2　彩色多普勒示右肾动脉主干内真假腔血流
彩色多普勒显示真腔内颜色鲜亮血流信号及
假腔内颜色暗淡血流信号。AO,腹主动脉。

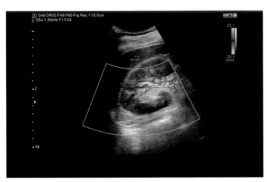

图 69-3　彩色多普勒示右肾内段动脉花色血流

夹层延伸至段动脉,血流呈花色。

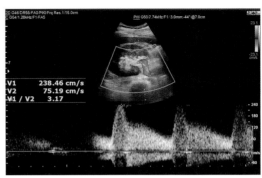

图 69-4　频谱多普勒示段动脉真腔流速明显增快

内膜剥离致被挤压真腔内流速明显增高,

PSV 约 238.46cm/s。

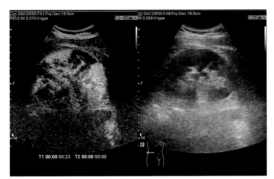

图 69-5　超声造影示肾皮质血流灌注

注入造影剂后,可见局部肾皮质血流灌注减低,

考虑夹层累及段动脉导致局部肾皮质梗死。

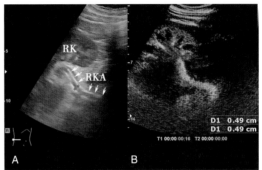

图 69-6　超声造影示右肾动脉夹层支架植入术后

肾动脉主干内可见支架强回声,注入造影剂后,肾动脉主干支架内造影剂充盈良好。RK,右肾;RKA,右肾动脉;箭头所示为右肾动脉。

【超声诊断依据】于侧卧位肋缘下斜切面探查肾动脉主干全程,自近段至肾门处管腔内可见剥离的内膜片,管腔血流呈双腔,延伸至肾门,狭窄处流速约 238cm/s;注入造影剂后,右肾上部及后部实质内造影剂显著减低至缺损。腹主动脉未见明显异常。结合二维超声清晰显示的剥离内膜片、双腔血流及造影后肾实质的灌注缺损,诊断为右肾动脉夹层伴肾梗死。

【诊疗过程】术中 DSA 证实右肾动脉中部可见内膜破口,真腔挤压呈线状,肾上极血管未显影,肾中部、下部假腔供血。随后进行了球囊扩张及支架植入治疗,术后 4 天复查超声造影显示支架内血流通畅,原肾实质梗死区未见明显改善。

【点评】肾动脉夹层常合并腹主动脉夹层等,而该患者 CTA 检查未发现主动脉、下肢动脉、其余内脏动脉异常,因此为孤立性肾动脉夹层,是一种临床少见病。可伴发肾梗死,通常以不明原因的肾绞痛就诊,实验室检查无特异性指标。

对于肾动脉夹层的超声诊断,主要依赖常规超声,超声造影对于主干夹层的诊断并无特异性,但是对肾实质梗死区的判断较为敏感。二维超声清晰显示剥离的内膜片及彩色多普勒超声显示双腔血流即可诊断肾动脉夹层。准确诊断的基础是利用多切面、多角度动态观察清晰显示肾动脉主干全程。

本病例术后复查采用了超声造影,主要考虑患者存在右肾梗死。肾功能不全时CTA检查使用的碘造影剂可能进一步带来肾功能损害,而超声造影无角度依赖,可清晰显示支架内血运通畅情况,同时也可显示肾实质灌注情况,并且无辐射、无肝肾功能损害,可以作为肾动脉病变支架植入术后复查的首选检查方法。

病例 70

【病史】患者,女性,41岁,2016年体检时发现血压高、肌酐升高、白细胞间断减低。肾脏超声显示双肾体积减小,诊断为"慢性肾衰竭,慢性肾小球肾炎"。2020年开始透析治疗,于2020年底在全身麻醉下行同种异体肾移植术。2021年3月超声造影发现移植肾动脉主干局限性中度狭窄,遂于2021年4月行球囊扩张术。否认肝炎、结核、疟疾病史,否认糖尿病、心脏、脑血管等病史。否认家族性遗传病史。

【体格检查】体温36.0℃,脉搏68次/min,呼吸18次/min,血压131/80mmHg。发育正常、营养良好,正常面容。无水肿,全身浅表淋巴结无肿大。

【实验室检查】肌酐99μmol/L,白蛋白37g/L,天冬氨酸转氨酶11U/L,尿酸380μmol/L。

【超声表现】

1. 2021年3月超声检查见图70-1。

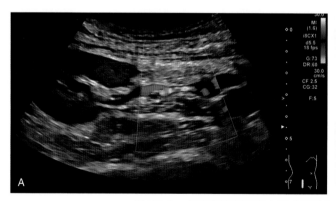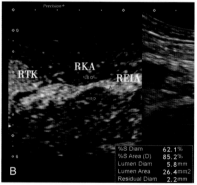

图 70-1　术前移植肾动脉主干 CDFI 和超声造影图像

CDFI显示移植肾动脉主干近段可见花色血流信号(A);超声造影显示经左上肢静脉团注超声造影剂六氟化硫微泡1.0ml,随后注入生理盐水5ml后,移植肾动脉主干近段声束局限性变细,最窄处声束宽约2.2mm,正常段声束宽约5.8mm,直径狭窄率约62%(B)。RTK,右侧移植肾;RKA,右肾动脉;REIA,右侧髂外动脉。

2. 2021年球囊扩张术后超声检查见图70-2。

【超声诊断】2021年3月超声诊断:移植肾动脉近段狭窄(中度近重度)。球囊扩张术后超声诊断:移植肾动脉球囊扩张术后管腔未见狭窄。

【超声诊断依据】移植肾动脉主干近段造影剂声束局限性变细,根据最窄处声束宽度和相邻正常段声束宽度,可以计算出该处的直径狭窄率。

【手术记录】麻醉后行造影,可见移植肾动脉近段狭窄。在导丝引导下将单弯导管输送入移植肾动脉内,撤出导丝;造影证实导管位于移植肾动脉真腔内,置入导丝,沿导丝置入 3mm×20mm 球囊,定位于狭窄部位后扩张 2 分钟,完毕后撤出球囊导管,造影可见狭窄程度减小;再以同样方式分别送入 4mm×20mm、5mm×20mm 球囊进行扩张,完毕后造影可见狭窄消失;撤出导管及导丝,封堵动脉穿刺口后,拔除动脉、静脉鞘管,局部加压包扎。

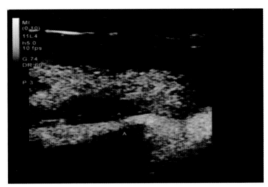

图 70-2　术后移植肾动脉主干超声造影图像
移植肾动脉球囊扩张术后,超声造影显示移植肾动脉
主干粗细均匀,未见狭窄。

【点评】移植肾动脉狭窄是肾移植术后严重的并发症,可以发生在术后任何时候。早期发现可以治愈,延误可引起移植肾功能损害。超声是一种无创检查方法,尤其超声造影剂无肝肾毒性,可作为肾移植术后随访评估的首选筛查方法,具有较高的灵敏度和特异度。肾动脉狭窄时介入治疗可以取得良好的治疗效果,具有创伤小、并发症少、住院时间短的优点。

病例 71

【病史】患者,男性,46 岁,3 年前因肾衰竭行肾移植术,术后血压间断升高,口服抗高血压药控制,效果欠佳。1 年前出现肌酐不明原因进行性升高。

【实验室检查】肌酐 203μmol/L(升高),尿素 16.94mmol/L(升高),总胆固醇 6.24mmol/L(升高),甘油三酯 1.72mmol/L(升高),血清钾 5.6mmol/L(升高)。

【超声表现】移植肾动脉走行迂曲,近吻合口处管腔变窄,血流束变细,远端流速明显增快(图 71-1)。

【超声诊断】移植肾动脉走行迂曲,近吻合口处管腔局限性重度狭窄。

【其他影像学检查】肾动态显影:移植肾的肾小球滤过功能减低,上尿路引流通畅。DSA:移植肾动脉开口位于髂外动脉,近开口处重度狭窄(图 71-2)。

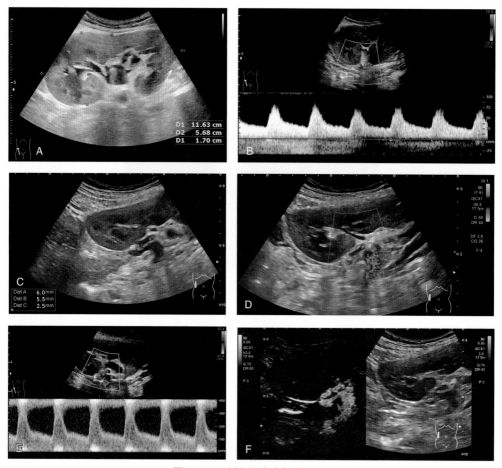

图 71-1　移植肾动脉超声图像

二维灰阶超声（A）示移植肾大小形态未见明显异常，结构清晰，肾盂肾盏轻度扩张；频谱多普勒（B）示肾内血流频谱加速时间延长；二维灰阶超声（C）示移植肾动脉走行迂曲，近吻合口处管腔局限性变窄；彩色多普勒（D）示狭窄处血流变细，远端血流呈花色；频谱多普勒（E）示狭窄远端流速明显增快，PSV>300cm/s；超声造影（F）示近吻合口处声束变细（红色箭头）。

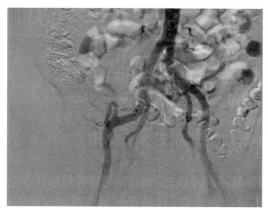

图 71-2　移植肾动脉 DSA 图像

DSA 示近吻合口处造影剂声束变细（红色箭头），移植肾动脉走行迂曲。

【治疗】患者入血管外科,于狭窄病变处行球囊扩张术,术后移植肾动脉扩张满意,残存狭窄10%,血流通畅。术后第2天肌酐157μmol/L,较前减低。

【点评】肾动脉狭窄是肾移植术后最常见的血管并发症之一,最常发生于肾移植术后3个月至2年,可导致难以控制的高血压及进行性肾功能损害。声学造影剂无肾毒性,超声检查无辐射,尤其适合用于移植肾患者。超声和超声造影可以准确诊断移植肾动脉狭窄的位置和程度,为临床医师治疗决策的制订提供有力帮助。

病例 72

【病史】患者,女性,50岁,腰痛半年,发现血尿1个月。

【实验室检查】尿常规:尿隐血(+++)。

【超声表现】见图72-1。

【超声诊断】左肾上极囊性结节,考虑左肾动静脉瘘。

【超声诊断依据】患者有腰痛及血尿症状;左肾上极无回声结节,血流特征为结节内充满五彩镶嵌样血流信号;频谱特点为高速、低阻、毛刺样、无空窗;超声造影呈均匀持续性高增强。

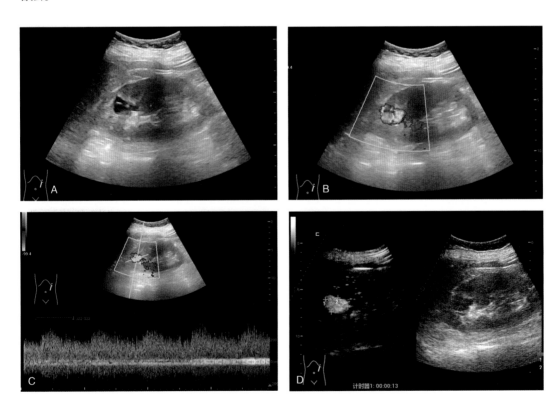

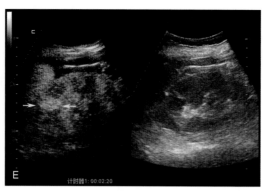

图 72-1　肾动静脉瘘超声图像

二维灰阶超声示左肾上极见 2.1cm × 1.9cm 无回声区，边界清晰，边缘尚规则，内可见线状高回声分隔（A）；CDFI 示结节内部充满五彩镶嵌的血流信号（B）；脉冲多普勒示结节内探及高速低阻血流信号，频谱呈毛刺样、无空窗（C）；超声造影示结节与肾动脉同步增强，皮质期呈均匀高增强（D）；髓质期结节呈持续性高增强（E）。

【点评】肾脏动静脉瘘较少见，动静脉瘘分为两种，即先天性和获得性，比例约 3∶1。获得性动静脉瘘可继发于外伤、动脉硬化、肿瘤及肾穿刺活检。本例患者有腰痛及血尿症状；左肾上极囊性结节，结节内充满血流信号，频谱呈高速、低阻、毛刺样、无空窗，超声造影呈均匀持续性高增强。本病例体现了彩色及频谱多普勒的优势，超声造影可以补充诊断依据，指导临床医师的下一步诊治。

病例 73

【病史】患者，男性，59 岁。因"腹痛 3 年，腹胀 1 年"入院。患者 3 年前开始反复出现上腹痛，外院检查提示血小板减少、肝功能异常，胃镜示"食管静脉曲张（中度）；慢性萎缩性胃炎？伴糜烂"等，间断口服"藏药"等药物治疗。2 年前患者仍感上腹痛，伴巩膜轻度黄染，外院检查提示"肝硬化"，胃镜提示"食管静脉曲张［全段重度，静脉曲张红色征（−）］；1 型胃底静脉曲张"，未进一步诊治，口服复方甘草酸苷等药物治疗（具体不详）。患者发现血压升高 7 年，服用硝苯地平控释片控制尚可；发现血脂、糖化血红蛋白升高 3 年，长期服用阿托伐他汀，未正规监测、诊治。既往有 15 年饮酒史，约 250g/d，已戒酒 15 年。曾行"双下肢静脉曲张手术"。

【体格检查】血压 141/86mmHg，余生命体征正常。

【实验室检查】血红蛋白 135g/L，血小板计数 67×10^9/L，白细胞计数 2.93×10^9/L，中性分叶核粒细胞百分比 42.3%；总胆红素 13.7μmol/L，直接胆红素 5.1μmol/L，丙氨酸转氨酶 45U/L，天冬氨酸转氨酶 43U/L，碱性磷酸酶 90U/L，谷氨酰转肽酶 86U/L，白蛋白 40.5g/L，葡萄糖 4.71mmol/L，肌酐 64.00μmol/L，甘油三酯 0.91mmol/L，胆固醇 4.32mmol/L；国际标准化比值 1.76，凝血酶原时间 19.7 秒；乙型肝炎表面抗体（+），乙型肝炎核心抗体（+）；癌胚抗原 7.20μg/L，总前列腺总特异抗原、血清糖类抗原 19-9 无异常；空腹血糖 5.85mmol/L，空腹胰岛素 25.3μU/ml,餐后 2 小时胰岛素 7.8μU/ml,餐后 2 小时血糖 14.48mmol/L;24 小时尿蛋白量 0.20g/24h。

【超声表现】见图 73-1。

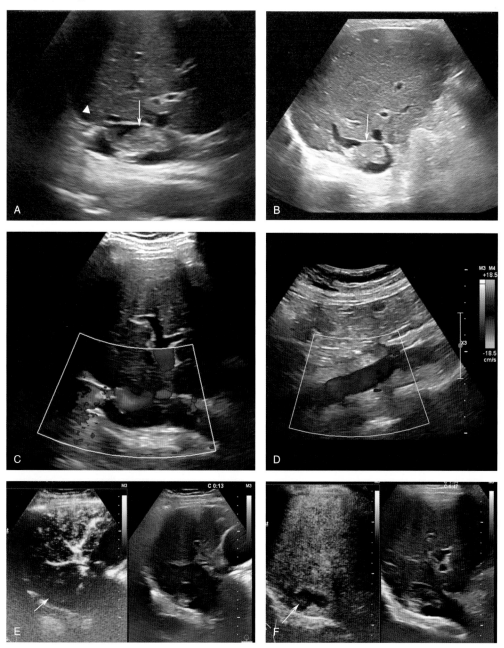

图 73-1　巴德 - 基亚里综合征(下腔静脉型)超声图像

二维灰阶超声显示下腔静脉穿膈肌处膜状强回声(A,白三角)伴肝后段实质性回声部分充填(A,血栓,长箭头);下腔静脉肝后段二维灰阶超声横断面显示管径增粗伴管腔弱回声部分充填(B,箭头);CDFI 显示下腔静脉穿膈肌处局部管腔狭窄,狭窄处流速增快,查见花色湍流信号(C);CDFI 显示肝下段下腔静脉管腔内血流信号充盈,血流反向(D)。超声造影显示下腔静脉肝后段实质性回声在动脉期及静脉期均无强化,提示血栓形成(E、F,箭头)。

【超声诊断】①下腔静脉穿膈肌处膜状强回声及穿膈肌处管腔狭窄,肝下段下腔静脉血流反向,胸腹壁浅静脉曲张,符合巴德-基亚里综合征超声图像。②下腔静脉肝后段管腔内弱回声充填,结合超声造影考虑为血栓。

【超声诊断依据】下腔静脉穿膈肌处膜状强回声伴局部管腔狭窄,下腔静脉肝后段淤血,管径增粗,管腔内血栓形成;肝下段下腔静脉管壁膜状强回声,也提示慢性血栓再通,管腔内血流反向提示侧支循环建立。三支肝静脉均汇入下腔静脉。尾状叶的肝短静脉增粗,胸腹壁浅静脉迂曲扩张,以左侧腹较明显。肝脏形态失常,尾状叶相对长大,厚约 5.0cm,包膜不光滑,实质回声粗糙、不均匀,呈结节感。以上信息可提示符合巴德-基亚里综合征(下腔静脉型)超声图像。

【其他影像学检查】1 年后 MRI 检查显示下腔静脉肝段管腔内见少许混杂信号结节,长度约 1.6cm,管腔中度狭窄,以第二肝门受累为主,肝静脉稍扩张,门静脉主干、食管-胃底静脉曲张(图 73-2)。奇静脉、脐静脉及腹壁静脉明显曲张,与上腔静脉相交通。肠系膜静脉曲张、肾静脉稍增粗。肝大,表面凹凸不平,未见异常强化病灶。

MRI 总结意见:下腔静脉肝段局部充盈缺损,多系血栓,以第二肝门受累为主,考虑巴德-基亚里综合征,奇静脉、腹壁大量侧支静脉曲张,肾静脉扩张,继发肝硬化、门静脉高压。对比 1 年前 MRI 旧片,血栓显著缩小。

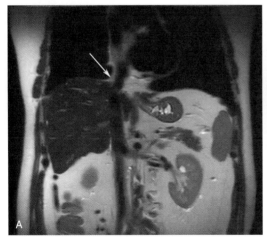
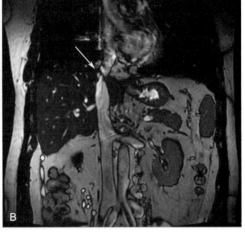

图 73-2　巴德-基亚里综合征(下腔静脉型)MRI 图像
下腔静脉肝后段管腔内见少许混杂信号结节,长度约 1.6cm(A,箭头);管腔中度狭窄(B,箭头)。

【手术记录】行球囊扩张下腔静脉成形术。

【点评】巴德-基亚里综合征分为肝静脉型、下腔静脉型及混合型。下腔静脉型通常表现为肝上段下腔静脉狭窄或阻塞,阻塞的原因有原发的(比如隔膜)或继发的(血栓、癌栓)。肝后及肝下段下腔静脉淤血,静脉增粗,静脉压增高,可导致下腔静脉远段或髂静脉血流反向、腹膜后及胸腹壁静脉曲张,以及双下肢肿胀、静脉曲张。

本病例患者即为下腔静脉型,下腔静脉穿膈肌处膜状强回声伴局部管腔狭窄,下腔静脉肝后段淤血,管径增粗,管腔内血栓形成;肝下段下腔静脉管腔内血流反向提示侧支循环建立。同时该患者出现胸腹壁静脉曲张及双下肢肿胀,还曾行双下肢静脉曲张手术。对于该患者,下肢静脉曲张、胸腹壁静脉曲张均为继发性的静脉功能不全。同时该患者下腔静脉阻塞导致肝后性门静脉高压。肝静脉型的巴德-基亚里综合征则通常为肝静脉的狭窄或阻塞,导致肝淤血,肝内血流常通过侧支经尾状叶的肝短静脉及右肝后叶的副肝静脉回流到下腔静脉,而无下腔静脉狭窄或阻塞。本病例三支肝静脉可汇入下腔静脉,无肝静脉阻塞表现。而混合型则为肝静脉和腔静脉均出现阻塞。综上所述,本病例患者符合巴德-基亚里综合征(下腔静脉型)表现。

病例 74

【病史】患者,男性,78 岁,因"发现双下肢青筋暴露 30 余年,加重 7 个月"就诊。30 余年前,患者发现双下肢浅静脉蚓状突起伴胀痛,主要分布于双侧小腿前侧及内侧、足背,可见皮肤色素沉着、瘢痕,无破溃、肿胀等不适。患者自诉双下肢下午肿胀,晨起消退。未予重视。7 个月余前,患者反复出现双下肢红斑、丘疹伴瘙痒,于外院就诊,服药后未缓解。

【体格检查】体温 36.5℃,心率 72 次/min,呼吸 20 次/min,血压 110/72mmHg。双下肢浅静脉蚓状突起,主要分布于双侧小腿前侧及内侧、足背,可见皮肤色素沉着、瘢痕。双侧肢端温暖,可扪及双侧下肢股动脉、腘动脉、足背动脉、胫前胫后动脉搏动。曲张静脉无明显压痛。双下肢等长,全身各关节活动无明显受限,全身皮肤感觉未见明显异常。右侧大隐静脉瓣功能试验阳性,右侧深静脉通畅试验通畅。

【实验室检查】血常规及血生化未见异常。

【手术方式】左侧大隐静脉高位结扎 + 左下肢浅部曲张静脉剥脱 + 局部曲张静脉硬化剂注射术。

【超声表现】

腹部静脉:肝下段下腔静脉位于腹主动脉左侧,自肠系膜上动脉与腹主动脉之间穿行至腹主动脉右侧,在肠系膜上动脉与腹主动脉之间未见受压;肝下段下腔静脉及肝上段位置未见异常,血流通畅。下腔静脉、双侧髂总及髂外静脉管径正常,管腔内未见异常回声充填,管腔内血流充盈,流速及频谱形态未见异常(图 74-1)。

下肢静脉:双侧大隐静脉大腿段主干位于隐静脉筋膜室内;右侧大隐静脉大腿段主干增粗,最粗约 0.7cm,小腿段主干及属支迂曲扩张,主要分布于小腿内侧、小腿下段前侧,最粗约 0.7cm;左侧大隐静脉大腿段主干增粗,最粗约 0.8cm,小腿段主干及属支迂曲扩张,最粗约 0.8cm,主要分布于小腿内侧、前

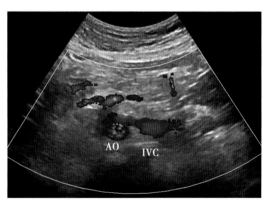

图 74-1 左位下腔静脉超声图像
在肾静脉平面以下,下腔静脉位于腹主动脉左侧。
AO,腹主动脉;IVC,下腔静脉。

侧。CDFI：上述静脉的管腔内血流信号充盈。

双侧股总静脉、左侧股浅静脉及左侧腘静脉反流，持续时间>1 秒。右侧小腿下段查见穿静脉，粗约 0.3cm，>1 秒反流。双侧大隐静脉汇入口、大腿下段、小腿上段、小腿下段均见>1 秒的反流信号（图 74-2）。

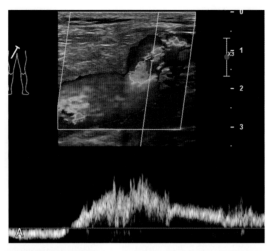

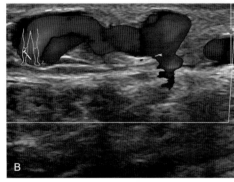
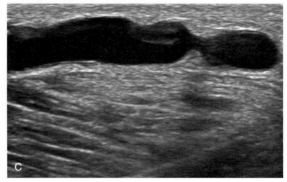

图 74-2　双侧大隐静脉超声图像

右侧大隐静脉汇入口见超过 1 秒的反流信号（基线上方）（A）；右侧大隐静脉小腿段曲张，
CDFI 示管腔内血流信号充盈（B）；左侧大隐静脉小腿段曲张（C）。

【超声诊断】①左位下腔静脉；②双侧大隐静脉曲张伴全程反流；③双侧股总静脉、左侧股浅静脉、左侧腘静脉反流。

【超声诊断依据】下腔静脉位于腹主动脉左侧，自肠系膜上动脉与腹主动脉之间穿行至腹主动脉右侧。双侧大隐静脉内径 ≥0.6cm，可探及>1 秒的血流反流信号。双侧股总静脉、左侧股浅静脉及左侧腘静脉反流，持续时间>1 秒。

【点评】下腔静脉是人体最大的静脉，收集下肢、盆部和腹部的静脉血。下腔静脉由左、右侧髂总静脉汇合而成，汇合部位多在第 5 腰椎水平，少数在第 4 腰椎水平。正常的下腔静脉走行于脊柱的右前方，沿腹主动脉的右侧上行，经肝的腔静脉沟、穿膈肌腔静脉孔，开口于右心房。

正常下腔静脉位于脊柱前方、腹主动脉右侧，扫查肝下段下腔静脉时往往需要让患者取站立位,便于显示;肝下段下腔静脉的显示受肠道气体干扰及患者体型影响,必要时,可采用左侧卧位来扫查肝下段下腔静脉的冠状面。下腔静脉变异较少见,国内外少有影像学报道,超声报道则更为少见。变异类型包括高位分叉、双下腔静脉缺如、左位下腔静脉等,且常合并其他脏器静脉属支变异。左位下腔静脉在先天性下腔静脉畸形中最少见,占下腔静脉变异的 0.2%~0.5%。它是当右侧上主静脉退化时,左侧上主静脉未退化而存留所导致的。左侧下腔静脉起始于左侧髂总静脉,并且常与左肾静脉相连。左位下腔静脉的变异往往表现为肾静脉平面以下的下腔静脉位于腹主动脉左侧,在与左肾静脉汇合后,穿肠系膜上动脉与腹主动脉夹角后转到腹主动脉右侧上行;部分左位下腔静脉还会合并肾静脉受压综合征,受到肠系膜上动脉与腹主动脉的钳夹,导致下腔静脉远段静脉压增高、下肢静脉血栓形成及双下肢静脉曲张。该患者无此合并症,但伴有双下肢静脉曲张。

认识并重视先天性下腔静脉畸形不仅可以解析各种影像学异常表现,避免不必要的诊疗措施及误伤引起腹膜后大出血等并发症,同时还对胸腹部手术具有重要指导意义。

病例 75

【病史】患者,女性,55 岁,左下肢静脉曲张 10 余年。10 余年前患者发现左侧小腿皮肤出现蚓状突起,近 1 年来加重,伴发左下肢水肿及轻度疼痛。

【体格检查】体温 36.3℃,心率 73 次/min,呼吸 21 次/min,血压 115/71mmHg,腹部外形正常,全腹软,无压痛及反跳痛,腹部未触及包块,肝脾肋下未触及,双肾未触及。左下肢浅静脉迂曲扩张,伴皮肤色素沉着。

【实验室检查】葡萄糖 7.29mmol/L,血常规、尿常规及其余血生化检查未见异常。

【超声表现】

腹部静脉超声检查:腹主动脉两侧见两支下腔静脉,由左、右侧髂总静脉各自延续而来;左肾静脉与左下腔静脉汇合,在肾静脉平面向右横行穿过腹主动脉和肠系膜上动脉夹角之间(图 75-1),与右下腔静脉合为一支上行。腹主动脉与肠系膜上动脉夹角变小,左下腔静脉在跨该夹角处管径变细,管径约 2mm,血流加速,V_{max}119cm/s;远端管径增粗,管径约 12mm,血流速度减慢,V_{max}23.4cm/s;左肾静脉管径增粗,管径约 10mm,内血流信号充盈(图 75-2)。左侧髂总静脉、髂外静脉管径正常,管腔内血流信号充盈,左侧髂外静脉流速较右侧稍慢,V_{max}13cm/s,呼吸相存在。左侧髂内静脉血流

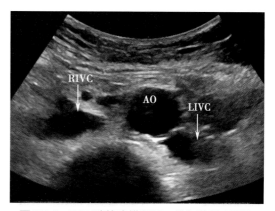

图 75-1 双下腔静脉横断面二维灰阶超声图像
两支下腔静脉分别位于腹主动脉左右两侧(白箭头)。RIVC,右侧下腔静脉;AO,腹主动脉;LIVC,左侧下腔静脉。

反向。右侧髂总静脉、髂外静脉管径正常，管壁光滑，管腔内未见异常回声充填，管腔内血流充盈，流速及频谱形态未见异常。

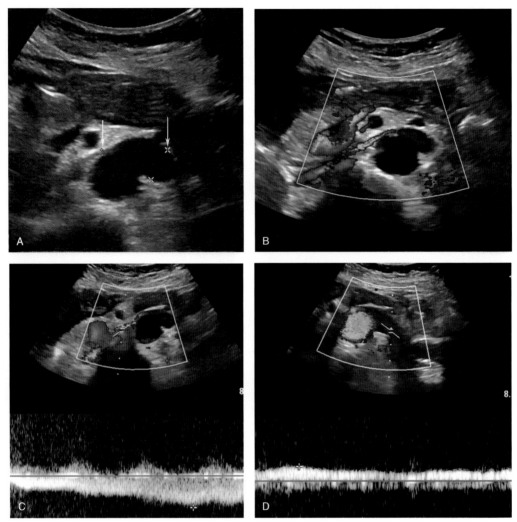

图 75-2　双下腔静脉患者左侧下腔静脉在肠系膜上动脉与腹主动脉之间受压超声图像
A. 左侧下腔静脉横行穿过腹主动脉和肠系膜上动脉夹角之间，管径明显变细（白箭头），远段管径明显增粗（黄箭头）；B. 左侧下腔静脉穿肠系膜上动脉与腹主动脉夹角段血流束变细，呈花色；C. 左侧下腔静脉受压段血流频谱，流速增快，V_{max} 119cm/s；D. 左侧下腔静脉远端血流频谱，流速减慢，V_{max}23.4cm/s。

　　下肢静脉超声检查：左侧大隐静脉汇入口管径约 7.0mm，小腿中下段及外侧迂曲扩张，管径最粗约 9.8mm，管腔内部分弱回声充填。CDFI 及脉冲多普勒：做 Valsalva 试验时，左侧大隐静脉可见持续时间超过 1 秒的反流信号，左侧小腿中下段局部大隐静脉管腔内血流信号充盈缺损（图 75-3）。左侧大隐静脉曲张伴反流。
　　双侧股总静脉、股浅静脉、腘静脉、胫后静脉、肌间静脉及右侧大隐静脉管径正常，管腔内未见异常回声充填。CDFI 及脉冲多普勒：上述静脉管腔内血流充盈，做 Valsalva 试验及挤压肢体远端时,左侧股总静脉查见超过 1.0 秒的反流信号,其余静脉未见超过 1.0 秒的反流信号。左侧股总静脉反流。

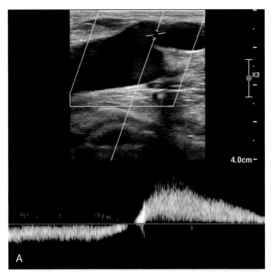

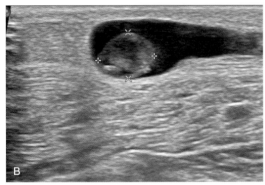
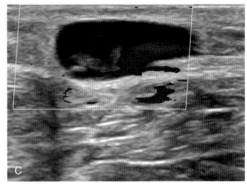

图 75-3　左侧大隐静脉超声图像

A. 左侧大隐静脉汇入口反流频谱;B. 大隐静脉小腿段曲张伴管腔内弱回声充填(血栓);
C. 曲张的大隐静脉小腿段静脉管腔内血流信号充盈缺损。

【超声诊断】双下腔静脉;左侧下腔静脉受肠系膜上动脉与腹主动脉压迫,伴肾静脉受压综合征;左侧髂内静脉血流反向;左侧股总静脉反流;左侧大隐静脉曲张伴反流,左侧小腿中下段部分管腔内血栓形成。

【超声诊断依据】腹主动脉两侧见两支下腔静脉。左侧下腔静脉在跨腹主动脉与肠系膜上动脉夹角处管径变细,管径约 2mm,血流加速,其远端管径增粗,管径约 12mm,血流速度减慢。左侧大隐静脉汇入口管径>6mm,小腿中下段及外侧迂曲扩张,管腔内部分弱回声充填;Valsalva 试验时可见持续时间超过 1.0 秒的反流信号。左侧股总静脉查见超过 1.0 秒的反流信号。

【点评】下腔静脉是人体最大的静脉,收集下肢、盆部和腹部的静脉血。下腔静脉由左、右侧髂总静脉汇合而成,汇合部位多数在第 5 腰椎水平,少数在第 4 腰椎水平。正常下腔静脉位于脊柱前方、腹主动脉右侧,下腔静脉变异较少见,国内外少有影像学报道,超声报道则更为少见。变异类型包括高位分叉、双下腔静脉缺如、左位下腔静脉等,且常合并其他脏器静脉属支变异。双下腔静脉是胚胎时期的左膈下上主静脉未退化所导致的,占下腔静脉变异的 0.2%~3%。本病例是双下腔静脉,右侧下腔静脉位于正常的下腔静脉走行区,收集右侧髂静脉及右下肢血流,左侧下腔静脉收集左侧髂静脉及左下肢血流;而该病例的左侧下腔静脉在肾静脉平面腹主动脉与肠系膜上动脉之间的夹角穿行时,受到压迫,导致出现肾静脉受压综合征,又称胡桃夹现象(NCP)、胡桃夹综合征(NCS)。其发病机制为左肾静脉机械性受压,导致淤血,引起肾盂、输尿管黏膜下静脉扩张,窦内压升高,表现为弥漫性出血,或者体位性蛋白尿,部分患者可形成血管交通支。

超声具有操作简便、无创,且重复性好等较多优势。超声诊断下腔静脉畸形的灵敏度和特异度均较高,通过该疾病的早期诊断,有助于提醒医师术前周密考虑、术中仔细探查。尽管多数下腔静脉畸形无症状,但认识并重视先天性下腔静脉畸形不仅可以解析各种影像学异常表现,避免不必要的诊疗措施及误伤引起腹膜后大出血等并发症,同时还对胸腹部手术具有重要指导意义,所以,超声是目前下腔静脉畸形的首选检查方法。

病例 76

【病史】患者,女性,48 岁。因"检查发现下腔静脉及右侧髂静脉占位 4 天"入院,3 年前患者于外院行甲状腺癌手术(具体不详)。

【体格检查】颈部可见陈旧性手术瘢痕,腹部外形正常,全腹软,无压痛及反跳痛,腹部未触及包块,肝脾肋下未触及,双肾未触及,移动性浊音阴性。可扪及患者双侧股动脉、足背动脉搏动,腹部听诊未闻及主动脉、髂动脉及肾动脉血管血管杂音。

【实验室检查】无异常。

【超声表现】

二维灰阶超声:右侧髂内静脉、髂总静脉及下腔静脉全程管腔内条状弱回声团充填,可见轻微摆动,呈"蠕虫"样(图 76-1A~C)。盆腔子宫实质内及子宫周围查见数个弱回声团,较大者位于盆腔左侧,大小约 5.5cm×4.1cm,边界较清楚,形态欠规则。

CDFI:右侧髂内静脉管腔内未见血流信号,右侧髂总静脉及下腔静脉条状弱回声团内未见血流信号,管腔边缘可见线状血流信号(图 76-1D)。

超声造影:注射超声造影剂六氟化硫微泡 1.2ml 后,右侧髂内静脉、髂总静脉、下腔静脉管腔内弱回声团 14 秒开始强化,动脉期及静脉期呈等 - 高增强(图 76-1E、F),实质期呈低增强(图 76-1G、H);盆腔子宫实质内及子宫周围团块均可见强化,强化程度与右侧髂静脉及下腔静脉内弱回声团类似。

【超声诊断】子宫实质内及子宫周围多发实性占位;右侧髂内静脉、髂总静脉、下腔静脉内实性占位:结合超声造影表现考虑多为侵袭性子宫平滑肌瘤病。

【超声诊断依据】患者为女性,48 岁,超声检查发现右侧髂内静脉、髂总静脉及下腔静脉全程管腔内弱回声团充填,呈"蠕虫"样轻微摆动;超声造影示右侧髂内静脉、髂总静脉、下腔静脉管腔内弱回声团动脉期及静脉期呈等-高增强,实质期呈低增强,提示静脉内为肿瘤,而非血栓。肿块的根在髂内静脉,且盆腔子宫实质内及子宫周围查见数个弱回声团,子宫平滑肌瘤浸入髂静脉及下腔静脉可能性较大。

【其他影像学检查】CT增强检查:①右侧下腔静脉、髂总静脉及髂内静脉密度不均匀,走行区见条状稍低密度影,增强扫描不均匀轻度强化(图76-2),右侧髂总静脉及下腔静脉局部管腔中-重度变窄提示癌栓或血栓形成。上述病灶与右侧输尿管分界不清,右侧输尿管管壁增厚、毛糙,不均匀强化,请结合临床。②子宫及右侧附件区见不规则斑片状稍低密度影,增强扫描轻度不均匀强化,局部似见小结节影;盆腔腹膜右份见4.4cm×3.1cm的不规则稍低密度影,未见明显强化。

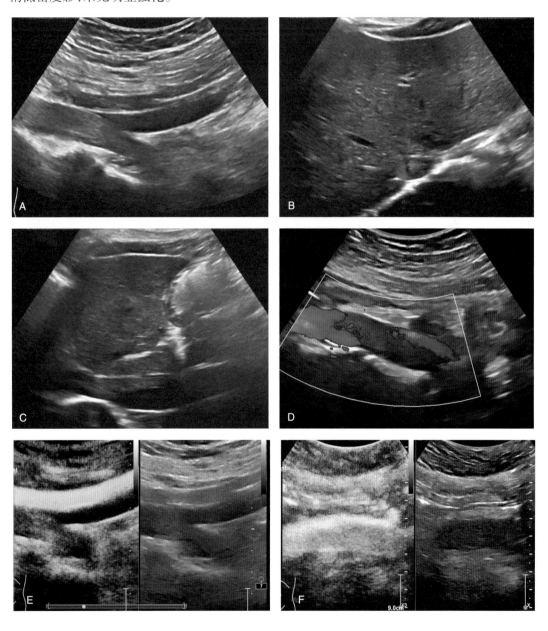

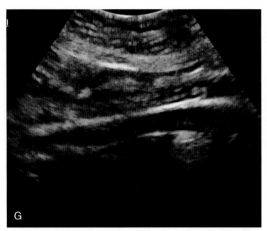
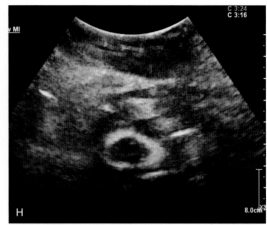

图 76-1　下腔静脉及髂静脉内子宫平滑肌瘤病超声图像

二维灰阶超声显示髂内及髂总静脉内实质性低回声肿瘤充填（A）；二维灰阶超声横切面及纵切面显示平滑肌瘤位于下腔静脉内（B、C）；CDFI 显示髂总静脉实质性低回声肿瘤内未见血流信号，管腔变窄，肿瘤周围管腔内可见线状血流信号（D）；超声造影显示动脉期（14 秒）髂内及髂总静脉内肿瘤开始增强（E）；超声造影显示 108 秒肿瘤呈高增强（F）；下腔静脉纵切面及横切面超声造影显示实质期肿瘤内呈低增强，周围管腔变窄（G、H）。

【手术记录及病理】

手术记录：全身麻醉下行腔静脉肿瘤切除＋右侧髂总静脉修补＋右侧髂内静脉切除结扎＋右侧输尿管松解＋经腹全子宫＋左附件＋右输卵管切除。术中见右上腹胆囊切除区域粘连，右侧卵巢缺如，卵巢术区可见一 2.0cm 结节；子宫可见多个融合包块；分离粘连后打开右侧后腹膜，探查见腔静脉内肿瘤向上延续到肝上腔静脉，向下达右侧髂内静脉及右侧子宫静脉。髂内静脉与右侧输尿管粘连。术后剖视肿瘤见质韧，灰白色，与子宫内占位性质相似。妇科台上会诊：子宫增大约妊娠 50 天大，膀胱与子宫前壁下段粘连致密，子宫后壁见 2.0cm 肌瘤样结节，左侧阔韧带紧贴子宫左侧壁见多个 1.0~2.0cm 肌瘤样结节融合成团约 4.0cm×4.0cm×3.0cm。右侧输卵管外观未见明显异常，右卵巢缺如。左侧输卵管外观未见明显异常，左卵巢稍萎缩，表面沟壑明显、形态未见明显异常。术毕剖视子宫：宫腔光滑，子宫肌壁间见 3 个 0.5~2.0cm 肌瘤样结节，切开肌瘤样组织呈白色旋涡状，边界清楚，包膜完整。

病理："下腔静脉占位"，免疫组化结果为 CD10（–）、结蛋白（＋）、平滑肌肌动蛋白（SMA）（＋）、钙调蛋白结合蛋白（＋）、p16（＋/–）、p53（–）、雌激素受体（ER）（＋）、孕激素受体（PR）（＋）、Ki-67（MIB-1）（＋，约 1%）、钙调理蛋白（＋）。结合形态学，诊断为静脉内平滑肌瘤病。

"子宫及双侧输卵管及左侧卵巢占位"：子宫多发性平滑肌瘤，免疫组化结果为 CD10（–）、结蛋白（＋）、SMA（＋）、钙调蛋白结合蛋白（＋）、p16（＋/–）、p53（–）、ER（＋）、PR（＋）、Ki-67（MIB-1）（＋，约 1%）、钙调理蛋白（＋），支持该诊断。

【点评】下腔静脉内平滑肌瘤是罕见的疾病，平滑肌瘤可以发生于下腔静脉及髂静脉壁的平滑肌；更常见的是侵袭性子宫平滑肌瘤侵入子宫或者卵巢静脉内，且通过髂内静脉—髂总静脉—下腔静脉、右卵巢静脉—下腔静脉及左侧卵巢静脉—左肾静脉—下腔静脉向上延伸。早期由于静脉管腔未完全阻塞，或者肿瘤生长缓慢，侧支循环建立较好，患者通常无症状,多数在累及心脏时才有临床表现。患者通常有子宫平滑肌瘤或者肌瘤切除史。因此超声发现来源于髂内静脉或卵巢静脉的实质性低回声,又有子宫平滑肌瘤或肌瘤手术史,可考虑该病。超声造影可鉴别是血栓还是肿瘤栓子。

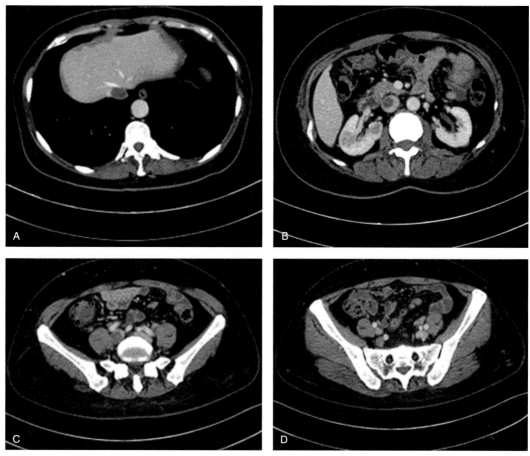

图 76-2　下腔静脉及髂静脉内子宫平滑肌瘤病 CT 增强图像

肝后下腔静脉(A)、肝下段下腔静脉(B)、右侧髂总静脉(C)、髂内静脉(D)内肿瘤图,显示以上静脉密度不均匀,走行区见条状稍低密度影,增强扫描不均匀轻度强化,右侧髂总静脉及下腔静脉局部管腔中‑重度狭窄。

病例 77

【病史】患者,男性,57岁,因"中上腹及右侧腰部疼痛9个月"入院。患者高血压2余年,服药物后血压控制在(120~130)/(70~80)mmHg;痛风5余年,遵医嘱服药,已缓解;高血脂5余年,未服药;2月余前出现肾功能不全,暂停服用痛风药。9个月前中上腹及右侧腰部隐痛,以夜间为甚。3 个月前,患者自觉腹痛程度较前明显加重,胃镜检查提示慢性萎缩性胃炎(非活动性)伴胃窦糜烂,胃多发息肉,予以胃息肉电凝术治疗。治疗后仍反复出现剑突下疼痛,再次于外院行冠状动脉造影,发现前降支近段 60%~70% 狭窄,治疗腹痛缓解后出院。出院后病情很快复发,再次急诊入院。

【体格检查】体温 37℃,脉搏 85 次 /min,呼吸 20 次 /min,血压 128/99mmHg。腹部外形正常,全腹软,中上腹压痛,无反跳痛,腹部未触及包块,肝脾肋下未触及,双肾未触及。余无特殊。

【实验室检查】葡萄糖 13.2mmol/L,肌酐 166μmol/L,甘油三酯 1.96mmol/L,肌红蛋白 2 065μg/L,B 型钠尿肽前体 304ng/L,肌钙蛋白 50ng/L。余未见异常。

【超声表现】

二维灰阶超声:肝后段下腔静脉管径增粗,最粗约 3.2cm,肝后段下腔静脉近段管腔内弱回声充填,回声不均匀(图 77-1A),肝后段下腔静脉远段弱回声部分充填;肝下段下腔静脉管腔内未见异常回声充填,管腔内血流信号充盈,血流流向深面汇入侧支静脉。双侧髂总静脉、双侧髂外静脉管径正常,管壁光滑,管腔内未见异常回声充填。

CDFI:肝后段下腔静脉近段局部管腔内未见明显血流信号(图 77-1B),肝后段下腔静脉远段血流信号充盈缺损,肝下段下腔静脉内血流信号充盈,血流向深面汇入侧支静脉。

脉冲多普勒超声:上述双侧髂总静脉、双侧髂外静脉流速减慢,呼吸相减弱。

超声造影:注射超声造影剂六氟化硫 1.5ml 后,肝后段下腔静脉近段管腔内弱回声可见强化,弱回声团大小约 3.3cm×3.4cm,动脉期呈等增强(图 77-1C),静脉期呈低增强(图 77-1D)。肝后段下腔静脉远段管腔造影剂充盈缺损。

【超声诊断】肝后段下腔静脉近段实性占位:肿瘤性病变,平滑肌瘤?平滑肌肉瘤?肝后段下腔静脉远段部分性血栓形成。肝下段下腔静脉侧支循环开放,双侧髂静脉流速减慢。

【超声诊断依据】肝后段下腔静脉管径增粗,管腔内查见弱回声团块,而在肝下段下腔静脉出现了侧支循环;同时,双侧的髂静脉流速减慢,再结合超声造影出现该团块内动脉期呈等增强,静脉期呈低增强。综合上述表现,首先肯定是肿瘤性病变,根据二维灰阶超声图像结合超声造影表现,故考虑平滑肌瘤或平滑肌肉瘤可能性较大。肝后段下腔静脉远段超声造影无强化,考虑为血栓形成。

【其他影像学检查】CT 增强扫描:肝后段下腔静脉管径增粗,管腔内见混杂密度影,动脉期呈不均匀强化(图 77-2)。

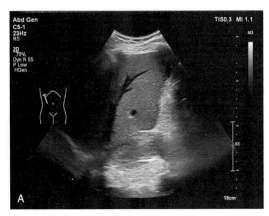
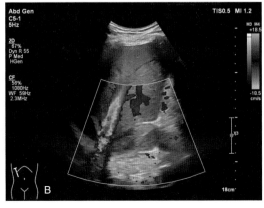

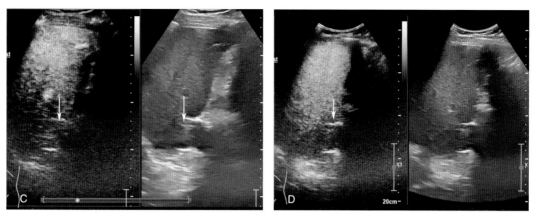

图 77-1　肝后段下腔静脉近段超声图像

二维结构肝后段下腔静脉管腔内弱回声充填(A);CDFI 示肝后段下腔静脉内未见血流信号(B);超声造影模式下管腔内弱回声团(箭头所示)动脉期呈等增强(C);超声造影模式下管腔内弱回声团(箭头所示)静脉期呈低增强(D)。

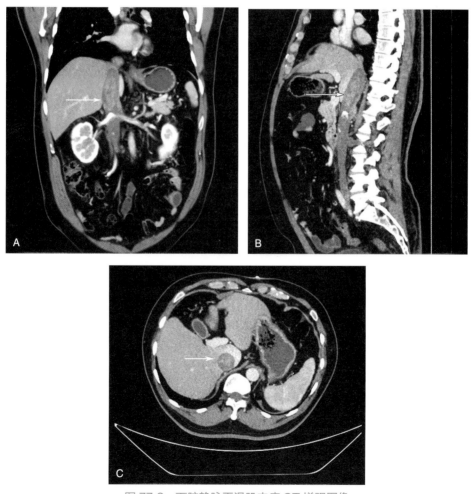

图 77-2　下腔静脉平滑肌肉瘤 CT 增强图像

CT 增强检查提示肝后段下腔静脉管径增粗,管腔内见混杂密度影,动脉期呈不均匀低增强(箭头所示)。

【手术记录及病理】

手术名称：下腔静脉肿瘤切除＋肠粘连松解＋下腔静脉人工血管置换＋右肾静脉重建＋左肾静脉结扎＋下腔静脉、右肾静脉取栓＋肝尾状叶修复术。

手术记录：术中见肝脏、胆囊与大网膜部分区域严重粘连，下腔静脉在肾静脉水平处管壁明显不规则增厚，管壁僵硬，累及左肾静脉近端。肾静脉水平以上至肝静脉处下腔静脉管腔内肿瘤组织生长，取出组织呈鱼肉状，组织内脉管结构少见，下腔静脉管腔内合并血栓形成。人工血管分别与下腔静脉近、远心端行端端吻合，右肾静脉与人工血管行端侧吻合。

病理：肿瘤细胞呈 CD34（−），ER（−），PR（−），S-100（+），SMA（+），结蛋白（+），原肌球蛋白受体激酶（TRK）（−），TLE-1（−），EMA（弱+），CD10（灶+），WT-1（−），Ki-67（+，40%~50%）。EBER-1/2-ISH（−），结合形态学支持为平滑肌肉瘤（FNCLCC 分级 2 级）。

【点评】下腔静脉原发性平滑肌肉瘤较为少见，极易误诊。本例患者为中老年男性，9个月前因中上腹及右侧腰部隐痛就医，胃镜检查提示慢性萎缩性胃炎（非活动性）伴胃窦糜烂，胃多发息肉，予以胃息肉电凝术治疗。治疗后仍反复出现剑突下疼痛，行冠状动脉造影，发现冠状动脉有狭窄，治疗腹痛缓解后出院。出院后病情很快复发，于是再次入院。该患者的病情较曲折，但一直以上腹痛为主，先后诊断慢性萎缩性胃炎伴胃多发息肉及冠状动脉狭窄。但两次治疗后患者的病情很快复发，并没有缓解。心血管疾病是中老年多发疾病，我们在检查治疗过程中，不仅要考虑常见多发病情，还要考虑少见疑难病的可能。

该患者行多普勒超声检查时，病变位于肝后段下腔静脉的近段，而该段下腔静脉往往也会受肠气的干扰，显示不清。此时，我们应该采取多切面及多体位变换补充扫查，例如可以采取左侧卧位进行补充扫查，尽可能完整地显示肝后段下腔静脉，避免漏诊。

当发现下腔静脉管腔内有弱回声充填时，先要鉴别是血栓还是肿瘤。对于大多数静脉管腔内出现弱回声充填的情况，我们往往会先考虑血栓；然而结合该患者起病时间较长，病变位于肝后段下腔静脉近段，位置较高，如果是血栓，造成肺栓塞的可能性非常大，而患者并无任何肺栓塞病史及相关临床症状。该患者下腔静脉内弱回声不均匀，管径稍增粗，而急性静脉血栓的超声表现主要是以静脉管腔内出现低回声充填为主，管径会稍增粗；慢性静脉血栓的管腔内常以絮状弱回声为主，管腔会出现变细。所以，该患者肝后段下腔静脉管腔内超声表现不符合静脉血栓。

病例 78

【病史】患者，女性，30 岁，因"腹胀 2 月余"入院。入院 2 个月前患者出现上腹胀，伴下肢乏力、活动后气喘，小便量减少，未引起重视。入院 3 周前，患者上述症状加重，伴腹围增加、体重增加、下肢水肿，以及双侧腹部、腰背部隐痛、小便量减少，经相关检查后考虑巴德 - 基亚里综合征，为进一步治疗就诊于本院。既往有剖宫产、胆囊切除手术史。

【体格检查】生命体征平稳，神志清醒，无病容，未见肝掌、蜘蛛痣。身高 165cm，体重115kg，体重指数 42.24kg/m²，心肺专科体格检查未见异常。腹部膨隆，下腹部见陈旧性手术瘢痕,全腹软,上腹部压痛,无反跳痛,未触及包块,肝脾触诊不满意,双肾未触及,移动性浊音阳性,肠鸣音正常。双下肢水肿。

【实验室检查】腹水常规:黄色、有凝块、微浑,有核细胞 $30 \times 10^6/L$,红细胞 $520 \times 10^6/L$。体液生化:总蛋白 27.7g/L,乳酸脱氢酶 173U/L,腺苷脱氨酶 2.5U/L,白蛋白 15.9g/L。血常规:血红蛋白 110g/L,血小板计数 $298 \times 10^9/L$,白细胞计数 $8.38 \times 10^9/L$。大便常规 + 隐血 (+)。生化检查:总胆红素 30.5μmol/L,直接胆红素 13.8μmol/L,总胆汁酸 61.4μmol/L,丙氨酸转氨酶 110U/L,天冬氨酸转氨酶 133U/L,总蛋白 54.5g/L,白蛋白 30.8g/L,肌酐 107μmol/L,血清半胱氨酸蛋白酶抑制剂 C(简称胱抑素 C)测定 1.27mg/L,尿酸 512μmol/L,胆固醇 2.08mmol/L,高密度脂蛋白胆固醇 0.41mmol/L,乳酸脱氢酶 395U/L,羟丁酸脱氢酶 288U/L,钠 131.9mmol/L,氯 95.0mmol/L,阴离子间隙 20.4mmol/L,血清 β 羟基丁酸测定 0.65mmol/L,钙 2.09mmol/L;异常凝血酶原 89.00μg/L。肿瘤标志物:CA-125 1 228.00U/ml,烯醇化酶 21.00μg/L。心肌标志物:B 型钠尿肽前体 169ng/L,肌钙蛋白 T 18.0ng/L。甲状腺功能:三碘甲状腺原氨酸 0.88nmol/L,游离三碘甲状腺原氨酸 2.25pmol/L。尿常规:比重 1.037,尿蛋白定性(+/−)0.15g/L,电导率 7ms/cm,淀粉酶 86U/L。

【超声表现】

二维灰阶超声:下腔静脉上段及中段管径增粗,直径约 4.7cm,管腔内见实质性弱回声完全性充填(图 78-1A、B);肝右静脉、肝中静脉、肝左静脉管腔内见弱回声充填。

CDFI:下腔静脉上段及中段管腔内未见明显血流信号(图 78-1C);肝右静脉、肝中静脉、肝左静脉管腔内未见明显血流信号。腹腔多间隙查见片状无回声。

超声造影:注射超声造影剂六氟化硫微泡 2.4ml 后,动脉期及门静脉期下腔静脉上段及中段弱回声团内可见不均匀强化(图 78-1D);肝右静脉、肝中静脉、肝左静脉汇入口可见强化,中远段内弱回声未见强化(图 78-1E)。注射药物 90 秒后由于患者对造影剂过敏,未能持续观察到延迟期。

【超声诊断】肝上段及肝后段下腔静脉、肝静脉汇入口段实性占位,考虑为肿瘤病变,平滑肌肉瘤可能;肝静脉中远段实质性回声考虑为血栓,综上所述考虑为继发性巴德 - 基亚里综合征。腹腔大量积液。

【超声诊断依据】下腔静脉上段及中段管径增粗,管腔内见实质性弱回声完全性充填,下腔静脉上段及中段管腔内未见明显血流信号;肝右静脉、肝中静脉、肝左静脉管腔内弱回声充填,管腔内未见明显血流信号;腹腔多间隙查见片状无回声;超声造影提示动脉期及门静脉期下腔静脉上段及中段弱回声团内可见不均匀强化;肝右静脉、肝中静脉、肝左静脉汇入口可见强化,中远段内弱回声未见强化。综合上述超声图像表现考虑为下腔静脉肿瘤病变继发肝静脉血栓形成,平滑肌肉瘤可能,继发性巴德 - 基亚里综合征。

【其他影像学检查】CTA 检查显示肝后段下腔静脉局部管径增粗,管腔内可见混杂密度影,呈不均匀强化;肝静脉显示不清,肝右静脉腔内似见条状充盈缺损,增强扫描肝内多发斑片状密度减低区,考虑下腔静脉肿瘤形成合并闭塞致肝淤血,符合巴德 - 基亚里综合征改变(图 78-2)。脾脏轻度增大,盆腹腔中 - 大量积液。

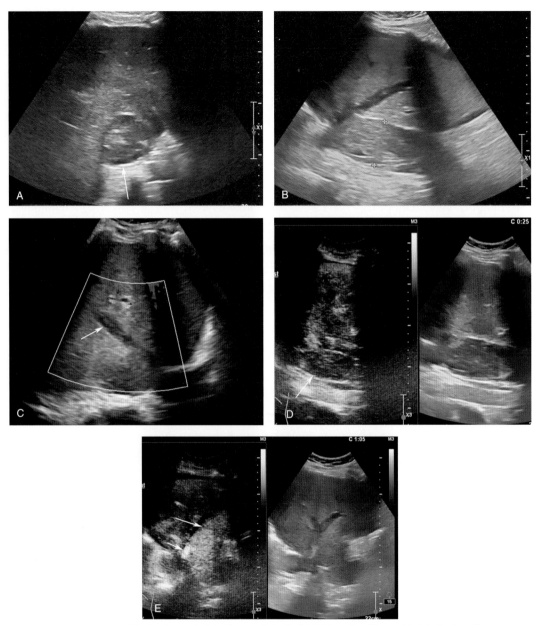

图 78-1　下腔静脉平滑肌肉瘤继发肝静脉血栓,继发性巴德 - 基亚里综合征超声图像

二维灰阶超声下腔静脉横切面(A)及纵切面(B)显示下腔静脉增粗,管腔内实质性低回声充填(图 A 箭头所示,图 B "+"号之间);彩色多普勒超声(C)显示下腔静脉及肝中静脉内未见血流信号(箭头);超声造影(D)显示动脉期(25 秒)下腔静脉内肿块不均匀强化;超声造影(E)门静脉期肝中静脉近段强化(短箭头),意味着肿瘤病变;肝中静脉远段未见强化(长箭头),意味着血栓形成。

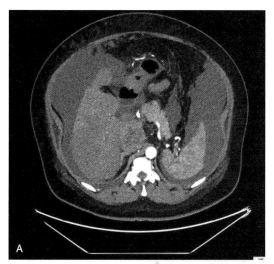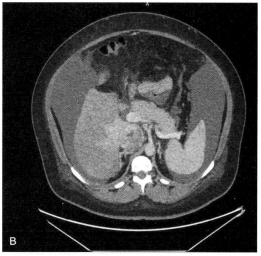
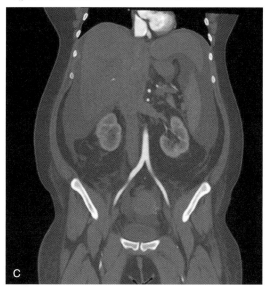

图 78-2　下腔静脉平滑肌肉瘤继发肝静脉血栓,继发性巴德 - 基亚里综合征 CT 增强图像
动脉期及静脉期上腹部横断面 CT 显示下腔静脉增粗,管腔内可见混杂密度影,呈不均匀强化(A、B);
动脉期上腹部冠状切面 CT 显示下腔静脉明显增粗,密度不均匀(C)。

【手术记录及病理】

手术记录:行"体外循环下腔静脉内肿瘤切除 + 下腔静脉修补成形术"。术中见腹腔内引流出 5 000ml 淡黄色腹水,肝脏质硬,淤血严重。可见肝后下腔静脉明显增粗,直径约 3cm,质硬,下腔静脉边缘与周围粘连严重,肝后下腔静脉内充满肿瘤。

病理:下腔静脉肿瘤呈白灰红肿物一个,大小 13.3cm × 6.7cm × 4.6cm,表面包膜大部分完整光滑,切面灰白实性,质中偏韧;局灶呈灰黄胶冻状,可见出血;另见灰白灰褐不整形组织一堆,总体积 6cm × 4.2cm × 2cm。诊断为平滑肌肉瘤。

【点评】血管源性平滑肌肉瘤较少见,自 1871 年 Perl 首次描述下腔静脉平滑肌肉瘤以来,由于成像方法的进步,报告病例的数量有所增加。这种肿瘤的症状多种多样,取决于肿瘤的部位、堵塞程度和患部的侧支循环状况。下腔静脉平滑肌肉瘤多发生于年长的成年人，80%~90% 的患者是女性。大多数平滑肌肉瘤发生在下腔静脉的上三分之一或肝上区，故可出现巴德 - 基亚里综合征，即肝脾大、腹痛和大量腹水表现，也可出现恶心、呕吐和下肢水肿。病变扩展到肾静脉平面时可产生不同程度的肾功能不全。少数患者可有红细胞形态异常和消耗性凝血功能障碍。本病例为 30 岁的年轻女性，由于肿瘤阻塞下腔静脉中上段，继发巴德 - 基亚里综合征，出现大量腹水。

原发性下腔静脉平滑肌肉瘤位置较深，血管阻塞后如果侧支循环建立，症状出现较晚，则难以被早期发现，诊断时往往已处于晚期，不能手术治疗。由于位置较深，CDFI 难以显示肿块内的低速血流信号，缺乏经验的超声检查者通常容易将下腔静脉平滑肌肉瘤诊断为静脉血栓。超声造影可将肿瘤和血栓鉴别开来，静脉血栓通常无强化，而肿瘤可强化，可表现为动脉期高增强，静脉期及延迟期低增强；由于平滑肌肉瘤生长迅速，可出现坏死，表现为肿瘤内部无强化区。

【参考文献】

[1] TANIMURA N, KAMITANI S, KANDA H, et al. A case of leiomyosarcoma of the inferior vena cava with a review of the Japanese literature. Jpn J Vasc Surg, 2000, 9: 561.

[2] CHIBA E, HAMAMOTO K, TANAKA O, et al. Preoperative intravascular ultrasonographic evaluation of leiomyosarcoma of the inferior vena cava: A case report. J Clin Ultrasound, 2019, 47 (7): 426-431.

病例 79

【病史】患者，女性，47 岁，因"双下肢疼痛 2 月余，呼吸困难 10 余天"入院。患者 2 个月前出现双下肢水肿、疼痛，于外院行彩色多普勒超声检查，提示"下肢静脉血栓"，予以利伐沙班治疗。随后出现月经量增多，自行停药。停药 10 余天后出现小腿疼痛，再次予以利伐沙班 20mg 1 天 1 次抗凝治疗后疼痛缓解。10 余天前患者双下肢再次出现疼痛伴呼吸困难，夜间反复发热，最高体温 38.6℃，外院行下肢静脉彩色多普勒超声检查和胸腹部 CT 示"下肢静脉血栓、肺动脉栓塞"，行"下腔静脉及右侧髂静脉造影及滤器植入术"，术后予以抗凝治疗。随后转入另一家医院，予以低分子量肝素抗凝、抗感染等治疗后转入本院。

【体格检查】生命体征平稳，神志清楚，全身皮肤黏膜未见明显异常，胸廓未见异常，双侧呼吸运动对称，双肺叩诊呈清音，双肺呼吸音清，未闻及干湿啰音，心界正常，心律齐，各瓣膜区未闻及杂音。右侧足背轻度水肿。下肢静脉彩色多普勒超声检查见右下肢静脉及左侧部分小腿肌间静脉血栓。左侧腘静脉及胫后静脉一支部分血栓。

【实验室检查】入院时检查血细胞分析（五分类）：血红蛋白 75g/L，血小板计数 261×10^9/L，白细胞计数 5.45×10^9/L，中性粒细胞百分比 62%。生化检查：肝肾功能未见明显异常，碱性磷酸酶 253U/L，谷氨酰转肽酶 64U/L，白蛋白 30.3g/L。DIC 常规检查：D- 二聚体 19.21mg/L FEU，C 反应蛋白 96.20mg/L，血小板压积未见异常。尿常规：隐血（+）20 个 /μl，红细胞 4 个 /HPF。

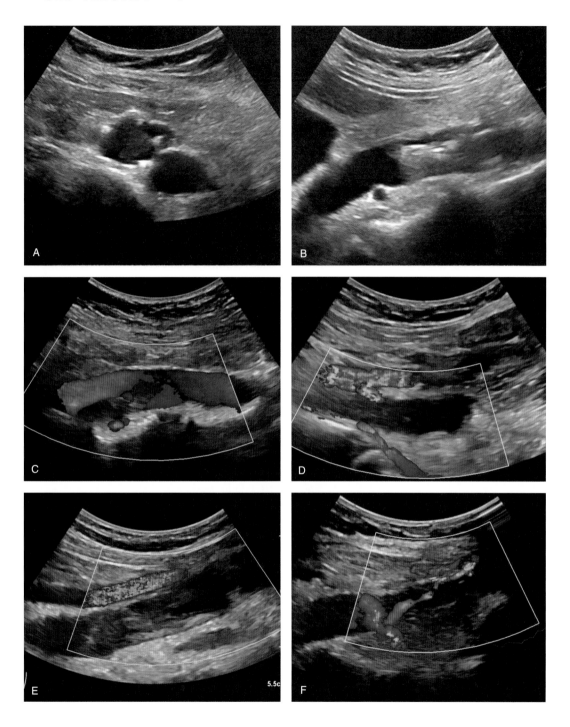

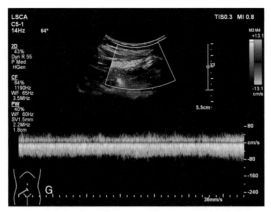

图 79-1　下腔静脉滤器拦截血栓超声图像

二维灰阶超声横切面及纵切面显示下腔静脉滤器呈伞状,滤器的金属支撑横切面呈多个点状强回声,纵切面为条状强回声,滤器内拦截的血栓呈弱回声(A、B);CDFI 显示下腔静脉滤器处血流信号充盈缺损(C);左侧髂内外静脉汇合处 CDFI 显示左侧髂总静脉及左侧髂外静脉管腔内弱回声充填,未见明显血流信号(D);CDFI 显示左侧髂外静脉增粗,管腔内弱回声充填,未见血流信号(E);CDFI 显示右侧髂外静脉管腔内弱回声充填,内见线状血流信号(F);频谱多普勒超声显示右侧髂外静脉血流频谱呼吸相减弱(G)。

【超声诊断】①下腔静脉滤器植入术后,下腔静脉滤器内拦截血栓;②左侧髂总、双侧髂外静脉血栓,左侧髂总、右侧髂外静脉部分再通。

【超声诊断依据】二维灰阶超声横切面及纵切面均显示下腔静脉滤器内可见弱回声部分充填。CDFI 显示滤器内部血流信号充盈缺损。除滤器处以外的下腔静脉内血流通畅,因此考虑滤器拦截血栓。此外左侧髂总、双侧髂外静脉管腔内查见弱回声充填,左侧髂总、右侧髂外静脉线状血流信号,考虑左侧髂总、双侧髂外静脉血栓,左侧髂总、右侧髂外静脉部分再通。

【其他影像学检查】CT 肺动脉血管三维重建增强扫描:左肺动脉主干、左肺上下叶、右肺中下叶肺动脉分支内见低密度充盈缺损影,多系肺栓塞。双肺散在小结节,部分为钙化灶,多系炎性结节。双肺散在少许慢性炎症。心脏未见增大。

【手术记录】血管外科建议继续抗凝治疗,目前滤器拦截血栓,不宜取出。

【点评】下腔静脉滤器的放置是防止深静脉血栓(DVT)脱落造成肺栓塞的重要措施。滤器分为临时滤器和永久滤器。因为滤器的植入可能产生并发症(如滤器移位、倾斜、损伤下腔静脉及导致血栓形成等),目前的观点是滤器最好能取出。在滤器取出之前往往需要超声评估滤器情况,除了以上提及的并发症外,还需观察滤器内部是否已经拦截血栓;如果已经拦截了较大的血栓,为防止滤器取出过程中内部血栓脱落,这种情况下滤器不能取出。滤器植入后的超声检查内容通常包括滤器的位置(通常位于肾静脉汇入平面下方的下腔静脉内)、滤器是否倾斜、滤器的金属支撑是否穿透下腔静脉、下腔静脉周围有无血肿等,尤其是观察滤器内是否拦截血栓;还有下腔静脉及髂静脉有无血栓,是否存在取滤器的通路等。

滤器的检查需要变换体位多切面检查。下腔静脉滤器的检查除了仰卧位外,还需要左侧卧位检查。仰卧位检查时,声束从前向后容易造侧壁反射的声束不能被换能器接收,造成侧壁的回声衰减,导致附着于侧壁的血栓不能显示出来(侧壁失落现象)。因此需要变化体位,多切面检查,避免附着于侧壁血栓的漏诊。左侧卧位时下腔静脉前方的内脏移位,内脏对其压迫减轻,下腔静脉塌陷减轻,管径较粗,便于观察。

病例 80

【病史】患儿，女性，3岁，因"骶尾部疼痛，进行性排便、排尿困难1月余"就诊。外院增强 MRI 提示骶尾部恶性生殖细胞肿瘤，侵犯周围软组织及骶尾骨，延伸至后腹膜及骶管内，伴多发淋巴结肿大。于本院行肿瘤切开活检显示为骶骨卵黄囊瘤，随后给予化学治疗，来我科行常规检查。体格检查未见明显异常。

【实验室检查】甲胎蛋白>60.5mg/L。

【超声表现】超声检查显示下腔静脉至双侧髂内静脉内充满实质性高回声肿块，其内回声不均匀；CDFI 示其内见较丰富血流信号（图 80-1）。

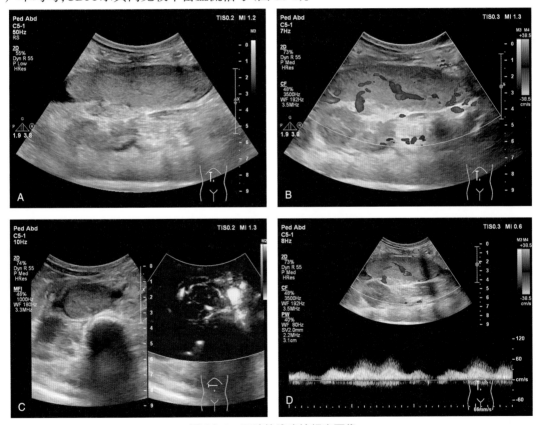

图 80-1　下腔静脉瘤栓超声图像
下腔静脉至双侧髂内静脉内充满实质性高回声肿块（A）；CDFI 及超微血流成像
示其内见较丰富血流信号（B、C）；频谱多普勒超声可见动脉型血流频谱（D）。

【超声诊断】下腔静脉至双侧髂内静脉内癌栓形成。

【超声诊断依据】下腔静脉至双侧髂内静脉内充满实质性高回声肿块，CDFI 示其内见较丰富血流信号。

【治疗记录】肿瘤切除术后转至肿瘤科化疗。

【点评】本例女性患儿,3 岁,主因"进行性排便、排尿困难 1 月余"就诊。患儿甲胎蛋白明显增高,MRI 考虑骶尾部恶性生殖细胞肿瘤,侵犯周围软组织及骶尾骨,延伸至后腹膜及骶管内,伴多发淋巴结肿大。术后提示骶骨卵黄囊瘤,为一种罕见的高度恶性生殖细胞肿瘤。由于具有较强侵袭性的恶性肿瘤容易向静脉系统扩散,超声检查时应着重检查下腔静脉、髂内静脉、门静脉等。

癌栓一般是指由癌细胞组成的栓子,会随着身体血液流到其他脏器,形成转移性癌灶,甚至还会引起肺栓塞。癌栓可通过超声、CT 等影像学手段确诊。

卵黄囊瘤对化疗极其敏感,因此本例患者采取手术联合化疗的方式进行后续治疗。

病例 81

【病史】患者,女性,28 岁,发现血肌酐升高 5 年余,规律血液透析 3 年余。现为行肾移植术入院。

【超声表现】见图 81-1。

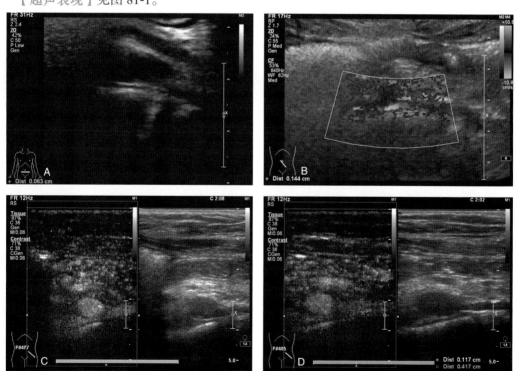

图 81-1　左侧髂总静脉受压超声图像

二维灰阶超声(A)示左侧髂总静脉于右侧髂总动脉后方内径受压变细,远心端稍扩张;彩色多普勒超声(B)示受压处显示五彩镶嵌血流信号;超声造影(C、D)示左侧髂总静脉于右侧髂总动脉后方内径受压变细,约1.2mm,狭窄远心段内径 4.2mm。

【超声诊断】左侧髂总静脉受压。

【超声诊断依据】二维灰阶超声显示左侧髂总静脉于右侧髂总动脉后方内径受压变细，彩色多普勒超声显示受压处五彩镶嵌血流信号。超声造影示左侧髂总静脉于右侧髂总动脉后方内径受压变细。

【点评】髂静脉压迫综合征(IVCS)是指髂静脉受压导致的以慢性静脉功能不全为主的一系列临床症状。该病的常见症状有下肢肿胀、静脉曲张、下肢血液淤滞甚至血栓形成及女性会阴部胀痛等。IVCS 在左侧下肢 DVT 形成患者中的发病率为 22%~76.1%。左侧髂总静脉前方受右侧髂总动脉骑跨，其后方为生理性前凸的腰椎椎体，是髂静脉最容易发生压迫的部位。此外，盆腔占位性病变及术后和炎症形成的粘连也可导致髂静脉受压。髂静脉受压在超声上表现为管径狭窄及狭窄处增快的血流信号。一般认为髂静脉显著狭窄的诊断标准为狭窄后与狭窄前峰值流速比>2.5 或静脉横截面积缩小 75%。远端静脉的异常声像如远端静脉流速减慢或反向、频谱无呼吸波动或平坦等，可能提示近端髂静脉受压。由于髂静脉位置较深，二维灰阶及彩色多普勒超声有时难以显示清楚管腔，而超声造影能清晰显示血管内径，对于诊断髂静脉受压具有一定优势。

病例 82

【病史】患者，女性，54 岁，既往体健。左下肢静脉曲张 8 年余，1 年前于外院行"下肢静脉曲张腔内射频消融闭合术"，术后半年，左侧小腿浅静脉曲张复发，小腿肿胀伴左小腿内侧新发色素沉着及局部疼痛。

【超声表现】左侧下肢深静脉超声检查未见明显异常。左侧髂静脉二维灰阶超声、CDFI 及频谱多普勒超声图像见图 82-1~图 82-3。

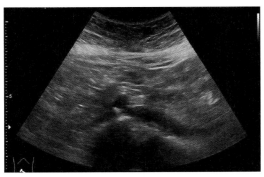

图 82-1　左侧髂静脉二维灰阶超声图像
左侧髂总静脉于右侧髂总动脉后方局限性狭窄，狭窄远段管径扩张。

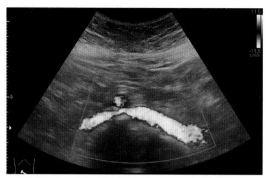

图 82-2　左侧髂静脉 CDFI 超声图像

左侧髂总静脉狭窄处血流束变细,呈五彩镶嵌血流信号,狭窄远段血流束增宽。

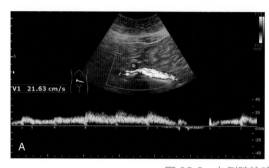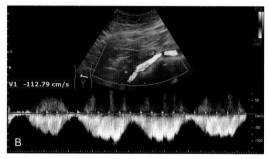

图 82-3　左侧髂静脉脉冲多普勒超声图像

狭窄远段血流受右侧髂总动脉搏动干扰,血流频谱呈"搏动性",流速减低,峰值流速约 21.6cm/s(A);
狭窄近段下腔静脉处流速明显增高,约 112.8cm/s(B)。

【超声诊断】左侧髂总静脉受压变窄,结合病史考虑为左侧 IVCS,请结合临床。

【超声诊断依据】综合超声表现考虑为左侧髂总静脉受压变窄;结合患者病史,左侧下肢静脉曲张术后复发,伴随下肢肿胀、色素沉着及疼痛,考虑为左侧髂总静脉压迫综合征。

【点评】髂静脉压迫综合征(IVCS),是左侧髂总静脉长期受到右侧髂总动脉和第 5 腰椎或骶骨前凸的压迫,导致局部狭窄、闭塞或腔内粘连而引起的静脉疾病。对于单侧下肢尤其是左侧下肢严重静脉曲张或者 DVT 的患者,推荐常规进行髂静脉超声检查,排除有无髂静脉受压。超声检查的直接征象为左侧髂总静脉的局部受压变窄,间接征象为受压远心端侧支循环形成,如髂内静脉血流反向、盆腔内静脉曲张及髂外静脉呼吸相减弱,甚至消失等。检查时,不能过分用力压迫,以免造成人为的髂静脉受压。超声难以清晰显示管腔内的粘连纤维索带和内膜增生,需将高频探头和凸阵探头结合使用。盆腔经腹超声检查受肠气干扰明显,故髂静脉超声检查需空腹配合。

但目前关于 IVCS 的狭窄程度与下肢 DVT 或静脉曲张相关性的研究仍无统一定论。有研究认为,即使是狭窄程度>50% 的患者也可以无任何症状,而仅在影像学检查时被发现有髂静脉压迫。不过,目前更多研究的观点认为中度狭窄以上的 IVCS 易发生 DVT。IVCS病因主要包括髂动脉搏动导致的机械性损伤和髂静脉狭窄导致的血流动力学改变。IVCS与 DVT 关系密切,是 DVT 重要的继发性危险因素之一,且 IVCS 的自然转归是部分发展为

DVT。目前较为普遍的观点是中度狭窄(约 50%)以上的 IVCS 易导致 DVT。

病例 83

【病史】患儿,女性,6 岁。代主诉:体检发现尿红细胞 3 天。现病史:患儿 3 天前行小学入学前常规体检,尿常规结果发现红细胞,患儿无尿频、尿急、尿痛等尿路感染症状。既往无外伤史及手术史。

【体格检查】体温 36.5℃,脉搏 100 次 /min,呼吸 25 次 /min,血压 120/70mmHg。神志清楚,呼吸平稳,全身皮肤黏膜无瘀点瘀斑。全腹平软,未及局部隆起、凹陷,未及蠕动波,无明显压痛及反跳痛,无肌抵抗,未触及包块,脾肋下未触及,移动性浊音(-)。双下肢无水肿。

【实验室检查】尿常规:红细胞 5 个 /HPF。

【超声表现】二维灰阶超声可见左肾静脉在腹主动脉与肠系膜上动脉夹角处内径约2.0mm,其腹主动脉左侧缘近端内径 8.0mm,两者之比为 1∶4(图 83-1A、B)。

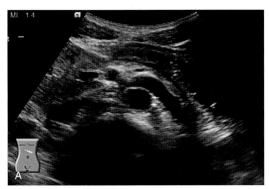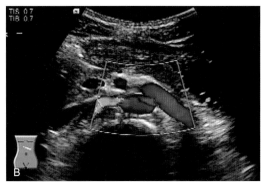

图 83-1　肾静脉受压综合征超声图像
二维灰阶超声显示左肾静脉在腹主动脉与肠系膜上动脉夹角处受压变细(A);
彩色多普勒超声显示左肾静脉血流(B)。

【超声诊断】肾静脉受压综合征。

【超声诊断依据】左肾静脉在腹主动脉与肠系膜上动脉夹角处内径与其在腹主动脉左侧缘近端内径之比为 1∶4。

【点评】本例患者为 6 岁女童,体检发现尿红细胞 3 天,结合超声及尿常规结果,考虑为肾静脉受压综合征。肾静脉受压综合征也称胡桃夹综合征(NCS),是左肾静脉在腹主动脉与肠系膜上动脉所成夹角或腹主动脉和脊柱之间的间隙受挤压,导致左肾静脉回流受阻而引起的一系列临床症状。其临床表现主要有血尿、蛋白尿、左侧腰腹痛、静脉曲张(精索静脉曲张或卵巢静脉曲张)、盆腔淤血和肾脏淤血等。肾静脉受压综合征的治疗手段取决于临床特征和患者症状的严重程度,有保守治疗、血管内支架植入、血管外支架植入、左肾自体移植、肾切除术等。对于一些症状较轻、无并发症的年轻患者,一般采用保守治疗。

彩色多普勒超声作为肾静脉受压综合征诊断的首选影像学方法,可清晰显示腹主动脉、肠系膜上动脉与左肾静脉的位置,测量左肾静脉受压段及远端扩张段的内径及血流速度。对于男性患者,还应注意对阴囊部位进行超声检查,观察是否伴有精索静脉曲张。

病例 84

【病史】患者,女性,56 岁,腰痛 3 年余,体格检查发现血尿(+)、尿蛋白(+)。患者此次因血尿、蛋白尿入院,行肾动脉超声检查时,发现左肾静脉局限性受压。

【实验室检查】尿红细胞 79.5 个 /μL,尿蛋白 0.3g/L。

【超声表现】

二维灰阶超声:腹主动脉长轴可见肠系膜上动脉和腹主动脉间夹角变小,间隙明显变窄;左肾静脉长轴切面可见左肾静脉于肠系膜上动脉和腹主动脉间局限性变窄,远段左肾静脉明显扩张,呈“鸟嘴”样(图 84-1)。

CDFI:狭窄处呈五彩镶嵌血流信号,狭窄远段血流色彩暗淡。

脉冲多普勒超声:狭窄远段左肾静脉流速减低,约 9.8cm/s,狭窄段左肾静脉流速明显增高,约 109.6cm/s(图 84-2)。

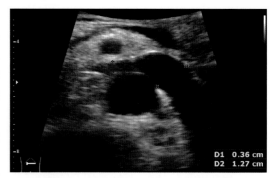

图 84-1 左肾静脉二维灰阶超声图像

左肾静脉呈“鸟嘴”样,于肠系膜上动脉后方的管腔变窄,内径约 3.6mm,狭窄远段管腔扩张,内径约 12.7mm。

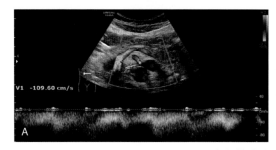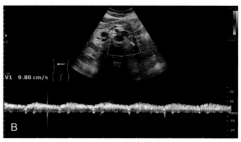

图 84-2 左肾静脉脉冲多普勒超声图像

左肾静脉狭窄近段血流速度增高(A),约 109.6cm/s;狭窄远段血流速度减低,约 9.8cm/s(B)。

【超声诊断】肠系膜上动脉后方左肾静脉受压,管径明显变窄,结合病史考虑为肾静脉受压综合征。

【超声诊断依据】综合超声表现考虑为左肾静脉受压变窄;结合患者无其他诱因出现血尿、蛋白尿,考虑为肾静脉受压综合征可能。

【点评】肾静脉受压综合征又称胡桃夹综合征(NCS)、左肾静脉(LRV)夹闭综合征。

LRV 夹闭分为前、后两种类型。后部夹闭在临床上罕见。本病常见于儿童、青少年等,好发于瘦长体型者。其解剖基础为左肾静脉穿过肠系膜上动脉和腹主动脉之间,正常情况下两者的夹角为 45°~60°,周围有肠系膜脂肪和腹膜等组织填充,防止左肾静脉受压。在某些特殊情况下,两动脉间夹角变小导致左肾静脉受压,左肾静脉血液回流受阻,引起左肾静脉淤血,继而引起血尿、蛋白尿等一系列病理变化及临床表现。

很多本病患者在疾病早期并不伴有血尿、蛋白尿等肾脏相关疾病表现,未去医院就诊,或者虽有相关临床表现但未进行肾脏相关检查,从而导致误诊或者漏诊。随着疾病逐渐发展,长期左肾静脉回流障碍就会引起局部肾脏组织缺氧,导致氧化不全产物堆积,使肾动脉痉挛收缩,肾小球、肾小管上皮细胞变性萎缩坏死。也有研究发现,很多患者在肾活检时常发现伴有其他的肾小球疾病,以免疫球蛋白 A(IgA)肾病最为多见,膜性肾病、局灶节段性肾小球硬化、毛细血管内增生性肾小球肾炎、慢性肾小球肾炎等都可能出现。有学者认为,左肾静脉高压及左肾淤血有可能引起血管活性物质及一些细胞因子分泌,使肾小球血流动力学改变,同时刺激肾小球系膜细胞收缩增殖,最终导致肾小球疾病的发生。目前,肾静脉受压综合征长久未愈导致肾脏损伤及相关肾脏疾病的机制未明,仍需我们进一步探讨研究。

病例 85

【病史】患者,女性,40 岁,因"下腹部胀痛 1 月余"就诊。1 月余前,患者无明显诱因出现下腹部胀痛,疼痛持续,平卧时稍缓解,伴月经不规律、量减少、白带增多,无恶心呕吐、腹泻便秘等不适,无性交痛,无皮肤瘙痒,无乏力、活动受限、水肿等不适。患者遂前往当地某医院就诊,CT 增强扫描提示肾静脉受压综合征,考虑盆腔静脉淤血综合征。自诉于 23 年前患肺结核,诊断及治疗具体不详,现已治愈。17 年前及 11 年前行剖宫产术,无特殊病史。

【体格检查】体温 36.2℃,脉搏 81 次/min,呼吸 18 次/min,血压 97/68mmHg,心率 81 次/min,身高 157cm,体重 51kg。腹部外形正常,下腹可见一陈旧性手术瘢痕,全腹软,下腹有轻压痛,无反跳痛,腹部未触及包块,肝脾肋下未触及,双肾未触及。可扪及双侧下肢股动脉、腘动脉、胫前胫后动脉搏动、足背动脉。无明显静脉曲张。双下肢等长,全身各关节活动无明显受限,全身皮肤感觉未见明显异常。

【实验室检查】血常规及血生化未见明显异常。

【超声表现】见图 85-1、图 85-2。

【超声诊断】肾静脉受压综合征;左侧卵巢静脉增粗伴反流;盆腔静脉曲张:符合盆腔静脉淤血综合征超声图像。

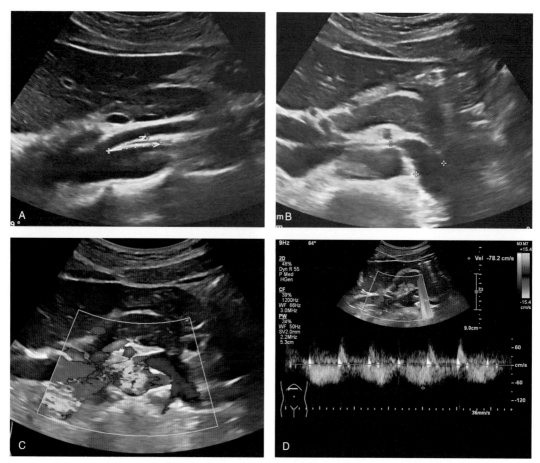

图 85-1　盆腔静脉淤血综合征患者肾静脉受压综合征超声图像

二维灰阶超声显示肠系膜上动脉与腹主动脉之间夹角变小,夹角 12.9°(A);腹主动脉与肠系膜上动脉之间的左肾静脉管径约 1.3mm,远端管径约 11mm(B);彩色多普勒超声显示腹主动脉与肠系膜上动脉之间的左肾静脉血流充盈(C);脉冲多普勒超声探测到腹主动脉与肠系膜上动脉之间的左肾静脉峰值流速约 83cm/s,远端峰值流速约 14.2cm/s,频谱形态未见异常(D)。

　　【超声诊断依据】腹主动脉与肠系膜上动脉夹角变小,腹主动脉与肠系膜上动脉之间的左肾静脉管径约 1.3mm,远端管径约 11mm,两者管径比值>4。左侧卵巢静脉增粗,直径 7.2mm,做 Valsalva 动作时可见明显反流信号,超过 1 秒。盆腔子宫周围查见迂曲扩张的静脉血管,直径 6.8mm,左侧明显。未见左侧髂总静脉受压超声图像。

　　【其他影像检查及手术记录】行左肾静脉及左侧生殖静脉造影＋生殖静脉栓塞＋左肾静脉球囊扩张术。将导管置于左肾静脉开口处,造影可见下腔静脉、双髂总静脉无明显狭窄,左肾静脉受压狭窄,左卵巢静脉明显增粗、反流,大量曲张扭曲的静脉汇入左侧卵巢静脉(图 85-3)。术中利用可解脱带纤维毛弹簧圈三枚及聚桂醇,采用三明治方式栓塞左侧卵巢静脉。同时利用左侧股静脉入路,配合导丝导管,以球囊行左肾静脉球囊扩张术。术后再次造影,见生殖静脉及远端曲张静脉栓塞满意,左肾静脉狭窄改善。

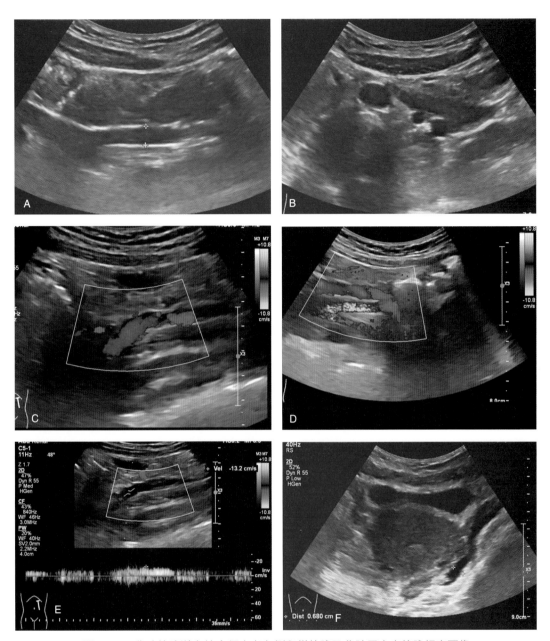

图 85-2　盆腔静脉淤血综合征患者左侧卵巢静脉及盆腔子宫旁静脉超声图像

二维灰阶超声横切面（A）及纵切面（B）显示左侧卵巢静脉增粗，直径 7.2mm；CDFI 显示左侧卵巢静脉近心段（C）及远心段跨髂血管处（D）反流；频谱多普勒超声（E）显示做 Valsalva 动作时左侧卵巢静脉可见明显反流信号，超过 1 秒；二维灰阶超声（F）显示盆腔子宫周围查见迂曲扩张的静脉血管，直径 6.8mm，左侧明显。

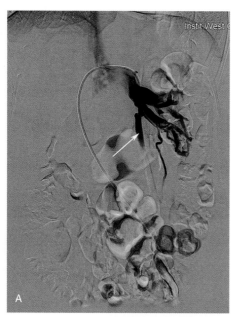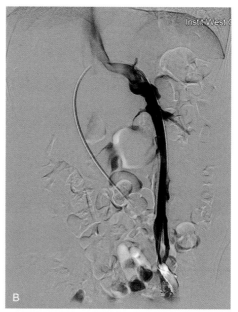

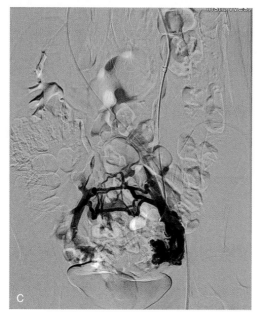

图 85-3　盆腔静脉淤血综合征患者 DSA 图像

将导管置于左肾静脉肾门处,造影可见左肾静脉受压,明显狭窄(A);左侧卵巢静脉明显增粗、反流(B);
盆腔大量扩张、扭曲的静脉汇入左侧卵巢静脉(C)。

【点评】盆腔静脉淤血综合征(pelvic venous congestion syndrome,PCS)又称泰勒综合征、卵巢静脉综合征,最早是由泰勒在 1949 年提出的。本病是一类盆腔静脉回流受阻所导致的妇科疾病,也是引起女性慢性盆腔痛的最重要原因之一。盆腔静脉反流和阻塞的影响可能以多种方式出现,最常见的是慢性盆腔疼痛;此外可表现为腿部、女性外生殖器、会阴或臀部的浅表静脉曲张,或伴有与肾静脉受压综合征相关的左侧腰痛和血尿。大多数血管实验室都认为卵巢静脉直径>6mm 提示卵巢静脉功能不全。基于经阴道超声的盆腔静脉淤血综合征诊断,直径>5mm、扩张扭曲的子宫旁静脉可以可靠地将盆腔静脉淤血综合征与其他盆腔疾病区分开来。盆腔静脉曲张的原因有以下几方面:①原发性卵巢静脉瓣膜功能不全;②肾静脉受压综合征;③左侧髂总静脉受压。因此,发现盆腔静脉曲张时,需要检查以上静脉系统,精准评估盆腔静脉曲张的原因,而不是停留在只描述盆腔静脉曲张上。

本例患者为中年女性,因"下腹部胀痛1月余"就诊,患者无明显诱因出现下腹部胀痛,疼痛持续,平卧时稍缓解,伴月经不规律。先要排除妇科相关疾病,超声检查显示子宫周围有迂曲扩张的静脉,左侧卵巢静脉增粗伴反流,同时发现肾静脉受压综合征,综上所述,为典型的盆腔静脉淤血综合征表现。

超声检查的难点在于检查者要有对该类疾病的诊断思维,结合患者的相关临床症状,在排除盆腔来源的占位性病变时,要拓展思维;在发现子宫旁有迂曲扩张的静脉回声时,要结合解剖,逆向追踪病变的起因,才能发现扩张的卵巢静脉伴反流;继而追溯到病因是肾静脉受压综合征引起的左侧卵巢静脉回流受阻,管腔扩张、血流反向,导致盆腔静脉迂曲扩张等一系列相关并发症表现。

【参考文献】

[1] ZIERLER R E, DAWSON D L. Strandness's duplex scanning in vascular disorders. Wolters Kluwer Health/Lippincott Williams & Wilkins. 2015: 996-1018.

病例 86

【病史】患者,男性,44岁,因"反复上腹部隐痛不适3年,加重4天"入院。体格检查可见肝大,肋下2指。胃镜示食管静脉曲张、门静脉高压性胃黏膜病变。

【实验室检查】血常规、尿常规及大便常规正常。肝功能正常,乙型肝炎表面抗原(−),血脂、血糖、血尿酸正常,血清甲胎蛋白(−)。

【超声表现】

二维灰阶超声:门静脉主干或肝内门静脉病变部位正常结构紊乱,其周边或管腔内可见扩张迂曲的侧支循环静脉形成,表现为蜂窝状或海绵样(图86-1A、C);

CDFI:蜂窝状无回声区内充满红蓝相间彩色血流(图86-1B、D);

脉冲多普勒超声:于蜂窝状无回声区内取样,可探及连续状低速门静脉样血流频谱。

【超声诊断】门静脉海绵样变。

【超声诊断依据】二维灰阶超声可见门静脉周围出现蜂窝状血管,门静脉管腔细窄或呈闭塞状,管腔内可见完全或部分栓塞。CDFI见蜂窝状血管结构内部呈红蓝相间丰富的血流信号。

【点评】门静脉海绵样变(cavernous transformation of portal vein,CTPV)是指某种原因引起门静脉完全或部分闭塞后,入肝血流减少,肝功能受损,机体为代偿这一不利影响在门静脉走行区或其周围区域形成大量迂曲的侧支循环血管丛,可伴或不伴门静脉高压。因此,CTPV是机体保证肝脏血流灌注量和肝功能正常的一种代偿性病变。

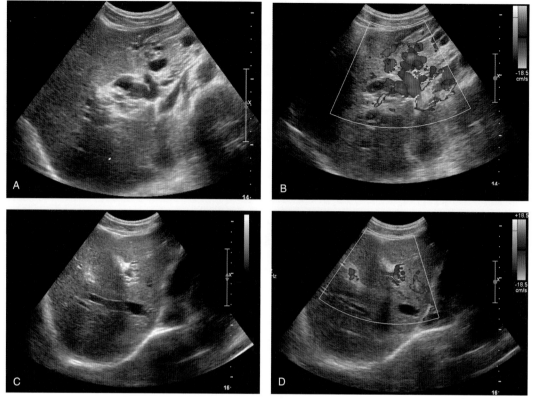

图 86-1　超声检查图像

　　超声检查为无创、实时动态的评估方法,包括二维灰阶超声、彩色多普勒超声、脉冲多普勒超声和能量多普勒超声等。二维灰阶超声能直观显示 CTPV 时的网络样结构,能够确定病变的部位、范围和与其他组织器官的解剖关系。彩色多普勒超声可观察门静脉的血流情况,包括血流方向、速度及与其周边管道系统相通的情况,可帮助临床选择正确的治疗方案并可对患者追踪随访,观察疗效。超声检查经济、无创、无放射伤害且可重复性高,已逐渐成为筛选和诊断 CTPV 的首选方法。

　　CTPV 需要与胆管癌相鉴别。胆总管周边的胆管周围静脉丛属于门静脉侧支循环之一,当出现 CTPV 时,胆管周围静脉丛扭曲、扩张,可以压迫胆总管,引起胆总管腔不规则狭窄。此时做内镜逆行胰胆管造影术(ERCP)检查即可见“假性胆管癌”,严重时患者也可出现黄疸等胆总管梗阻症状。仔细观察、多切面扫查即可发现此时胆总管呈外压性改变,胆管壁未见增厚,胆管腔内也未见团块状回声,以此与胆管癌相鉴别。此外,门静脉肝内部分发生海绵样变性时,与肝内胆管扩张在二维图像中有相似之处,都表现为沿着门静脉左、右分支的囊性管状回声;在使用彩色多普勒血流声像后,囊性管状结构中有门静脉样血流信号的则为 CTPV,反之则为肝内胆管扩张。

　　临床目前尚无有效的治疗方法,治疗的目的是降低门静脉压力。①不伴门静脉高压症的 CTPV 无须处理,应定期随访。②伴门静脉高压者的治疗主要是针对食管 - 胃底静脉曲张破裂出血行对症治疗。内科保守治疗常给予降低门静脉压力、止血、抑酸及内镜下套扎、硬化剂或组织胶注射等治疗。③当内科治疗无效时,采取外科手术治疗。手术方法有脾切除术和断流或分流术。

病例 87

【病史】患者,男性,38 岁,半年前急性右上腹痛,伴呕吐就诊于外院,CT 提示门静脉血栓形成,现为进一步诊疗就诊于本院。

【实验室检查】肝功能:丙氨酸转氨酶 34U/L,天冬氨酸转氨酶 22U/L,总蛋白 72.6g/L 正常。血常规:白细胞计数 5.30×10^9/L,红细胞计数 4.90×10^{12}/L,血小板计数 184×10^9/L 正常。

【超声表现】常规超声检查结果见图 87-1。

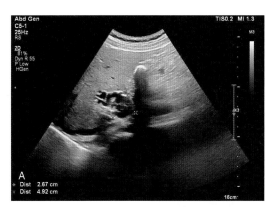
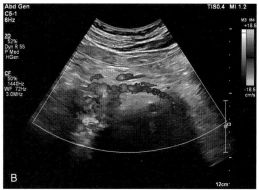
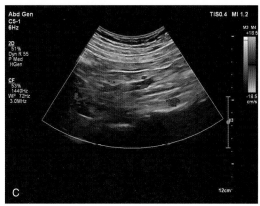

图 87-1 超声图像

门静脉主干消失,局部呈蜂窝状无回声,范围约 2.7cm×4.9cm(A);肝内各级门静脉分支,走行僵硬,内可见索条状中低回声,其周围可见迂曲管状无回声,血流信号呈蜂窝状及大小形态不一的充盈缺损(B);肠系膜上静脉靠近汇合口处管径明显变窄,宽约 0.3cm,其远端内径增宽,最宽处约 0.8cm,内见中高回声,血流信号呈轨道征(C)。

【超声诊断】门静脉系统广泛血栓后部分再通及海绵样变性。

【超声诊断依据】门静脉主干消失,其周围可见蜂窝状无回声,血流信号充盈缺损,肠系膜上静脉远端内径增宽,内见中高回声,血流信号呈轨道征。

【其他影像学检查】腹部 CT 增强检查见图 87-2。

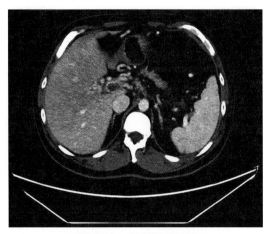

图 87-2　CT 增强图像
脾静脉主干、肠系膜上静脉主干及各分支、门静脉主干,脾静脉多发血栓形成,
脾静脉、胃周静脉、肝门区多发静脉曲张、侧支形成。

【点评】门静脉由脾静脉和肠系膜上静脉汇合而成,这两条静脉分别引流脾脏和小肠的静脉血。血栓阻塞门静脉,即门静脉血栓形成(portal vein thrombosis,PVT),多发生于有肝硬化和 / 或促血栓形成性疾病的患者。如果急性 PVT 未能消退,患者就会发生慢性 PVT。慢性 PVT 患者会形成侧支血管,使血液沿阻塞处周围流向肝区,这种现象被称为 CTPV 或门静脉海绵状血管瘤。慢性 PVT 的超声表现为 CTPV 和门静脉内充盈缺损。慢性 PVT 首先需与腹部恶性肿瘤(多为肝细胞癌)侵犯门静脉相鉴别,其次是与门静脉在肿瘤内受压相鉴别(一般是胰腺癌或胆管细胞癌)。

病例 88

【病史】患者,女性,36 岁,确诊系统性红斑狼疮 27 年余。5 天前无明显诱因出现右侧针扎样腰痛,呈持续性疼痛伴阵发性加剧。无外伤史,无发热寒战、胸闷胸痛,腹痛腹泻。

【实验室检查】D- 二聚体 28mg/L FEU。

【超声表现】见图 88-1。

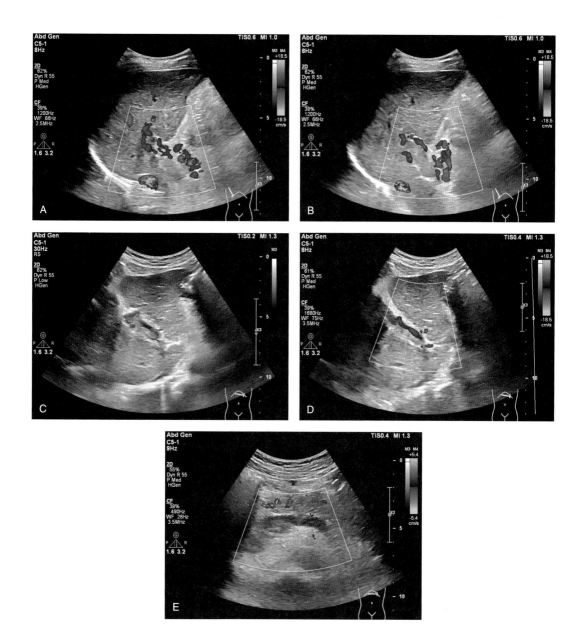

图 88-1　CTPV 超声图像

彩色多普勒超声（A、B）门静脉主干、右支管腔内可见实性等回声充填，未探及血流信号，肝门部门静脉旁可见多发迂曲细小侧支，可见红蓝相间血流信号；二维灰阶超声（C）门静脉左支可见实性等回声；彩色多普勒超声（D）门静脉左支内血流信号充盈缺损；彩色多普勒超声（E）脾静脉管腔内可见实性低回声，血流信号充盈缺损。

　　【超声诊断】CTPV；考虑门静脉主干、右支、左支、脾静脉血栓形成。

　　【超声诊断依据】二维灰阶超声可见门静脉主干、门静脉左支及右支、脾静脉管腔内可见等回声至低回声充填，彩色多普勒超声未见血流信号或血流信号缺损。肝门部门静脉旁可见多发迂曲细小侧支。

　　【其他影像学检查】上腹部 CT 增强检查：门静脉左、右支及门静脉主干、脾静脉、肠系膜上静脉及多条属支闭塞,肠系膜下静脉主干近段闭塞,门静脉周围海绵样变(图 88-2)。

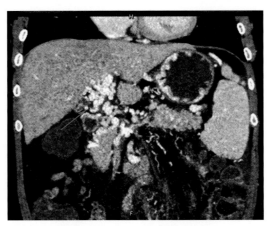

图 88-2　CTPVCT 增强图像
门静脉周围可见增强的蜂窝状血管丛。

【点评】CTPV 是指各种原因引起的门静脉部分或完全闭塞后,机体代偿性在门静脉走行区或其周围区域出现大量迂曲的侧支循环血管丛。CTPV 分为原发性和继发性。原发性 CTPV 多见于小儿,多由门静脉先天发育畸形或出生后脐静脉和静脉导管闭锁过程中累及门静脉,造成门静脉缺失、狭窄或闭锁,进而导致海绵样变。继发性 CTPV 多见于成人,最常见的原因是血栓或癌栓造成门静脉狭窄或闭塞,进而导致海绵样变。继发性 CTPV 主要表现为门静脉周围出现蜂窝状血管,门静脉主干变细或闭塞。门静脉周边扩张的迂曲血管可压迫胆道,导致胆道梗阻。

超声检查在 CTPV 的诊断中起到了重要作用。通过超声检查,可以显示门静脉及其分支血管的形态和血流情况,检测门静脉是否存在狭窄、闭塞或扩张等异常。彩色多普勒超声能够清晰地显示门静脉周围迂曲的侧支循环血管和其血流动力学信息,尤其在继发性 CTPV 的诊断中更加重要。此外,超声还可以观察门静脉周围扩张的迂曲血管是否压迫胆道、是否存在胆管扩张或胆管结石,有助于判断是否存在胆道梗阻等并发症。需要注意的是,CTPV 在早期可能无明显症状,超声检查可以早期发现病变,及时进行诊断和治疗,避免出现严重的并发症。

病例 89

【病史】患儿,男性,6 岁,因"消化道大出血治疗后 10 天"入院。患儿家属代诉:10 天前无明显诱因下出现腹痛、呕血、便血,伴有面色苍白、腿痛、发热、咳嗽,无胸痛、血尿,外院以"消化道大出血、CTPV"收入院治疗。经过输血、吸氧、抗感染、禁食、抑酸、止血、补液及营养支持治疗,现已无黑便,贫血得到改善,为进一步手术治疗转本院治疗。既往史:1 岁时因"先天性心脏病"行开胸治疗。

【体格检查】体温 36.5°，脉搏 76 次 /min，呼吸 22 次 /min，血压 118/75mmHg，身高 117cm，体重 21kg。面色稍苍黄，腹部外形正常，全腹软，无压痛及反跳痛，腹部未触及包块，肝脏肋下未触及，脾脏触及肿大，Ⅰ线 8cm，Ⅱ线 15cm，Ⅲ线 6cm，双肾未触及。余未发现异常。

【实验室检查】总胆红素 15.4μmol/L，直接胆红素 8.9μmol/L，间接胆红素 6.5μmol/L，总胆汁酸 8.9μmol/L，丙氨酸转氨酶 24U/L，天冬氨酸转氨酶 18U/L，天冬氨酸转氨酶 / 丙氨酸转氨酶 0.75，碱性磷酸酶 109U/L，谷氨酰转肽酶 41U/L，总蛋白 62.2g/L，白蛋白 36.5g/L，球蛋白 25.7g/L，白球比例 1.42，葡萄糖 4.94mmol/L。红细胞计数 4.02×10^{12}/L，血红蛋白 106g/L，血小板计数 76×10^9/L，白细胞计数 15.39×10^9/L。余为阴性。

【超声表现】

二维灰阶超声：肝脏正常大小，实质回声均匀；肝门部和门静脉主干、左及右支走行区格里森鞘（Glisson 鞘）不均匀增厚、回声增强，未见正常走行的门静脉结构，其内可见迂曲走行的管道样结构（图 89-1A、B）；门静脉右前支、右后支及门静脉左支矢状部可见正常走行的门静脉。脾脏增大，厚约 5.5cm，长 15cm，回声均匀，脾静脉直径 8mm。肠系膜上静脉直径 5mm。

CDFI：肝门部、门静脉主干及左、右支迂曲走行的管道样结构内可见血流信号充盈（图 89-1C）；门静脉右前支、右后支及门静脉左支矢状部可见血流信号充盈（图 89-1D）。脾静脉及肠系膜上静脉可见血流信号充盈。

频谱多普勒超声：在迂曲走行的管道样结构内探测到静脉频谱（图 89-1E）。

【超声诊断】先天性 CTPV（Ⅱ型），脾脏增大，脾静脉增粗。

【超声诊断依据】二维灰阶超声显示肝门部、门静脉左及右支走行区格里森鞘不均匀增厚、回声增强，无正常门静脉结构，其内可见迂曲走行的管道样结构。CDFI 显示迂曲走行的管道样结构内血流信号充盈。脉冲多普勒超声探测到静脉频谱。脾脏增大，脾静脉增粗。

【术后超声表现】门静脉左支囊部 - 肠系膜上静脉搭桥术后超声表现如下所示。

二维灰阶超声：门静脉左支矢状部的囊部与肠系膜上静脉之间查见桥血管，直径约 4.5mm，桥血管与门静脉左支囊部吻合口区直径约 1mm。

CDFI：桥血管与门静脉左支囊部吻合口处血流变窄，流速增快，呈花色，桥血管腔内血流充盈，门静脉矢状部血流反向（图 89-2A、B）。

频谱多普勒超声：桥血管与门静脉左支囊部吻合口处峰值流速 207cm/s（图 89-2C）。

超声造影：注射超声造影剂六氟化硫微泡 0.8ml 后，静脉期桥血管可见造影剂强化，桥血管与门静脉囊部吻合口处狭窄，呈线状强化（图 89-2D）。

【其他影像学检查】CT 上腹部血管三维重建增强扫描（图 89-3）：肝门区及门静脉左、右支走行区多发迂曲血管团影，食管下段 - 胃底、脾门、胃左多发迂曲、增粗血管影，考虑 CTPV；食管下段、胃底黏膜下及周围多发侧支循环开放，脾肾静脉分流可能；肝淤血改变可能，肝内淋巴淤滞，脾脏明显增大，腹膜炎征象，胃肠壁肿胀，腹水，请结合临床。腹主动脉发出腹腔干、肠系膜上动脉、双肾动脉，走行未见异常，腹腔干中远段及肝总动脉增粗。

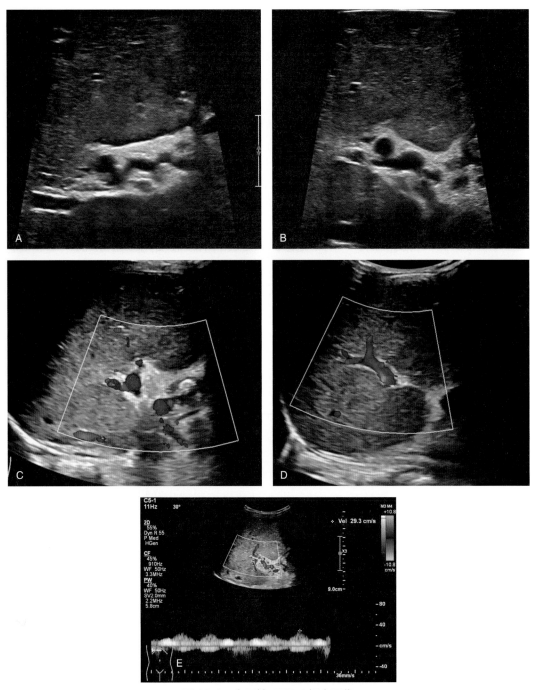

图 89-1　先天性 CTPV 超声图像

二维灰阶超声显示肝门部、门静脉左及右支走行区格里森鞘纤维组织增厚呈稍强回声,其内可见迂曲走行的管道样结构(A、B);CDFI 显示迂曲走行的管道样结构内血流信号充盈(C);CDFI 显示门静脉右前支正常,可见血流信号充盈(D);脉冲多普勒超声探测到静脉频谱,PSV 29.3cm/s(E)。

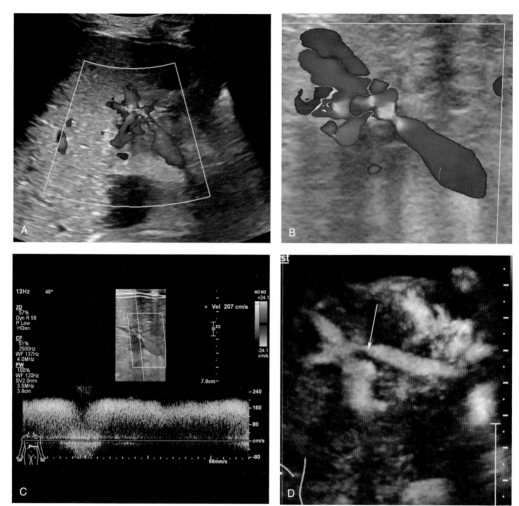

图 89-2　门静脉左支囊部与肠系膜上静脉搭桥术后,桥血管与门静脉左支囊部吻合口处狭窄超声图像

低频探头 CDFI 显示桥血管与门静脉左支囊部吻合口处血流变窄,流速增快,呈花色,门静脉左支血流反向,即间接提示桥血管有血流灌注(A);高频探头 CDFI 显示桥血管与门静脉左支囊部吻合口处血流变窄,流速增快,呈花色(B);频谱多普勒超声测到狭窄处峰值流速 207cm/s(C);超声造影微血流模式(MVI)显示桥血管与门静脉左支囊部吻合口处重度狭窄(D,箭头)。

【手术记录】打开腹腔,可见少量黄色清亮腹水。肝脏颜色暗红、质地稍韧、表面光滑。脾脏明显增大,大小约 15cm × 10cm × 6cm,色暗红,无充血性坏死。上腹部腹腔轻度粘连,分离肝十二指肠韧带粘连后,可见肝十二指肠韧带及食管 - 胃底静脉曲张明显、门静脉畸形。沿肝圆韧带向下游离并打开门静脉左支囊部,充分显露门静脉矢状部。然后游离肠系膜上静脉根部,取右颈内静脉行门静脉左支囊部 - 肠系膜上静脉根部搭桥术。

【点评】CTPV 是指各种原因引起的门静脉主干和 / 或其分支完全或部分阻塞后,其周围形成大量侧支静脉,门静脉周围可见海绵样血管的病变。CTPV 分为原发性和继发性两大类,原发性 CTPV 常见于少年儿童,继发性 CTPV 常见于成人,少儿 CTPV 较成人更为少见,其病因和发病机制目前尚不明确。主要是门静脉系统在先天性发育过程中结构异常或婴儿出生后脐静脉闭锁过程延长,导致门静脉管径纤细、管腔狭窄,甚至闭锁或消失。根据原发性 CTPV 病变累及的范围分为 3 种类型：Ⅰ型为门静脉主干海绵样变型；Ⅱ型为门静脉主干及左和/或右支海绵样变型，此型也属混合型；Ⅲ型为肝内门静脉左和/或右支海绵样变型。本病例为Ⅱ型，为门静脉主干及左和右支海绵样变型，肝内门静脉结构正常。

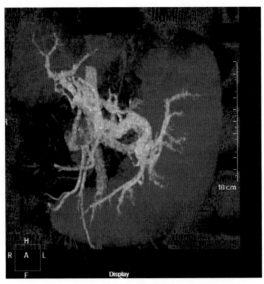

图 89-3　上腹部血管三维重建 CT 增强图像
肝门区及门静脉左、右支走行区多发迂曲血管团影，
食管下段 - 胃底、脾门、胃左、肝门多发迂曲、增粗影。

超声检查在诊断先天性 CTPV 中起着重要作用。二维灰阶超声显示格利森鞘增厚、回声增强；门静脉主干和/或左、右支管腔显示不清、管径纤细或正常结构消失；可见迂曲的管道样结构，呈海绵样改变。这些征象可以与后天性 CTPV 相鉴别，后天性 CTPV 通常可显示门静脉管腔的阻塞及周围的侧支血管，而无格利森鞘的增厚、回声增强。CDFI 示迂曲的管道样结构内可见彩色血流信号充盈。频谱多普勒超声呈连续性低速频谱。超声也可在术后随访中发挥作用。本病例取右颈内静脉行门静脉左支囊部 - 肠系膜上静脉根部搭桥术，术后超声提示桥血管与门静脉左支囊部吻合口处重度狭窄。常规超声显示吻合口处血流速度增快，超声造影直观地显示吻合口处狭窄。静脉管腔超声造影与动脉超声造影相比，效果可能会受影响，因为静脉期周围组织的显影使静脉的对比度降低，我们可在静脉期或实质期采用造影下的微血流显像技术，通常可较为清晰地显示静脉管腔。

【参考文献】

[1] CHAWLA Y, DHIMAN R K. Intrahepatic portal venopathy and related disorders of the liver. Semin Liver Dis, 2008, 28 (3): 270-278.

[2] 何英，周琛云，张梅，等 . 少儿原发性门静脉海绵样变的超声诊断价值 . 四川医学，2019, 40 (6): 558-561.

病例 90

【病史】患者,男性,57 岁。主诉:乏力、食欲减退伴腹胀及腹部不适 2 个月。既往有乙型肝炎病史 20 年,无畏寒发热、无呕血黑便。

【实验室检查】血常规:白细胞计数 6.35×10^9/L,红细胞计数 4.26×10^{12}/L,血红蛋白量 134g/L,血小板计数 105×10^9/L [降低,正常值$(125\sim350) \times 10^9$/L]。肝功能:谷氨酰转肽酶 103.8U/L(升高),丙氨酸转氨酶与天冬氨酸转氨酶尚正常。

【超声表现】见图 90-1。

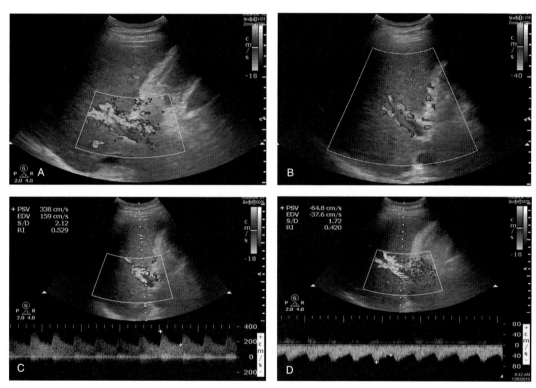

图 90-1　肝动脉门静脉瘘超声图像

CDFI 示肝动脉可见五彩的血流信号,门静脉主干为蓝色离肝血流(A);血流速度量程最高值提高到 40cm/s 后,肝动脉血流变成红色向肝血流,门静脉主干为蓝色离肝血流(B);频谱多普勒超声测得肝动脉血流呈单峰状、搏动状,PSV 达 338cm/s(C);门静脉主干的频谱形态为反向搏动血流,PSV 为 64.8cm/s(D)。

【超声诊断】肝硬化,腹水,肝动脉门静脉瘘。

【超声诊断依据】二维灰阶超声显示门静脉内径增宽或正常,CDFI 显示肝动脉管腔内见五彩血流信号,流速明显变快;瘘口处湍流;门静脉主干血流反向,静脉频谱动脉化。

【点评】

1. 概述 肝动脉门静脉瘘(hepatic arterioportal fistulas,HAPFs)是指肝动脉血流从动静脉瘘处流入门静脉系统,可见于肝脏恶性肿瘤及肝硬化晚期,临床罕见。随着对该疾病认识的加深和诊疗手段的进步,越来越多的 HAPFs 被明确诊断。

2. 病因与病理 HAPFs 分为先天性和后天性两种。①先天性较为少见,是肝血管先天性发育异常所致。由于大量动脉血流直接进入门静脉引起门静脉高压,导致门静脉血逆流,经侧支循环进入上、下腔静脉;而进入肝脏的肝动脉和门静脉血流均减少,肝组织损伤较为严重。因此在儿童期就可出现肝硬化、门静脉高压的症状和体征。②后天性较为常见,伴发于肝细胞癌、胆管细胞癌、肝转移癌、肝血管瘤、肝硬化等。腹部外伤、介入治疗(如活检、射频消融、脓肿引流、胆汁引流等)也可以引起 HAPFs。上述病因中,以肝恶性肿瘤伴 HAPFs 发生概率较高,其原因可能为肿瘤细胞直接侵犯血管,而肝硬化伴 HAPFs 者临床较少见。

瘘口大的 HAPFs 导致邻近的门静脉血流量增加,从而造成肝前型门静脉高压症。而瘘口较小的 HAPFs 则容易并发血栓。由于是肝血流的增加而不是血管阻力的增加,一般不会导致肝功能严重损伤,这与其他原因引起的门静脉高压有一定区别。

3. 临床表现 临床症状无特异性,取决于瘘口的位置、大小、病程的长短,以及肝脏对肠系膜和门静脉血流增加的应变能力。

HAPFs 分为急性起病和慢性起病两种。急性起病者以腹痛常见,常合并腹水和脾大等,其腹痛原因考虑可能是门静脉的"窃血现象"导致肠系膜动脉供血减少,从而引起肠道缺血性疼痛。慢性起病者通常无典型症状,主要表现为:①门静脉高压症,分流量较少者临床症状可不明显。分流量较大累及范围较广时临床症状严重。主要表现为腹胀、腹痛、乏力。依门静脉高压严重程度,患者可出现呕血及便血,绝大多数患者表现为胃食管下端静脉曲张破裂出血和腹水。②右心衰竭,是静脉回心血量增加,右心输出量增多,肺动脉压增高所导致的。③肠道局部缺血的表现,"窃血现象"所致,坏死性肠炎可表现为腹痛、腹泻和体质量降低。④胆道出血,较少见。

4. 诊断 HAPFs 诊断主要依靠影像学检查。肝动脉造影可清晰显示瘘口的部位,被认为是诊断 HAPFs 的金标准;但由于检查费用高、有创且短期内无法反复使用,临床应用受到限制。

超声可作为 HAPFs 首选的筛查手段。其检查基础是 HAPFs 的血流动力学改变。①门静脉血流反向,频谱动脉化改变,是诊断 HAPFs 的特征性超声表现。根据病变程度的不同,可表现为分支血流反向,或者分支及主干血流反向。②肝动脉及其分支不同程度增宽、流速增高、阻力减低,频谱多普勒超声可呈"毛刺样"改变。③彩色多普勒超声显示瘘口部位局部呈五彩镶嵌样花色血流。④可有脾大、腹水、食管下段静脉曲张等门静脉高压表现。⑤若并发肝脏病变,肝实质可有相应超声图像表现;不合并肝脏病变者,肝脏超声图像可正常。

5. 鉴别诊断 包括:①与其他原因如肝硬化等引起的门静脉高压相鉴别。肝硬化门静脉高压可出现门静脉血流反向,但无频谱动脉化表现。此外,肝硬化患者虽然肝动脉可代偿性增宽,但肝内肝动脉小分支多扭曲、变细,不易显示。肝硬化合并 HAPFs 时肝动脉增宽、肝内小动脉分支较易显示。②与肝动脉 - 肝静脉瘘相鉴别。两者均有肝动脉增宽、高速低阻血流及瘘口处五彩镶嵌血流信号的表现,肝动脉 - 肝静脉瘘无门静脉频谱动脉化及血流反向表现。

6. **治疗**　以介入治疗为主,术前造影明确 HAPFs 的瘘口情况对治疗至关重要。应根据患者 HAPFs 的情况制订个性化介入治疗方案,从而达到最佳的治疗效果。

病例 91

【病史】患者,女性,5 岁。发现门静脉连接异常 1 年余。

【体格检查】体温 36.5℃,脉搏 94 次 /min,呼吸 18 次 /min,血压 104/62mmHg。神志清楚,精神可,全身皮肤黏膜未见皮疹,全身浅表淋巴结未触及肿大。胸廓不对称,右侧胸廓隆起,呼吸平稳,双肺呼吸音不对称,右肺呼吸音减低,左肺呼吸音粗糙,未闻及明显干湿啰音。心音有力,律齐,未闻及杂音。腹软,无压痛、反跳痛,肝脾肋下未及,腹部未触及包块,四肢肢端暖,生理反射存在,病理反射未引出。

【实验室检查】天冬氨酸转氨酶 38.0U/L,碱性磷酸酶 146U/L,白球比例 1.41,C 反应蛋白 34mg/L。

【超声表现】见图 91-1。

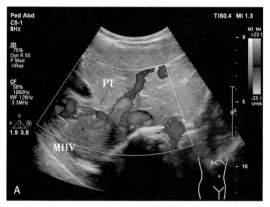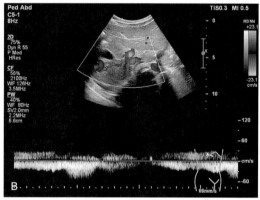

图 91-1　门静脉右后支 - 肝中静脉分流超声图像

彩色多普勒超声示门静脉右后叶分支与扭曲扩张的肝中静脉相通(A);频谱多普勒超声示扭曲扩张的肝中静脉内可测得门静脉样频谱(B)。MHV. 肝中静脉;PT. 门静脉(箭头所示)。

【超声诊断】门静脉右后支与肝中静脉分流。

【超声诊断依据】肝中静脉扭曲扩张,门静脉右后叶分支与肝中静脉相通,扭曲扩张的肝中静脉内可测得门静脉样频谱。

【其他影像学检查】腹部 CT 增强检查(图 91-2):肝脏右后叶上段突向右侧胸腔,肝脏右后叶下段见明显增粗迂曲血管,与门静脉右支相通,汇入扩张肝中静脉。综上诊断:门静脉 - 肝静脉血管畸形,门静脉 - 肝静脉分流。

【推荐】建议及时手术治疗。

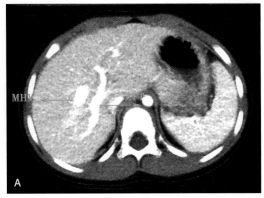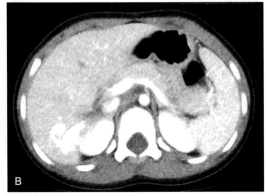

图 91-2　门静脉 - 肝中静脉分流 CT 增强图像

肝脏右后叶下段见明显增粗迂曲血管,与门静脉右支相通,汇入扩张肝中静脉(A、B)。

MHV. 肝中静脉;PT. 门静脉。

【手术记录】肝门静脉造影,行门体静脉瘘弹簧圈封堵术,术后腹腔干造影可见门体静脉分流明显减少。

【点评】肝内门体静脉分流(intrahepatic portosystemic venous shunt,IPSVS)指肝内的门静脉分支与汇入下腔静脉的肝静脉主干或分支形成的异常交通,又称为门静脉 - 体静脉瘘。临床少见,包括门静脉 - 肝静脉分流和门静脉 - 下腔静脉分流。

常规超声检查易误诊为肝囊肿、胆管病变,使用彩色多普勒超声能够清晰地显示血液分流的部位及方向,当血流速度较快时表现为门静脉 - 肝静脉间的五彩花色血流束。同时注意扫查病变部位与周围血管的关系,也可通过超声造影对显影时相对病变的血管进行鉴别。

术前门静脉造影评估肝内门静脉发育状况是影响治疗决策的重要因素。根据临床表现采取个体化治疗。有症状的门体静脉分流患者治疗指征明确,手术方式包括经皮血管内栓塞、外科缝扎和 / 或肝部分切除术。门静脉压力>32mmHg(1mmHg=0.133kPa),应推荐分期治疗,以避免术后急性门静脉高压的发生;而门静脉压力 ≤20~32mmHg 时,可予以一期治疗。

病例 92

【病史】患者,女性,59 岁,间断呕血、黑便 12 年,再发 6 天。乙型肝炎病史 20 余年,脾切除术后 8 年。

【超声表现】见图 92-1。

【超声诊断】肝内包块,超声造影提示自发性门体静脉分流。

【超声诊断依据】患者有乙型肝炎病史 20 余年,伴上、下消化道出血史,临床考虑肝硬化,8 年前行脾切除术以缓解门静脉高压症状,再次发病提示门静脉高压。肝左叶见迂曲管状囊性包块,充满血流信号,提示血管畸形;超声造影可见包块两端分别与门静脉左支矢状部及胃左静脉相连,考虑自发性门体静脉分流。

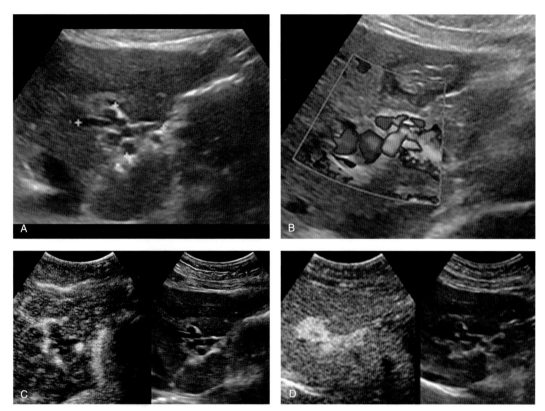

图 92-1　肝脏超声图像

肝左叶切面(A)肝内见无回声,大小 4.0cm × 2.3cm,边界尚清,形态欠规则,其内伴分隔;CDFI(B)可见红蓝相间螺旋形血流信号;超声造影示静脉注入造影剂后动脉期(C)可见造影剂缓慢灌注,逐渐呈高增强;门脉期及静脉期(D)始终呈稍高增强,可见与门静脉左支矢状部及胃左静脉相通。

　　【其他影像学检查】DSA:门静脉显影可,脾静脉未见显影,可见门静脉左支至胃食管曲张血管。

　　【点评】自发性门体静脉分流可分为先天性和后天性。后天性门体静脉分流多继发于肝硬化门静脉高压。后天性门体静脉分流又分为肝内型与肝外型,可有多条分流通路,依据脾门静脉汇合处解剖位置分为左侧分流和右侧分流。左侧分流以脾肾分流最为常见;右侧分流则指脐静脉重新开放。本例患者脾切除术后,其分流通路相对少见。超声表现为肝内不规则管状囊性包块,CDFI 呈红蓝相间螺旋样血流,需注意与 CTPV 相鉴别。超声造影显示包块两端分别与门静脉左支矢状部及胃左静脉相连,支持门体静脉分流的诊断。

病例 93

　　【病史】患者,女性,60 岁,肝硬化病史 10 余年,脾切除术后 5 年。
　　【超声表现】见图 93-1。

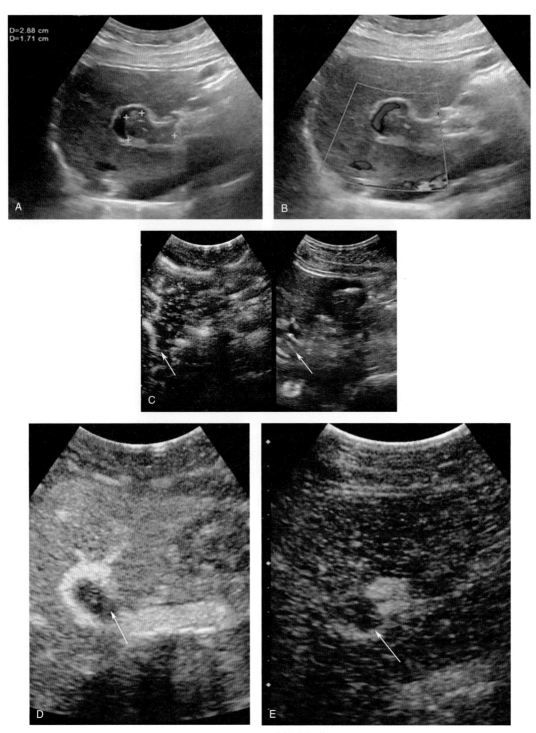

图 93-1 肝脏超声图像

门静脉左支切面（A）门静脉左支矢状部见稍低回声，大小约 2.9cm×1.7cm，边界尚清，形态尚规则；CDFI（B）其内未见明显血流信号，门静脉左支矢状部彩色血流充盈缺损；超声造影显示动脉期（C）该低回声团（箭头）未见明显增强，造影剂逐渐填充，门静脉矢状部充盈缺损；门脉期（D）及静脉期（E）该低回声团（箭头）始终未见明显增强。

【超声诊断】门静脉左支矢状部栓子形成,考虑血栓。

【超声诊断依据】患者肝硬化病史 10 余年,脾切除术后 5 年,门静脉矢状部探及低回声,其内未见明显血流信号,超声造影三期均未见明显增强,故考虑血栓。

【点评】门静脉血栓是指发生于门静脉系统的血栓,包括门静脉主干及分支、肠系膜上静脉、肠系膜下静脉及脾静脉。门静脉血栓病因复杂,多继发于肝弥漫性病变及肿瘤,也与腹腔手术相关,可引起门静脉阻塞、高压。多数无症状,可在常规超声检查时发现。检查重点在于血栓与癌栓的鉴别,门静脉癌栓出现在原发或继发性肿瘤的肝脏内,主要分布于肿瘤附近,形态多不规则;CDFI 示栓子内可探及血流信号,脉冲多普勒可探及动脉频谱。超声造影可进一步明确栓子内血供,有助于诊断。

病例 94

【病史】患者,男性,64 岁。主诉:腹胀、食欲减退 1 个月,发现肝脏占位性病变 2 天。现病史:患者于 1 个月前无明显诱因出现腹胀、食欲减退,2 天前体检发现甲胎蛋白 13 417μg/L,腹部超声检查发现肝脏多发实质性肿块、门静脉栓子,为求进一步诊治入院。既往史:乙型肝炎病史 30 余年。

【体格检查】体温 37.3℃,脉搏 69 次 /min,呼吸 18 次 /min,血压 125/75mmHg。神志清楚,呼吸平稳,全身皮肤未见黄染,全身浅表淋巴结未触及肿大。双侧瞳孔等大、等圆,对光反射存在。口唇无绀,伸舌居中,颈软,气管居中,颈静脉无怒张,双侧呼吸音清,双肺未闻及干湿啰音。心率 80 次 /min,律齐,未闻及病理性杂音。腹软,右上腹肝区轻压痛。双下肢无水肿。

【实验室检查】甲胎蛋白 13 417μg/L。其余血生化检查结果均正常。

【超声表现】二维灰阶超声可见肝脏包膜不光整,边缘变钝,内部回声增强、增粗。肝内可见多个高回声及低回声肿块,大的肿块大小约 4.0cm×3.9cm,边界欠清,形态欠规则,内部回声不均匀。彩色多普勒超声:内部可见血流信号。门静脉主干及右支内见稍高回声区,范围约 2.6cm×1.4cm,边界欠清(图 94-1A)。彩色多普勒超声:血流信号充盈缺损(图 94-1B)。超声造影:经左侧肘正中静脉注入超声造影剂六氟化硫 1.5ml,肝脏肿块呈高增强,消退快于周围肝实质;门静脉内稍高回声区呈高增强,消退较快(图 94-1C)。

【超声诊断】肝细胞癌伴门静脉主干及右支癌栓形成。

【超声诊断依据】彩色多普勒超声可见肝内多发实质性肿块,门静脉主干及右支内占位。超声造影可见肝脏肿块呈高增强,消退快于周围肝实质。门静脉内稍高回声区呈高增强,消退较快。

【治疗记录】患者后来经临床确诊肝细胞癌($CT_xN_xM_1$ Ⅳ 期),至肿瘤科行免疫治疗(卡瑞利珠单抗)。

【点评】本例患者为老年男性,既往有乙型肝炎病史 30 余年,主诉为腹胀、食欲减退 1 个月,体检发现甲胎蛋白明显升高,结合常规超声、超声造影及 MRI 检查结果,考虑为肝细胞癌伴门静脉癌栓形成。肝细胞癌（hepatocellular carcinoma，HCC）很容易侵犯门静脉形成门静脉癌栓（portal vein tumor thrombus，PVTT），且病情进展迅速，预后极差。

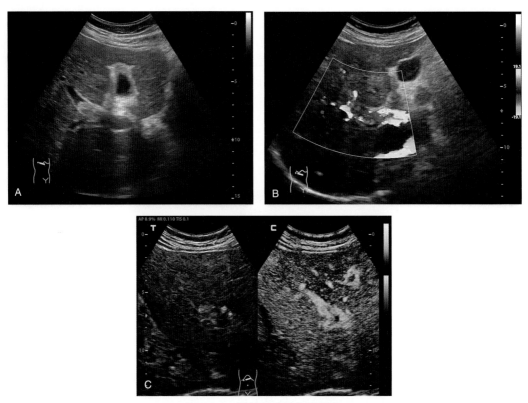

图 94-1　门静脉癌栓超声图像

二维灰阶超声可见门静脉主干及右支内稍高回声区（A）；彩色多普勒超声可见血流信号充盈缺损（B）；
超声造影可见门静脉内稍高回声区呈高增强（C）。

二维灰阶超声可以及时发现门静脉内单发或多发实性占位，彩色多普勒超声可以发现门静脉内血流充盈缺损，但有时无法明确鉴别是血栓还是癌栓。超声造影可对血栓和癌栓进一步鉴别诊断。门静脉血栓超声造影表现为栓子内无增强，无管壁强化。门静脉癌栓超声造影表现为与肝细胞癌相似的"快进快出"，栓子内部出现高增强，延迟期表现为低增强。超声造影对门静脉癌栓诊断具有较高的灵敏度和特异度，能准确作出定性诊断。

病例 95

【病史】患者，女性，33 岁。主诉：自觉左腹部肿块 1 周。现病史：患者于 1 周前触摸到左侧腹部有一肿块，质硬，无明显恶心、呕吐、发热、呕血、黄疸、腹痛、腹胀、黑便等表现，为求进一步诊治来本院就诊。既往史：无特殊。

【体格检查】体温 36.5℃,脉搏 80 次 /min,呼吸 18 次 /min,血压 120/70mmHg。左腹膨隆,左上腹可触及肿块,直径约 10cm,质硬,活动度差,无明显触痛。肝区叩击痛(-),墨菲征(-),移动性浊音(-)。肾区叩击痛(-)。双下肢水肿(-)

【实验室检查】血常规、血生化及肿瘤标志物均阴性。

【超声表现】二维灰阶超声可见左中上腹腹腔内混合回声肿块,范围约 18.0cm×13.4cm,边界欠清,内部回声不均匀,部分呈无回声,CDFI 示其内见少量血流信号。肝内可见多个实质性低回声区,大的约 3.6cm×2.8cm,边界欠清,内部回声欠均匀,CDFI 示内部未见明显血流信号。门静脉矢状部内见等回声区,范围约 3.8cm×1.0cm,CDFI 示血流充盈缺损;下腔静脉增宽,内见等回声区,范围约 6.6cm×25cm,CDFI 示血流充盈缺损(图 95-1)。

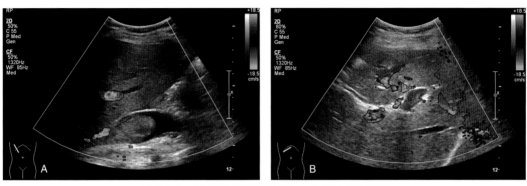

图 95-1　下腔静脉及门静脉左支内癌栓超声图像
下腔静脉内见等回声区,血流充盈缺损(A);门静脉矢状部内等回声区,血流充盈缺损(B)。

【超声诊断】左中上腹腹腔内混合回声肿块,考虑左侧肾上腺皮质癌伴肝转移。门静脉矢状部、下腔静脉癌栓形成。

【超声诊断依据】门静脉矢状部内见等回声区,血流充盈缺损。下腔静脉增宽,内见等回声区,血流充盈缺损。

【其他影像学检查】腹部增强 MRI 检查(图 95-2):左侧肾上腺区巨大团块样异常信号,T$_1$WI 呈低信号,T$_2$WI 及弥散加权成像(DWI)等高混杂信号,增强后不均匀强化。肝内散在多个大小不等的结节样异常信号,T$_1$WI 呈低信号,T$_2$WI 及 DWI 等高信号,增强后不均匀强化。下腔静脉及门静脉左支内见条片状 T$_1$WI 低信号,T$_2$WI 及 DWI 等高信号,增强后其内见点状及小片状强化。诊断:左侧肾上腺区巨大占位,考虑肾上腺皮质癌伴肝转移,门静脉左支及下腔静脉癌栓。

【治疗记录】患者行超声引导下穿刺活检,病理结果为左肾上腺皮质癌,结合 PET/CT 检查,患者最终明确诊断为左肾上腺皮质癌伴肝、肺转移Ⅳ期,转至肿瘤科进行化学治疗。

【点评】本例患者为年轻女性,主诉为自觉左腹部肿块 1 周,结合彩色多普勒超声及 MRI 检查结果,考虑为左侧肾上腺皮质癌伴肝转移、门静脉矢状部、下腔静脉癌栓形成。肾上腺皮质癌是一种罕见的起源于肾上腺皮质上皮的恶性肿瘤。淋巴结转移及肺、肝、骨骼的远处转移较常见。二维灰阶超声及彩色多普勒超声能够发现肾上腺占位性病变,此外,还需要注意扫查和评估下腔静脉、门静脉内是否有占位,以及血流情况。

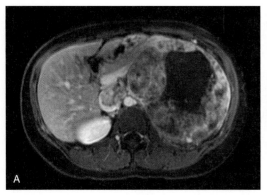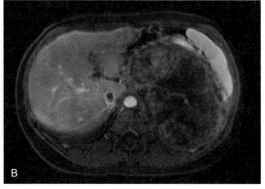

图 95-2　下腔静脉及门静脉左支内癌栓 MRI 图像

增强后下腔静脉内见点状及小片状强化（A）；增强后门静脉左支内见点状及小片状强化（B）。

病例 96

【病史】患者，男性，55 岁，因"反复右上腹隐痛伴乏力 3 年"就诊。门诊检查时发现肝功能不全。

【实验室检查】肝功能（血生化）：直接胆红素 9.7μmol/L（升高），丙氨酸转氨酶 141U/L（升高），天冬氨酸转氨酶 96U/L（升高），天冬氨酸转氨酶 / 丙氨酸转氨酶 0.68，谷氨酰转肽酶 478U/L（升高），碱性磷酸酶 242U/L（升高）。总蛋白 68.9g/L，白蛋白 37.2g/L，球蛋白 31.7g/L。血清肿瘤标志物：甲胎蛋白 >1 210μg/L（升高）。

【超声表现】超声及超声造影检查见图 96-1、图 96-2。

【超声诊断】门静脉主干、脾静脉内实性低回声，超声造影提示内部有血流灌注（考虑门静脉癌栓Ⅳ型）。

【超声诊断依据】血清甲胎蛋白（AFP）升高；二维灰阶超声示门静脉主干、脾静脉内实性低回声；超声造影示其内动脉期可见血流灌注。

【其他影像学检查】腹部增强磁共振见图 96-3。

【点评】门静脉癌栓（PVTT）是原发性肝癌的并发症，发生率为 62.2%~90.2%，肝内转移灶由门静脉癌栓发展而来；并发 PVTT 的肝癌患者，食管 - 胃底静脉曲张破裂出血的发生率高。因此，PVTT 是影响肝癌预后的一个极为重要因素。

癌栓成分由肝癌组织构成，临床病理上将 PVTT 分为 I_0~Ⅳ型。I_0 型：显微镜下癌栓形成。Ⅰ型：癌栓累及 2 级及 2 级以上门静脉分支。Ⅱ型：癌栓累及 1 级门静脉分支。Ⅱa 型癌栓累及 1 叶 1 级门静脉分支，Ⅱb 型癌栓累及 2 叶 1 级门静脉分支。Ⅲ型：癌栓累及门静脉主干。Ⅳ型：癌栓累及肠系膜上静脉、脾静脉或下腔静脉。

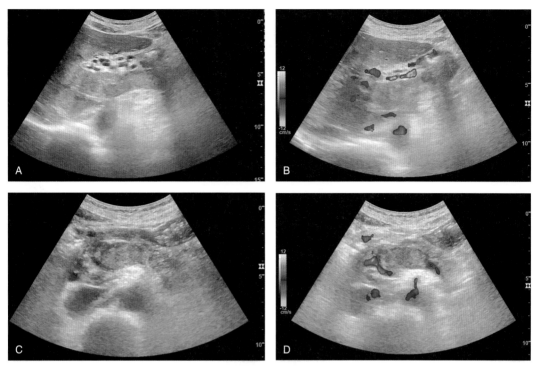

图 96-1 超声检查图像

门静脉主干充满实性低回声,其前方可见蜂窝状回声(A);CDFI 示实性低回声区内未探及明显彩色血流信号(B);正常的脾静脉显示不清,脾静脉胰腺后段内见实性低回声充填(C);CDFI 示其内未探及明显血流信号(D)。

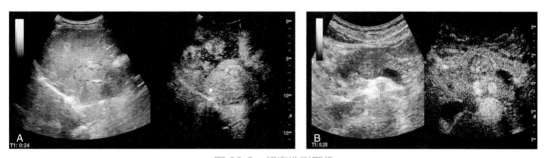

图 96-2 超声造影图像

超声造影显示动脉期门静脉主干实性低回声快速增强(A);
脾静脉胰腺后段内的实性低回声动脉期快速增强(B)。

此外,病理学上还可根据肿瘤细胞的活性程度可将 PVTT 分为 4 型:①增生型,即癌细胞活跃、增殖性强的肿瘤组织占 70% 以上;②坏死型,即大部分癌细胞变性坏死,增生肿瘤组织占 30% 以下;③混合型,即增生与坏死肿瘤组织各占约一半;④机化型,即癌栓被纤维包绕和机化。其中,以增生型最为常见,其次依次为混合型、坏死型及机化型。

超声、CT、MRI 及血管造影术对门静脉癌栓检出率高。对检出 PVTT 者,应注意原发病灶的寻找与定位。

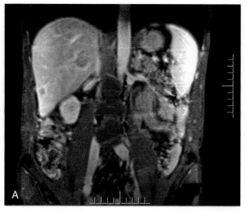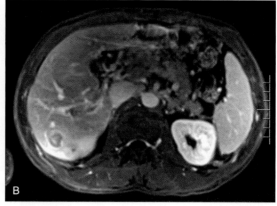

图 96-3　MRI 图像

冠状面上显示门静脉矢状部低信号,肝右后叶下段低信号病灶(A);

增强扫描横断面上肝右后叶下段病灶呈不均质增强,门静脉管壁增强(B)。

　　超声造影可显示癌栓内的微细血流灌注,有助于与门静脉血栓的鉴别。PVTT 以肝动脉供血为主,所以癌栓的超声造影表现为动脉相快速增强,门脉相快速廓清。门静脉血栓的构成成分为血小板、白细胞、红细胞、纤维素等无活性物质,不存在血液供应,因此超声造影各时相均不增强。

　　PVTT 病理构成的复杂性决定了超声造影增强方式的多样性。PVTT 由肝动脉供血,肝动脉阻断后可由门静脉供血,一般来说,PVTT 动脉相均表现为增强,但增强的方式和程度不一。多数呈整体增强,少数呈部分增强;增强可以均匀或不均匀,多数为明显增强,少数为轻度增强。同时,由于 PVTT 可以是肝动脉和门静脉双重供血,以肝动脉为主,而正常肝实质则主要是门静脉供血。因此,超声造影后癌栓动脉相迅速增强,增强程度明显高于肝实质和门静脉。进入门脉相癌栓即快速消退,而此时肝实质和门静脉正处于较明显的强化阶段,故在此背景下癌栓表现为低弱回声的充盈缺损状态。

　　PVTT 的治疗包括行肝叶切除和门静脉切开取栓、扩大肝叶切除术、肝动脉插管灌注化学药物治疗或钇 -90 微球选择性内放射治疗。

病例 97

　　【病史】患者,女性,32 岁,孕 37[+] 周,发现右侧腹股沟区无痛性包块,站立位包块增大,行浅表肿物超声检查。

　　【超声表现】见图 97-1。

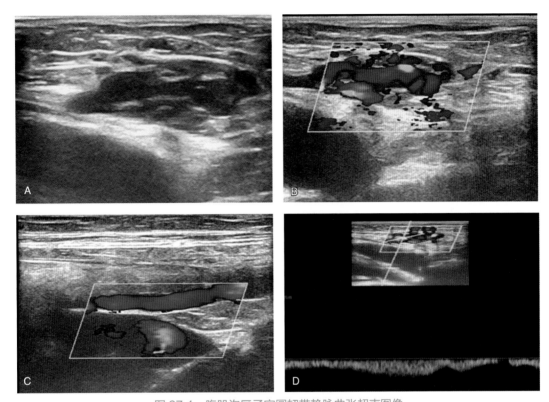

图 97-1 腹股沟区子宫圆韧带静脉曲张超声图像

右侧腹股沟区皮下可见不均质回声,边界尚清,形态欠规则(A);CDFI 示不均质回声,其内充满红蓝相间血流信号,其旁可见扩张血管与其相连(B、C);脉冲多普勒超声示可探及静脉频谱(D)。

【超声诊断】右侧腹股沟包块,考虑子宫圆韧带静脉曲张。

【超声诊断依据】患者处于妊娠晚期,腹股沟区发现无痛性包块,超声检查为迂曲扩张静脉血管团,一直延伸至子宫旁,因此考虑子宫圆韧带静脉曲张。

【随访】产后复查包块消失。

【点评】子宫圆韧带静脉曲张临床较为少见,多发生于妊娠晚期,盆腔静脉压力增大导致圆韧带静脉丛回流障碍。临床表现为腹股沟区或会阴部肿块,站立位可增大。超声表现为迂曲管状低至无回声包块,CDFI 可见红蓝相间血流信号,脉冲多普勒可探及低速静脉频谱。一般不需要手术,产后逐渐恢复正常。

病例 98

【病史】患者,女性,39 岁,右下肢静脉曲张 2 年余。月经期伴有明显疼痛感,平日无明显不适,病程中无发热、皮疹及破溃不适,病变进行性发展,静脉曲张范围增大。术前常规行下肢静脉超声检查。

【超声表现】见图 98-1。

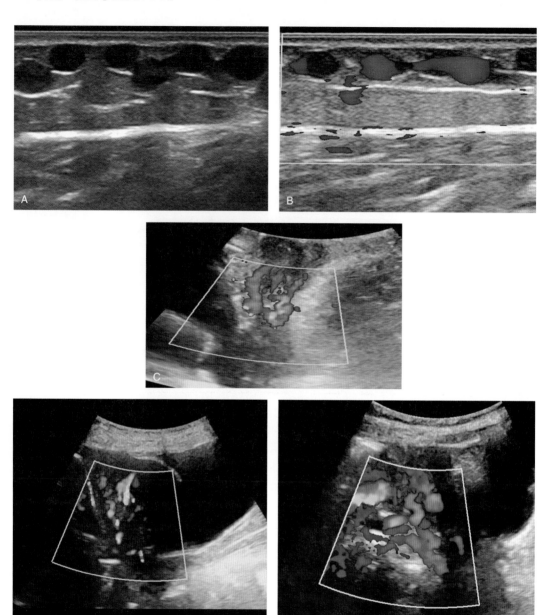

图 98-1　盆腔静脉淤血综合征超声图像

右侧下肢浅静脉切面:右侧大腿内侧至小腿外侧浅静脉迂曲扩张,CDFI 显示彩色血流充盈良好(A、B)。会阴部及盆腔扫查切面:CDFI 显示双侧阴道静脉、子宫弓状静脉及卵巢静脉均迂曲扩张,血流信号丰富(C、D、E)。

【超声诊断】右侧下肢浅静脉及盆腔静脉曲张,考虑盆腔静脉淤血综合征。

【超声诊断依据】患者为中年女性,因下肢浅静脉曲张来诊,动态扫查至会阴部及盆腔,均可探及迂曲扩张静脉血管。追溯病史,患者自产后开始出现下肢静脉曲张,伴月经期疼痛,静脉曲张范围逐渐增大,因此考虑盆腔静脉淤血综合征。

【点评】盆腔静脉淤血综合征又称卵巢静脉综合征,是盆腔静脉曲张、回流障碍所引起的,以慢性盆腔疼痛为主要症状的临床综合征;可能与女性外生殖器静脉曲张、会阴静脉曲张和下肢静脉曲张有关,多发生于育龄期女性。超声表现为宫旁及子宫肌层多发迂曲管状无回声,其内可见自主回声。CDFI示其内充满红蓝相间血流信号;脉冲多普勒可探及低速静脉频谱。本例患者因"下肢浅静脉曲张"就诊,超声连续动态扫查以追根溯源,符合盆腔静脉淤血综合征。

病例 99

【病史】患者,女性,34岁,下腹部疼痛2年伴月经过多,按盆腔炎治疗无效。

【超声表现】经阴道超声扫查:子宫大小正常,宫壁边缘及宫旁两侧静脉迂曲扩张,内径0.6~0.8cm不等,呈扭曲的蚯蚓状或蜂窝状无回声(图99-1A);CDFI示无回声内可见彩色血流信号充盈(图99-1B)。

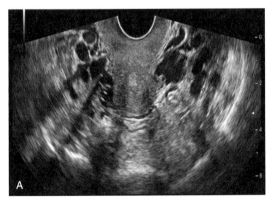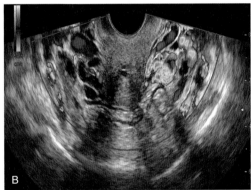

图 99-1　盆腔静脉淤血综合征超声图像
二维灰阶超声见宫壁边缘及宫旁两侧静脉迂曲扩张,呈扭曲的蚯蚓状或蜂窝状无回声(A);
CDFI示无回声内可见彩色血流信号充盈(B)。

【超声诊断】盆腔静脉淤血综合征。

【超声诊断依据】Kuligowska等提出超声图像具备以下特征即可诊断:①盆腔静脉呈丛状,内径>4mm;②静脉流速约为3cm/s;③子宫肌层可见扩张的弓状静脉。Park等则报道若以内径>5mm作为诊断标准,其灵敏度为71%。

【点评】盆腔静脉淤血综合征又称卵巢静脉综合征,是由慢性盆腔静脉血液流出不畅、盆腔静脉充盈、淤血所引起的一种疾病,是造成妇科盆腔疼痛的重要原因之一。其临床特点为"三痛两多一少",即盆腔坠痛、低位腰痛、性交痛,月经多、白带多,妇科检查阳性体征少。本病严重程度与疼痛性质呈正相关。开腹手术可见盆腔静脉增粗、迂回、曲张或成团。盆腔淤血综合征因其症状涉及广泛,而患者自觉症状与客观检查常不相符合,在体征上常与慢性盆腔炎相混淆,此类患者常被误诊为慢性盆腔炎或慢性附件炎而久治不愈。

　　女性盆腔静脉数量多,呈丛状分布,各静脉丛间均有相互的交通支,且管壁薄弱,大多无静脉瓣,血流速度相对缓慢;而盆腔组织结构疏松,缺乏支持作用,易受腹腔压力增高等诸多因素影响,导致静脉回流不畅,从而引起本病。另外多次妊娠、后位子宫、慢性炎症、长期站立、盆腔肿瘤等因素都易引起腹腔压力增高而不同程度地压迫、牵拉盆腔静脉和末梢神经,使静脉回流受阻、静脉扩张迂曲,加之盆腔处于腹腔最低位,重力作用影响血液回流,压迫神经而出现下腹部坠胀痛、腰骶部酸痛及性交痛等症状。

　　经腹及经阴道彩色多普勒超声虽具有无痛、无创、易操作、准确的优点,但易与其他原因引起的盆腔静脉淤血相混淆,如髂静脉血栓形成、下腔静脉阻塞综合征所致的盆腔静脉淤血等。经阴道超声,探头频率高且能直接放置在宫颈,不受肥胖等因素干扰,分辨率高于腹部超声,能清晰显示盆腔内扩张成丛的静脉;多普勒超声能显示低速血流,显示信号动态范围广,能直观显示盆腔静脉有无迂曲扩张及其程度范围。经阴道三维超声成像可对盆腔血管进行全面扫查立体成像,通过三维工具对所获取的原始三维数据进行重复编辑、切割和处理,可从不同角度或空间动态观察血管分布、形态和范围,以判断盆腔静脉曲张的病变程度。

　　国内孙有刚等根据盆腔静脉曲张的彩色多普勒超声特征并参照手术结果对盆腔静脉淤血综合征进行分级:①轻度时可见静脉平行扩张,静脉丛较局限,约 2.0cm×3.0cm,管腔内血流速度基本正常,子宫肌壁内静脉无改变;②中度时受累的静脉增宽,曲张的静脉丛形成长椭圆形无回声区,范围增大为约 3.0cm×4.5cm,管腔内血流速度减低为 4~8cm/s,子宫肌壁内静脉窦轻度扩张;③重度时除受累的静脉内径、范围、子宫静脉窦扩张比轻、中度更显著外,子宫肌壁内迂曲的血管呈彩球样改变,相应部位频谱形态杂乱、低平、不连续。

病例 100

　　【病史】患者,女性,40 岁,孕 35 周,双胎妊娠,行剖宫产 3 天后突发胸闷、头晕,后背肩胛区疼痛,急诊 CTA 显示肺动脉栓塞。

　　【实验室检查】D- 二聚体 6.16mg/L(升高),超敏肌钙蛋白 I 定量 0.085μg/L(升高)。DIC全套(急诊室):纤维蛋白原 4.31g/L(升高),纤维蛋白原降解产物 20.76mg/L(升高),B 型钠尿肽前体 865ng/L(升高)。

　　【超声表现】见图 100-1。

　　【其他影像学检查】肺动脉 CTA:双肺动脉多发栓塞。腹部血管 CTA+CTV:下腔静脉、双侧卵巢静脉、左肾静脉低密度,血栓形成,增强未见强化(图 100-2)。

　　【超声诊断】下腔静脉、双侧卵巢静脉、左肾静脉内低回声,考虑血栓形成。

　　【超声诊断依据】患者临床证实肺动脉栓塞;下腔静脉、双侧卵巢静脉、左肾静脉内低回声充填;CDFI 示上述静脉低回声处血流充盈缺损。

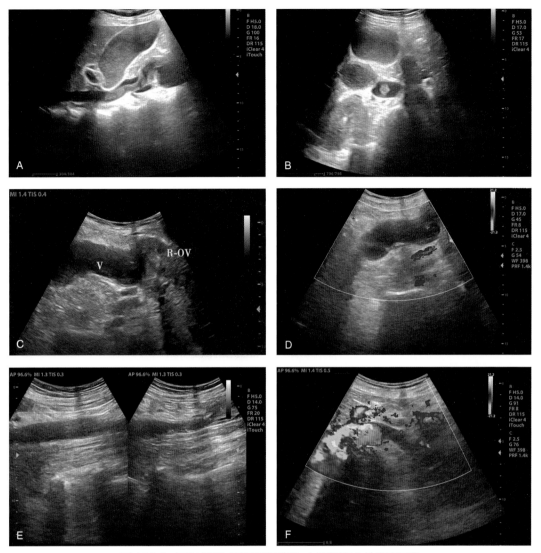

图 100-1　下腔静脉、双侧卵巢静脉、左肾静脉血栓超声图像

纵切面二维灰阶超声示下腔静脉可见条索状低回声漂浮（A）；横切面二维灰阶超声示下腔静脉可见低回声（B）；右侧卵巢静脉透声差，CDFI 示未见血流信号（C、D）；左侧卵巢静脉透声差（E）；左肾静脉主干内径增宽透声差，CDFI 示其内局部未见明显血流信号（F）。V，右侧卵巢静脉；R-OV，右侧卵巢。

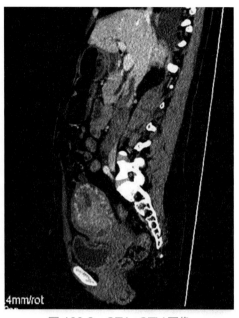

图 100-2　CTA+CTV 图像

下腔静脉及右侧卵巢静脉低密度,血栓形成(图示为右侧)。

【治疗后复查超声】经溶栓治疗后超声复查上述静脉内血栓明显缩小(图 100-3)。

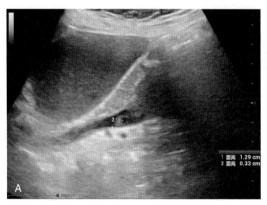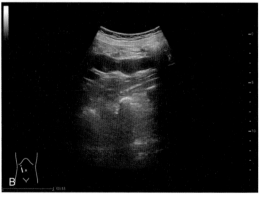

图 100-3　溶栓治疗后超声图像

溶栓治疗两周后,下腔静脉血栓明显缩小(A);右侧卵巢静脉血栓明显缩小(B)。

【点评】该患者为高龄产妇,产后突发胸闷、头晕,后背肩胛区疼痛,急诊 CTA 显示肺动脉栓塞。超声检查有利于判断静脉血栓部位及范围,有利于临床医师作出正确的治疗决策,而且彩色多普勒超声检查可以作为治疗后疗效评估的首选影像学方法。

巴德 - 基亚里综合征（Budd-Chiari syndrome，BCS）

CT 血管成像（computed tomography angiography，CTA）

CT 静脉造影术（computed tomography venography，CTV）

彩色多普勒血流成像（color Doppler flow imaging，CDFI）

肠系膜上动脉（superior mesenteric artery，SMA）

肠系膜上静脉（superior mesenteric vein，SMV）

磁共振成像（magnetic resonance imaging，MRI）

达峰时间（time to peak，TTP）

腹主动脉（abdominal aorta，AA）

腹主动脉瘤（abdominal aortic aneurysm，AAA）

腔内修复术（endovascular aneurysm repair，EVAR）

峰值强度（peak intensity，PI）

肝动脉门静脉瘘（hepatic arterioportal fistulas，HAPFs）

肝动脉狭窄（hepatic artery stenosis，HAS）

肝内门体静脉分流（intrahepatic portosystemic venous shunt，IPSVS）

经颈静脉肝内门体分流（transjugular intrahepatic portosystemic shunt，TIPS）

门静脉海绵样变（cavernous transformation of portal vein，CTPV）

门静脉癌栓（portal vein tumor thrombus，PVTT）

门静脉血栓形成（portal vein thrombosis，PVT）

内镜逆行胰胆管造影术（endoscopic retrograde cholangiopancreatography，ERCP）

曲线下面积（area under the curve，AUC）

髂静脉压迫综合征（iliac vein compression syndrome，IVCS）

数字减影血管造影（digital subtraction angiography，DSA）

肾小球滤过率（glomerular filtration rate，GFR）

肾动脉狭窄（renal artery stenosis，RAS）

收缩期峰值流速（peak systolic velocity，PSV）

深静脉血栓（deep vein thrombosis，DVT）

遗传性出血性毛细血管扩张症（hereditary hemorrhagic telangiectasia，HHT）

DIC 磁共振血管成像（magnetic resonance angiography，MRA）

阻力指数（resistance index，RI）

超声诊断与病例对照索引

章名	码角标	码名称
病例 1	ER1-1	腹主动脉下段粥样硬化闭塞
病例 40	ER40-1	移植肝动脉扭曲的超声造影动态显像
病例 49	ER49-1	正常右侧肾动脉超声造影动态图
病例 54	ER54-1	移植肾动脉起始段彩色多普勒显像
	ER54-2	移植肾动脉及局部动脉瘤超声造影显像
病例 55	ER55-1	左肾动脉肾外段超声造影动态图像
病例 61	ER61-1	右肾动脉起始处重度狭窄的超声造影动态图像
	ER 61-2	球囊扩张术后,右肾动脉起始处管腔超声造影动态图像
病例 63	ER63-1	左侧肾动脉超声造影动态图
	ER63-2	右侧肾动脉超声造影动态图
病例 64	ER64-1	左侧肾动脉超声造影动态图
病例 65	ER65-1	右侧副肾动脉超声造影动态图
	ER65-2	右侧主肾动脉超声造影动态图
病例 72	ER72-1	彩色多普勒超声视频
	ER72-2	造影皮质期超声视频
	ER72-3	造影髓质期超声成像
病例 100	ER100-1	卵巢静脉血栓动态图像
	ER100-2	下腔静脉血栓